慢性腎臓病・透析&糖尿病の運動サポート

富野康日己　編著

医療法人社団松和会 理事長　順天堂大学名誉教授

大山恵子　運動監修

医療法人社団つばさ　つばさクリニック院長

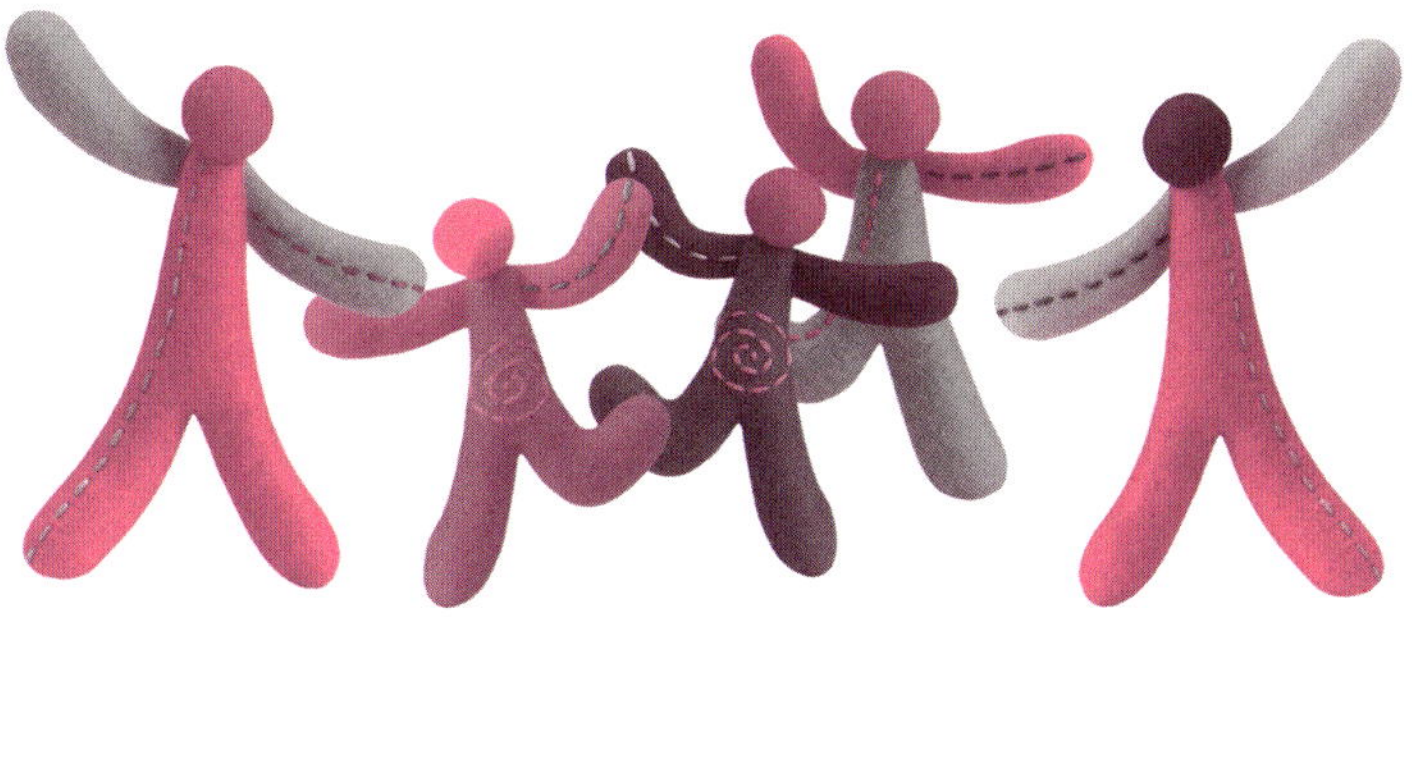

法研

はじめに

今回、『慢性腎臓病・透析&糖尿病の運動サポート』を上梓する機会を得て、大変うれしく思っています。最近、わが国では書物を読んで学ぶことが少なくなり、書物の発行部数がめっきり減っているといわれています。しかし、何かを学び身につけるには、「文章のポイントに自筆で追加し何度も何度も声をだして読み、いろんな色で線を引き、くり返し時間をかけることが重要である」と考えてきました。もちろん学ぶ方法はたくさんあるのですが、インターネットで得た知識も自分の字で書いてまとめることが大切だと思っています。本書を手にされた皆さんもぜひこうした方法も取り入れて、本書をご自身やご家族の治療に活かしていただきたいと思います。

慢性腎臓病（ＣＫＤ）・糖尿病患者さんの運動の必要性

慢性腎臓病（ＣＫＤ）とは、一つの腎臓の病気をいうのではありません。腎障害を思わせる所見、特にたんぱく尿の存在と腎臓の働き（腎糸球体でのろ過機能）の低下（60ｍＬ／分未満）の片方または両方が3ヵ月以上続いていれば、慢性腎臓病（ＣＫＤ）と診断されます。その原因には多くの病気が入りますが、主なものに糖尿病、腎炎、高血圧、多発性嚢胞《のうほう》腎などがあります。慢性腎臓病（ＣＫＤ）の原因と病期（障害の程度）により治療法が異なりますので、皆さんはまずそれらを医師から聞いて、よく理解したうえで病気と向き合っていただきたいと思います。

患者さんは、どなたも「透析にだけはなりたくない」、「透析になるくらいなら死んだほうがましだ」などとおっしゃいます。私ももちろん透析にはなってほしくないと思っています。腎臓の働きを長い間維持しようと患者さんに合った治療を行っています。しかし、患者さん・家族の努力にもかかわらず慢性腎臓病（ＣＫＤ）の末期になると、腎臓の働きの代わりとして腎代替療法（血液透析、腹膜透析、腎移植）が必要になります。わが国では、現在33万人を超える方が透析を受けておられますが、血液透析がその大半を占めています。

血液透析は、患者さんの血液を体外へ取り出し、ダイアライザー（透析膜）のもつ拡散と、ろ過という基本的な原理により、体内の老廃物や余分な水分を取り除く治療方法をいいます。血液透析は、1回約4時間、週3回を透析クリニックや病院で行うのが一般的です。また、患者さん・ご家族が行う腹膜透析もあります。腎移植を受けることができるまで透析を続ける必要があります。

最近は高齢になってから透析を開始する患者さんが増えてきましたが、長期間透析を受けることで若いころよりも筋力の低下がみられます。また、食欲の低下（栄養障害）により体力の低下も感じられるようになります。特に高齢者では運動量の低下もかかわっています。こうした状態は、サルコペニア（筋肉量の低下）とかフレイル（やせ、虚弱など）といわれ、ＱＯＬ（生活の質）に大きな影響をもたらします。

慢性腎臓病（ＣＫＤ）の主要な原因疾患として糖尿病があります。糖尿病は、体の中央の胃の後ろ側にある膵臓《すいぞう》から分泌されて血糖を低下させるインスリンという重要なホルモンと関連があります。そのインスリンの作用不足（インスリン産生・分泌の低下、分泌されるがインスリンの働きが低下）により血糖が異常に高くなる（高血糖）状態が持続する病気です。高血糖が持続することで、血管を中心に体中の組織にさまざまな異常を来します。

　わが国ではインスリンの働きが低下する2型糖尿病が多いのですが、患者さんは肥満体型の人に多くみられます。それには、食べすぎのほかに運動不足も関与しています。自家用車の数が増えるにしたがって糖尿病患者数が増えてきたといわれています。自動車がなければ日常生活に大きな影響を及ぼすという方々は、運動量が少ない分を何らかの方法で補い、高血糖を改善しなければなりません。

　そこで、「慢性腎臓病（ＣＫＤ）・透析患者さん、糖尿病患者さん」に向けた運動サポートを本書のテーマに掲げ、図やイラストを多く用いてわかりやすく解説いたします。病に対する運動療法は、身体の全体または一部を動かすことで症状の軽快や働き（機能）の回復をめざす治療法です。運動療法は、生活習慣病（糖尿病、高血圧、動脈硬化、虚血性心疾患、脂質異常症、肥満など）の患者さんに効果的に行われると、大変有益であるといわれています。

日常生活に運動をどのように取り入れるか

慢性腎臓病（ＣＫＤ）患者さんの透析予防を目的とした運動は、これまで良くないこと

（タブー）とされてきました。運動は腎臓への血流量を低下させるため良くないとされ、長い間運動制限が行われてきました。しかし最近、慢性腎臓病（ＣＫＤ）や透析患者さんに対する運動が見直され、長い目で見ると腎保護作用（腎虚血の改善）があると報告されています。運動には、有酸素運動（推奨：3～5日／週）とレジスタンス運動（推奨：2～3日／週）、柔軟体操があります。血液透析の患者さんでは、非透析日にはいつでも運動を行ってよいのですが、透析を受ける日では、透析の直後には行わないようにしています。透析中に運動する場合は、低血圧になるのを避けるため透析時間の前半に行います。腹膜透析の患者さんでは、腹腔内の透析液を除去したあとに運動することが勧められます。

糖尿病患者さんの運動では、ブドウ糖・脂肪酸利用の促進により血糖の低下、インスリン抵抗性（インスリンに対する感受性が低下し、インスリン作用が十分に発揮できない状態）の改善、減量効果、血圧低下、筋萎縮・骨粗しょう症の予防などが期待されます。運動の種類には、有酸素運動（速い歩行、ジョギング、水泳、エアロビクス、ダンスなど）とレジスタンス運動（ウエイト・トレーニング：マシーンやダンベル、バーベルなどのフリーウエイトを使用など）があります。しかし、運動により消費できるエネルギーはわずかですので、減量のためには食事療法（栄養指導）も同時に行うことが大切です。糖尿病患者さんで薬物治療を受けている方では、運動による低血糖に注意しましょう。

いずれにしても、運動の開始にあたってはご自身の体調をみながら主治医と相談し、運動中も決して無理しないようにしましょう。高度な高血圧や虚血性心疾患（狭心症、心筋梗塞）、脳卒中などにより運動を禁止・制限されている方は、主治医とよく相談してください。運動中はこまめに水分補給をし、炎天下や厳冬の屋外での運動はやめましょう。運動後も水分を摂取し、20～30分間は横になって休むことが勧められます。運動を生活の一部に取り入れていくことが大切ですので、ご家族にも勧められます。ご家族の皆さんも患者さんと一緒に体を動かしてみましょう。

腎臓リハビリテーション指導士でもある（医）つばさクリニック院長　大山恵子先生に運動監修をご担当いただきました。大変お忙しいなかご協力いただき厚く御礼申し上げます。運動トレーナーの方々とも相談し、わかりやすい記載を心掛けましたが、表現の過不足もあるかと思いますので、読者の皆さんの忌憚のないご意見をお待ちしています。

最後に本書の刊行にご尽力いただきました（株）法研とurban santa creativeの関係各位に深謝いたします。

令和元年　初夏

都庁舎を眺めつつ

富野康日己

目次

はじめに　2

1章　慢性腎臓病（CKD）と運動療法　12

慢性腎臓病（CKD）は、新たな国民病　12
- 慢性腎臓病（CKD）とは　12
- 日本の慢性腎臓病（CKD）の患者数は1，330万人　13

生活習慣病と密接にかかわる腎臓病と心・脳血管疾患　14
- 生活習慣病に端を発する腎臓病が増えている　14
- 高尿酸血症と慢性腎臓病（CKD）　15
- 慢性腎臓病（CKD）は、心・脳血管疾患のリスクを高める　16
- 日々の生活習慣を見直し、改善に努めよう　16

運動療法は食事療法と並ぶ治療の両輪　18
- 慢性腎臓病（CKD）の治療目的とは？　18
- 近年、とくに重視されている慢性腎臓病（CKD）の運動療法　19

なぜ、運動療法が必要なの？　20
- かつての「安静第一」は間違いだった!?　20
- 適切な運動療法は腎機能の悪化を防ぐ　21

身体機能が低下すると…　22
- 慢性腎臓病（CKD）とサルコペニア、フレイル　22
- サルコペニアによるフレイルサイクル　23

生活に運動を取り入れることの効果　24
- 運動療法で腎機能がアップする　24
- 運動療法は死亡リスク、透析移行リスクも低下させる　25
- 透析を受けている患者さんへの効果は？　26
- 運動療法は透析患者の生命予後、QOLを向上させる　27

どのような運動をすれば良いのか？　28
- お勧めは有酸素運動とレジスタンス運動　28
- 年齢や症状、体調などに合わせた運動を　29

運動を控えなければいけない状態とは？　30
- 心臓病、高血圧、糖尿病のある人は、

症状・数値をチェック　30
■急激に腎機能が低下している人の運動、透析直後の運動は禁止　30

2章 保存期慢性腎臓病（CKD）と透析導入、糖尿病　32

ステージ別にみる慢性腎臓病（CKD）　32
■慢性腎臓病（CKD）のステージ（病期）とは？　32
■慢性腎臓病（CKD）を重症度で分類する　33

慢性腎臓病（CKD）の4大原因疾患とは？　34
■慢性腎臓病（CKD）は様々な病気から引き起こされる　34

保存期慢性腎臓病（CKD）患者の症状と臨床経過　38
■慢性腎臓病（CKD）の保存期に現れる症状は？　38
■慢性腎臓病（CKD）から慢性腎不全へ　38

透析の現状と透析導入患者が抱える問題点　40
■わが国の透析の現状は？　40
■透析を始めてすぐの導入期にみられる不均衡症候群　42
■全身に現れる様々な合併症は、透析前から始まっている!?　42

糖尿病の有無で予後が大きく変わる　44
■慢性腎臓病（CKD）の発症・進行に深くかかわる糖尿病　44
■糖尿病は心・脳血管疾患の発症を高める　45

話題の腎臓リハビリテーション　46
■従来の治療に運動療法を加えた包括的リハビリテーション　46
■病気はもちろん、生活機能や運動機能をトータルでケア　47

運動処方とは？　48
■運動療法を安全かつ効果的に行うために　48

3章 やってみよう！運動療法（CKD、透析者&糖尿病）　50

運動をはじめる前に　50
■ステージや症状に応じて運動を選ぼう　50

■まずは「ウォーキング」で体力の回復を図る 51

心血管疾患（CVD）、末梢動脈疾患（PAD）を伴う患者さんの運動上の注意点 52

■心血管疾患（CVD）、末梢動脈疾患（PAD）とは？ 52

■まずは主治医に相談し、適切な運動処方を受けよう 53

保存期慢性腎臓病（CKD）患者のための運動プログラム 54

からだ伸ばし運動 ～運動の前後に行うストレッチ～ 54

■肩の関節可動域回復体操 54

■股関節の関節可動域回復体操① 55

■股関節の関節可動域回復体操② 55

腕の運動 ～体を支えられる筋力をつける～ 56

■前腕のストレッチ（初級） 56

■二の腕の運動（一般） 57

胸・肩甲骨の運動 ～四十肩、五十肩を予防～ 58

■肩甲骨の上げ下げ運動（初級） 58

■壁での腕立て伏せ（一般） 59

お腹の運動 ～すべての動きの中心を鍛える～ 60

■コブラのポーズ（初級） 60

■プリプリ体操（一般） 61

腰・骨盤の運動 ～正しい姿勢をキープする～ 62

■バンザイでツイスト（初級） 62

■バッタのポーズ（一般） 63

尻の運動 ～脚・腰の筋力をアップ～ 64

■4の字ストレッチ（初級） 64

■脚を横に上げる①（一般） 65

■脚を横に上げる②（一般） 65

脚の運動 ～歩行の安定をめざす～ 66

■太もも後ろのストレッチ（初級） 66

■ランジ（一般） 67

脂肪燃焼運動 ～脂肪燃焼、心肺機能・基礎代謝をアップ～ 68

■スクワットの姿勢で30秒キープ 68

■ニーアップ30秒キープ 69

■プランク30秒キープ 69

■英雄のポーズ① 70

■英雄のポーズ② 71

■英雄のポーズ③ 71

■階段運動 ～踏み込んでお尻 72

■階段運動　～踏み込んでニーアップ　73

透析導入患者のための運動プログラム　74

呼吸の運動　～1日2万回行う呼吸が運動に！～　74

■腹式呼吸　74

■胸の呼吸　75

からだ伸ばし運動　～運動の前後に行うストレッチ～　76

■肩甲帯の可動域回復体操①　76

■肩甲帯の可動域回復体操②　77

■足の関節可動域回復体操　78

■手首の関節可動域回復体操①　79

■手首の関節可動域回復体操②　79

指の運動　～握る、つかまる力を維持する～　80

■グー・パー体操　80

■指折り数える　80

胸・肩甲骨の運動　～肩こりを予防・改善～　81

■肩のはにわストレッチ　81

お腹の運動　～便秘を予防・改善～　82

■仰向けで足踏み　82

腰・骨盤の運動　～いくつになっても自分の足で歩くをめざす～　83

■骨盤の上げ下げ　83

脂肪燃焼運動　～脂肪燃焼、心肺機能・基礎代謝をアップ～　84

■階段運動　～1歩ずつ上がる　84

■階段運動　～昇り降り　85

1分間マッサージ　～血流改善、冷え・むくみを解消する～　86

■ふくらはぎ→ひざ裏へのマッサージ　86

■太もも→脚のつけ根へのマッサージ　87

■足指→足首へのマッサージ　87

糖尿病を改善させる運動プログラム　88

腕の運動　～バランスを崩したときにさっと手が出る！をめざす～　88

■力こぶの運動　88

お腹の運動　～ポッコリお腹を解消～　89

■腹筋　89

腰・骨盤の運動 ～正しい姿勢・歩行を維持する～ 90
- 骨盤ウォーキング 90

お尻の運動 ～腰痛の予防・改善～ 91
- ヒップリフト 91

脚の運動 ～腰に負担をかけずに脚力をアップ～ 92
- 座って足踏み（お腹の運動） 92
- 開いて閉じて 93

脂肪燃焼運動 ～脂肪燃焼、心肺機能・基礎代謝をアップ～ 94
- アクアウォーキング 94

4章 運動のための準備と心得 100

家の中で1日じっとしていないで、体を動かすことを考える！ 100
- 起きて過ごすこと、体を動かすことにまずは慣れよう 100

運動療法を始めるタイミングと程度は？ 102
- できるだけ早期に運動療法が必要なワケ 102
- 病状や体力に合った「適度な運動」を 103

体力・筋力を測定する 104
- 今の自分の体力を正しく把握する 104
- サルコペニア、フレイルをチェックする 105

運動療法を始める前に行う検査 106
- 運動耐容能を調べる心肺運動負荷試験（CPX） 106
- 心肺運動負荷試験（CPX）でわかること 106

日常生活で運動量を増やす工夫 108
- 日常生活のなかで「歩く」ことが運動になる 108
- 日常生活には運動の要素をもつ活動がいっぱい 109

水分補給の重要性 110
- 運動療法を行うときは適宜水分補給を 110
- 水分制限や塩分制限がある場合は？ 111

運動を長続きさせるコツ 112
- 水分制限や塩分制限がある場合は？ 112
- 定期的な身体チェックで効果を実感する 112

運動を中止する状況と注意点 114
- 症状によっては運動をしてはいけないときもある 114
- 運動中に起こる症状にも要注意！ 115

1章 慢性腎臓病（CKD）と運動療法

慢性腎臓病（CKD）は、新たな国民病

慢性腎臓病（CKD）とは？

「慢性腎臓病（CKD：Chronic Kidney Disease）」とは、1つの病気を表す病名ではなく、様々な原因で腎臓の機能が徐々に低下していくものをいいます。腎臓病には、慢性糸球体腎炎や腎硬化症、糖尿病の合併症として起こる糖尿病性腎症など多くの種類がありますが、これら1つ1つの病名にこだわるのではなく、「どれだけ腎臓の機能が残っているか」という点から腎臓病を捉えたのが慢性腎臓病（CKD）です。そのため、慢性腎臓病（CKD）には、慢性に経過するすべての腎臓病が含まれます。

慢性腎臓病（CKD）が進行し、腎臓の機能が慢性的に低下した状態を慢性腎不全といいます。さらに病状が進行して、末期腎不全に至ると、透析や腎移植が必要になります。

腎障害とは…

- 尿検査で、たんぱく尿や血尿が見られる
- 画像診断、血液検査、病理所見で腎障害が明らかである

腎機能の低下とは…

GFR*（糸球体ろ過量）が60mℓ/分/1.73㎡未満に低下している

＊GFR：腎機能を現す指標。健康な人では、GFRは100mℓ/分/1.73㎡前後

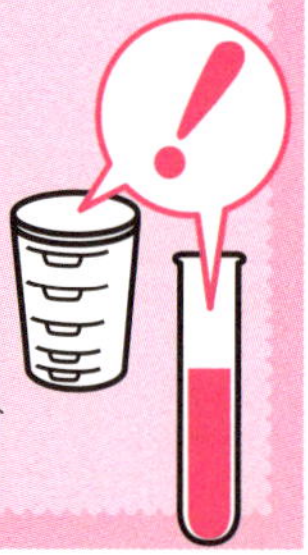

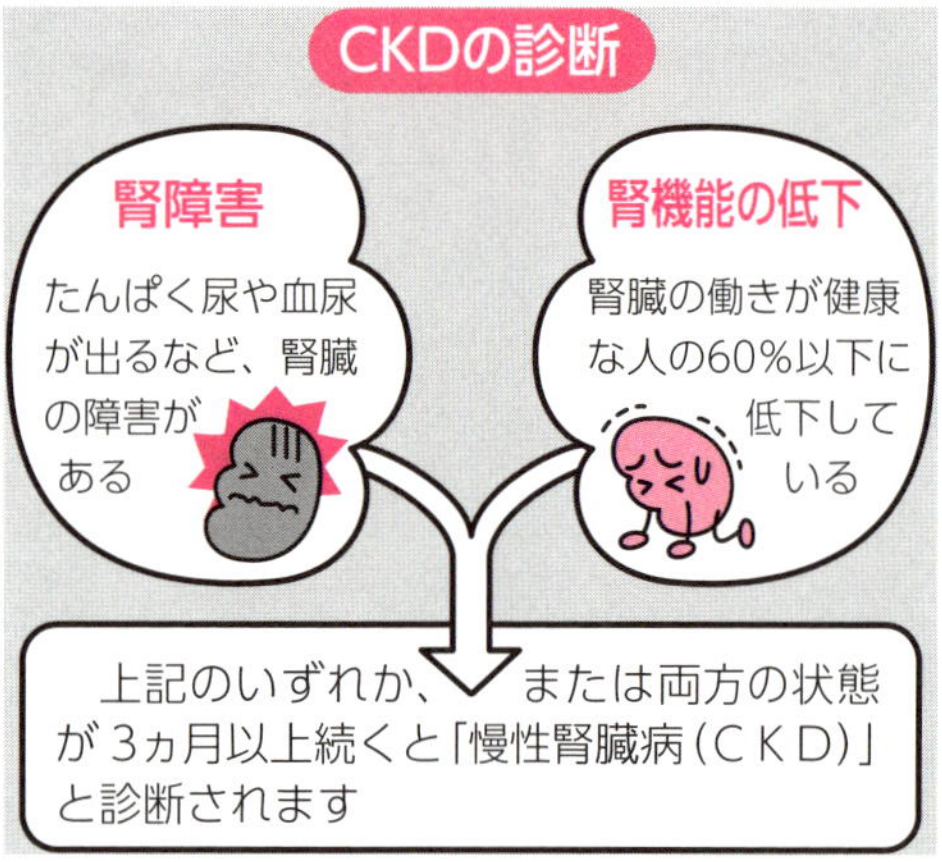
CKDの診断
腎障害
たんぱく尿や血尿が出るなど、腎臓の障害がある
腎機能の低下
腎臓の働きが健康な人の60％以下に低下している
上記のいずれか、または両方の状態が3ヵ月以上続くと「慢性腎臓病（CKD）」と診断されます

日本の慢性腎臓病（ＣＫＤ）の患者数は１，３３０万人

慢性腎臓病（ＣＫＤ）の国内の患者数は１，３３０万人にものぼると推定され、〝新たな国民病〟としても注目されています。

かつて腎臓病と生活習慣はあまり関係ないと考えられていました。しかし近年、慢性腎臓病（ＣＫＤ）は高血圧や糖尿病などと同様、生活習慣病の１つとして扱われるようになっています。慢性腎臓病（ＣＫＤ）は比較的新しい概念なので、耳慣れないという人も多いかもしれませんが、誰もがかかる可能性のある身近な病気だということです。

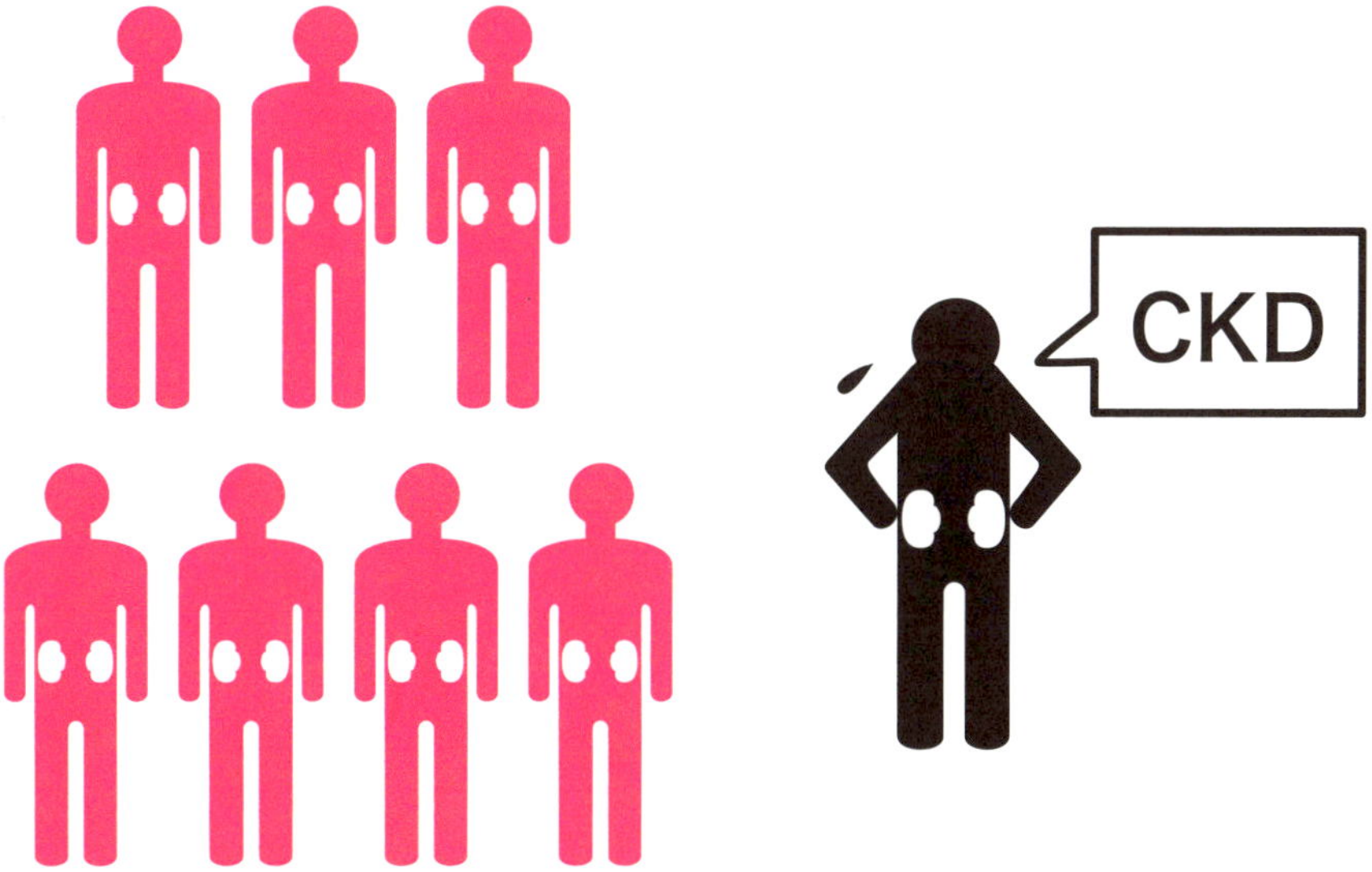

国内の慢性腎臓病（CKD）患者は**1,330**万人
成人の約**8**人に**1**人が腎機能を失う危険にさらされている！

生活習慣病と密接にかかわる腎臓病と心・脳血管疾患

生活習慣病に端を発する腎臓病が増えている

高血圧や糖尿病、脂質異常症などの生活習慣病は、慢性腎臓病（CKD）の発症リスクを高めるとともに、腎機能の低下を加速させることがわかっています。事実、慢性腎臓病（CKD）の原因疾患は、腎臓由来の腎臓病は減少し、糖尿病性腎症や高血圧による腎硬化症など、生活習慣病に端を発する腎臓病が増えています。

つまり、慢性腎臓病（CKD）の発症リスクを抑えるには、日常の食事や運動、休養などの生活管理が必要です。

メタボリックシンドロームと腎臓病

メタボリックシンドロームとは、内臓脂肪型肥満に高血圧、高血糖、脂質異常のうち２つ以上を合併した状態をいい、慢性腎臓病（CKD）の大きな危険因子となります。

内臓脂肪型肥満

内臓脂肪型肥満になると、糖尿病性腎症の指標であるアルブミン尿（たんぱく尿の一種）が出やすくなります。

高血圧

高血圧になると、腎臓の働きが悪くなります。腎臓の働きが悪くなると、高血圧が悪化し、さらに腎機能が低下するという悪循環に陥ります。

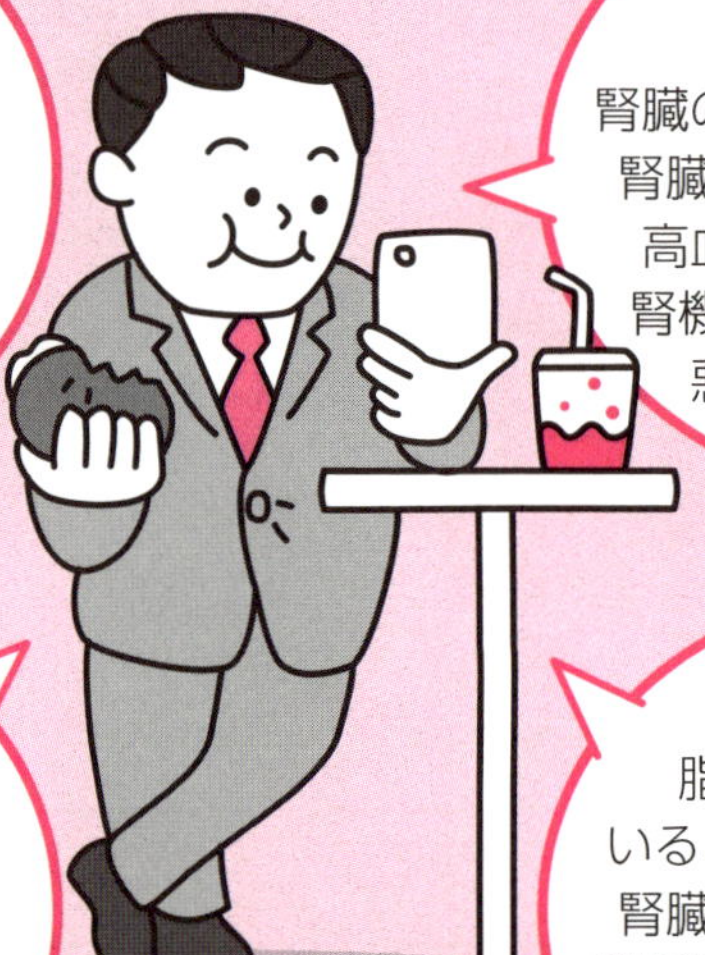

高血糖

高血糖の状態が長く続くと、全身の血管が障害されます。腎臓内の毛細血管ももろくなるため、腎機能低下につながります。

脂質異常

脂質異常を放置していると、動脈硬化が進行し、腎臓への負担が増します。動脈硬化は、心・脳血管疾患の最大の危険因子でもあります。

高尿酸血症と慢性腎臓病（ＣＫＤ）

生活習慣病のなかでは、高尿酸血症も慢性腎臓病（ＣＫＤ）と関係の深い病気です。

体内でつくられる尿酸は老廃物の一種で、通常は腎臓でろ過されて尿や便とともに排泄されます。しかし、尿酸の生成が過剰になったり、排泄がうまくいかなかったりすると、血液中の尿酸濃度が高くなり、高尿酸血症を引き起こします。慢性腎臓病（ＣＫＤ）のある人は、尿酸をろ過する役目を担う腎臓の機能が低下しているため、高尿酸血症を発症しやすいといえます。

一方で、高尿酸血症のある人は、慢性腎臓病（ＣＫＤ）になりやすく、悪化もしやすいことがわかっています。

これらの生活習慣病は、相互に影響し合いながら、腎機能を低下させていきます。生活習慣病を正しく治療することが、慢性腎臓病（ＣＫＤ）の重症化予防につながるということです。

高尿酸血症を治療せずに放置していると…

痛風

高尿酸血症を長年放置していると、血液中に増えすぎた尿酸が結晶化し、手足などの関節に沈着して炎症を引き起こします。これが、足の親指の激痛発作で知られる「痛風」です。

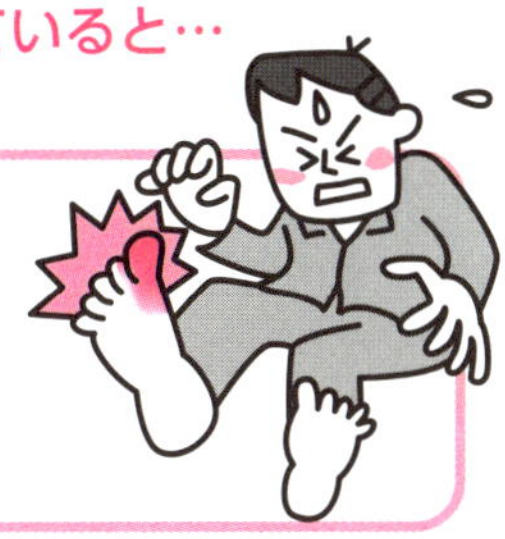

痛風腎

痛風や高尿酸血症の治療をさらに怠っていると、結晶化した尿酸は腎臓にも沈着し、腎機能を低下させます。これを「痛風腎」といいます。腎機能の低下は、尿酸の排泄をさらに低下させます。結果、腎機能もまた低下し……、という悪循環をくり返すことで、慢性腎臓病（ＣＫＤ）につながる恐れがあります。

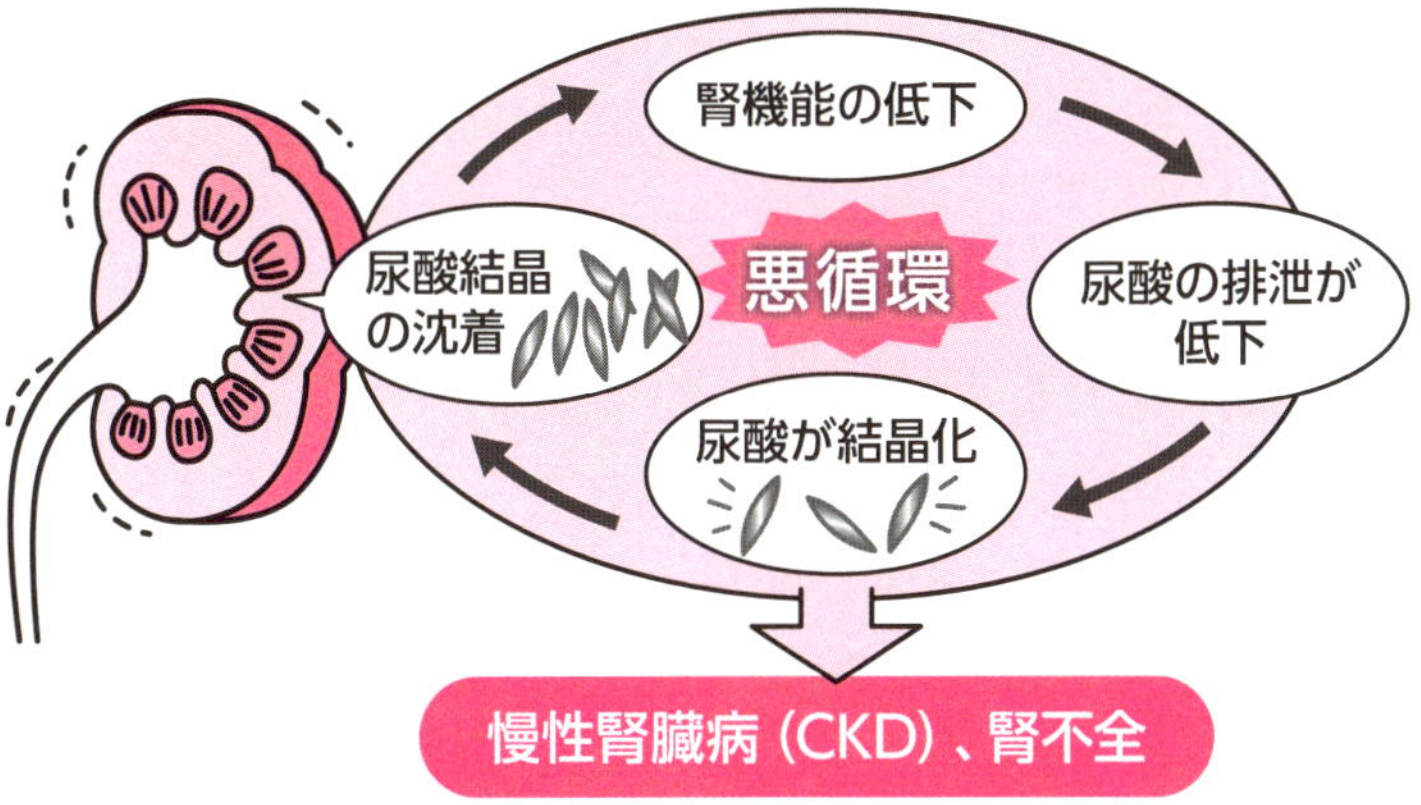

慢性腎臓病（CKD）は、心・脳血管疾患のリスクを高める

慢性腎臓病（CKD）になると、心筋梗塞や脳卒中といった心・脳血管疾患のリスクが高まることもわかっています。

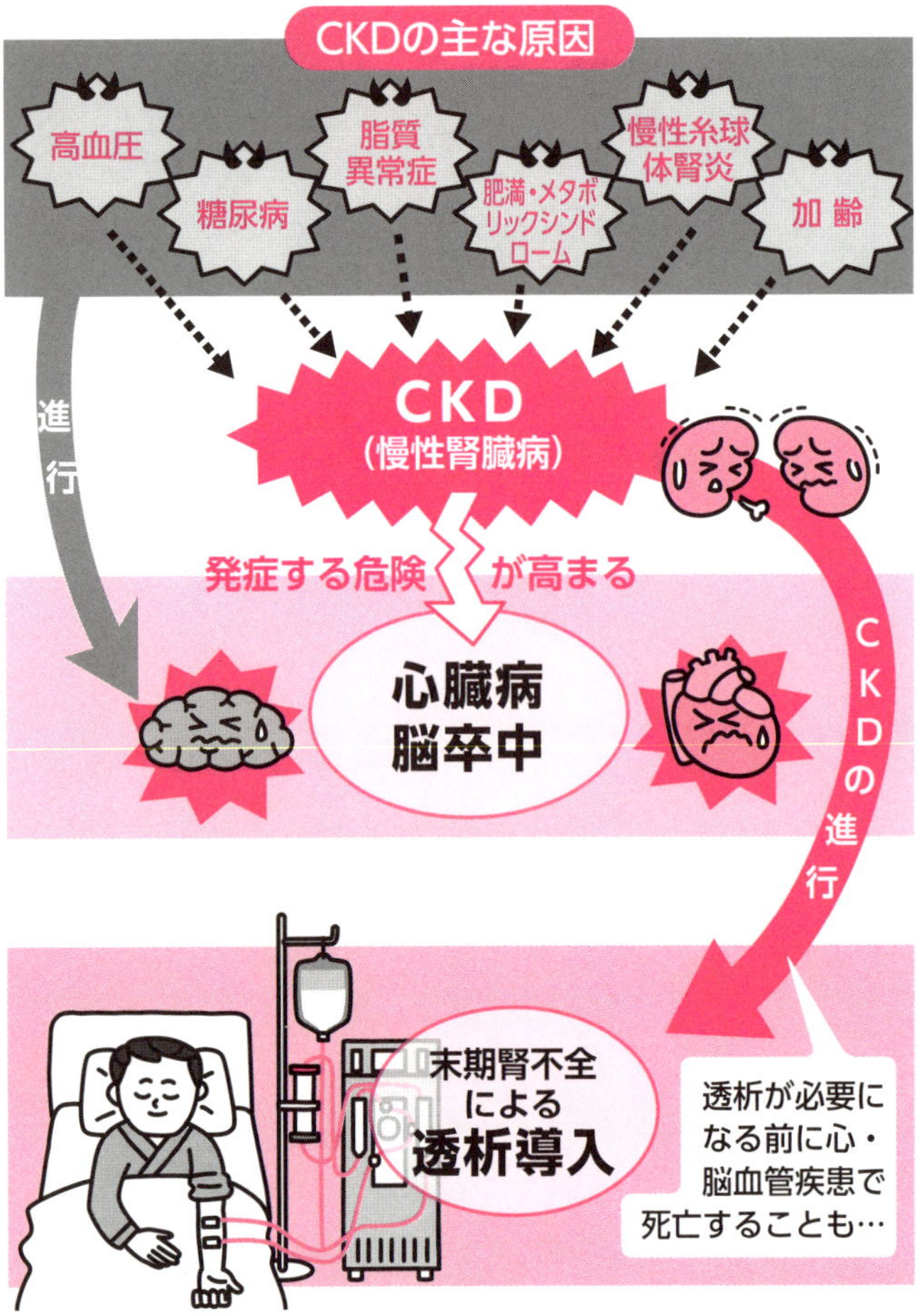

心・脳血管疾患の最大の危険因子は動脈硬化ですが、慢性腎臓病（CKD）の患者さんは、高血圧や糖尿病などの生活習慣病を合併していることが多く、ただでさえ動脈硬化が進みやすくなっています。さらに、メタボリックシンドロームと慢性腎臓病（CKD）が互いに足を引っ張り合うことで、ますます動脈硬化を進行させてしまうのです。

慢性腎臓病（CKD）では、末期腎不全になると透析が必要になりますが、実際は透析を行う前に、心・脳血管疾患で亡くなる人が少なくありません。

日々の生活習慣を見直し、改善に努めよう

心・脳血管疾患のリスクを減らすためには、糖尿病や高血圧、脂質異常症、高尿酸血症などといった生活習慣病の予防・改善に努めることが大切です。

そこで、日々の生活習慣を見直してみましょう。改善ポイントとして、あらゆる生活習慣病に共通していえることは、食生活では塩分を控え、適量とバランスのよい

食事を心がけること。自分の体力や体調に合った運動を習慣として行うことも重要です。お酒は適量を守り、喫煙者は禁煙を実行してください。また、ストレスや睡眠不足も、生活習慣病や慢性腎臓病（ＣＫＤ）の大敵です。

生活習慣を見直すポイント

● 塩分は１日３～６ｇ未満に

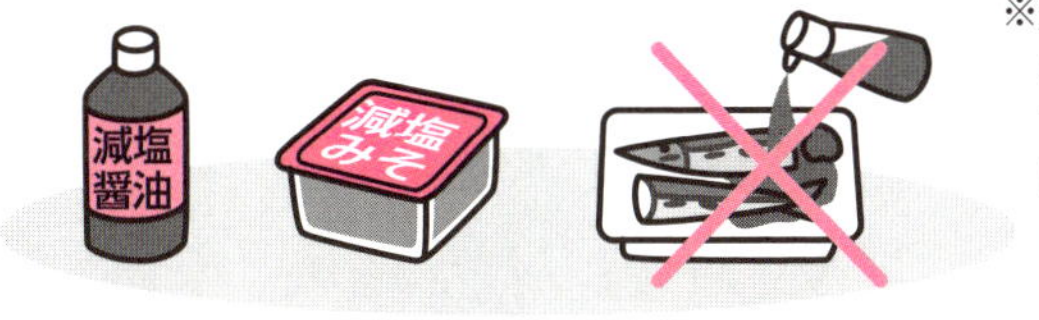

※透析療法中の方の塩分量については、かかりつけ医などに相談してください。

● 栄養バランスのとれた食事を心がけよう

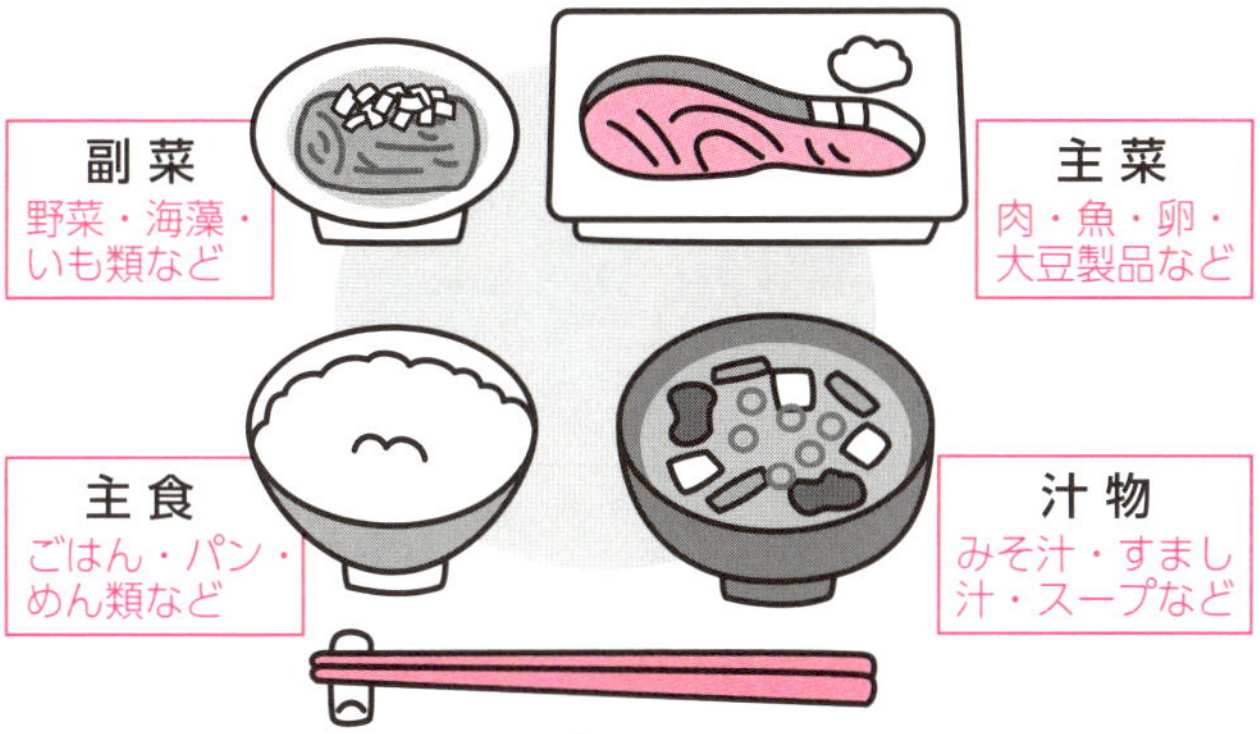
副菜
野菜・海藻・いも類など
主菜
肉・魚・卵・大豆製品など
主食
ごはん・パン・めん類など
汁物
みそ汁・すまし汁・スープなど

※たんぱく質の摂取量については、かかりつけ医などに相談してください。

● 飲酒は適量を守る

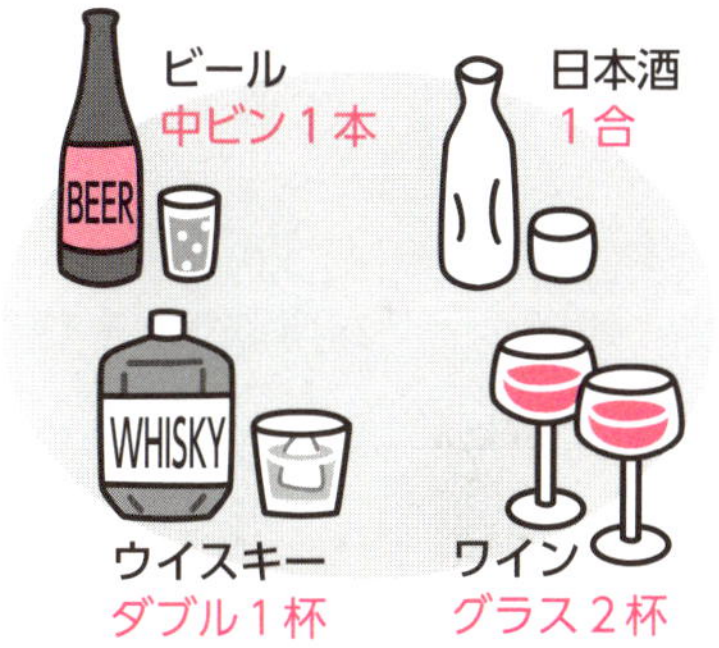
ビール
中ビン１本
BEER
日本酒
１合
WHISKY
ウイスキー
ダブル１杯
ワイン
グラス２杯

● 適度な運動を習慣に

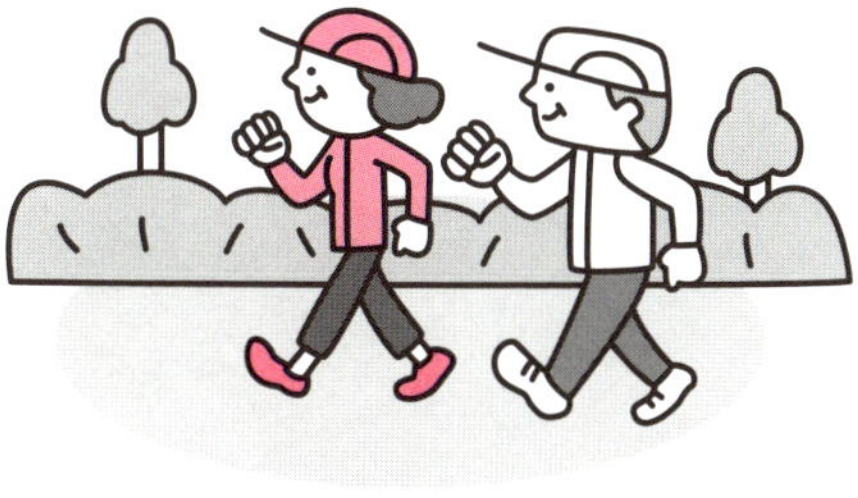

● 喫煙者は今すぐ禁煙を

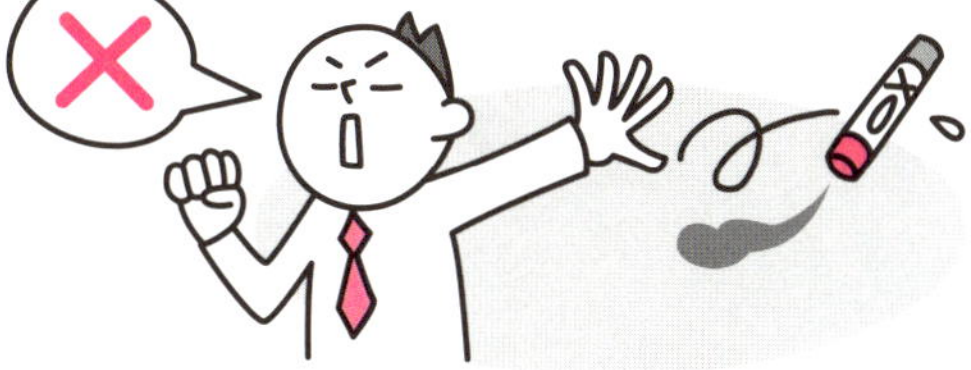

● 適度に休息し，ストレスをためない

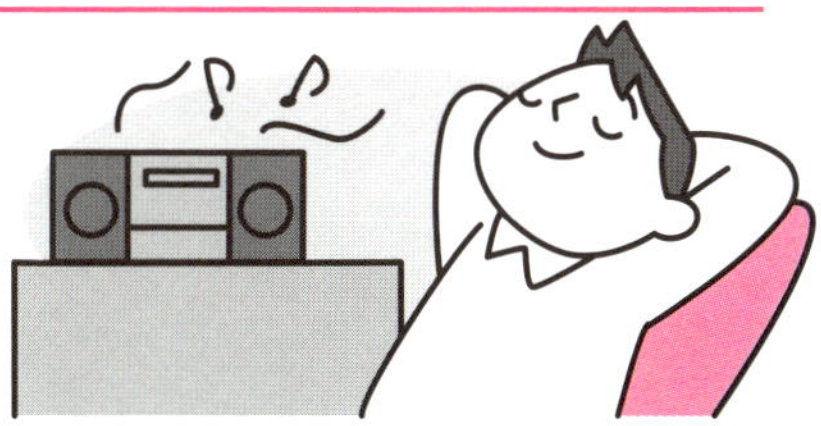

● 睡眠・休養をしっかりとろう

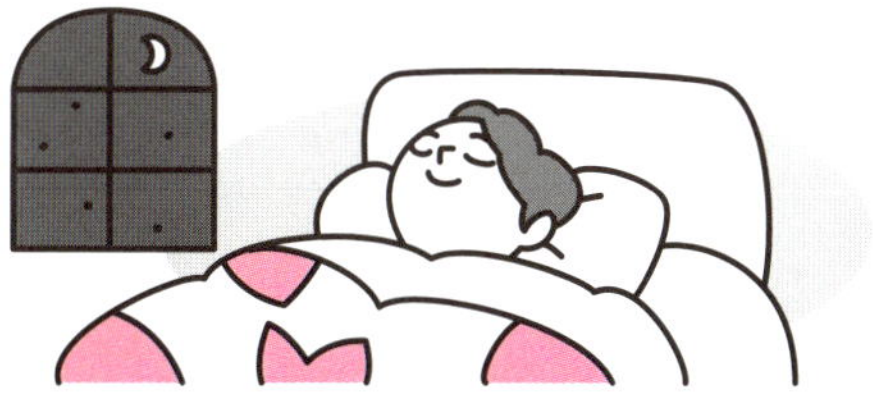

運動療法は食事療法と並ぶ治療の両輪

慢性腎臓病（ＣＫＤ）の治療目的とは？

慢性腎臓病（ＣＫＤ）の治療においては、病気そのものを完治させることは難しいため、残された腎機能をできるだけ維持し、末期腎不全への進行を阻止すること、心・脳血管疾患の発症を防ぐことが主な目的となります。

これらの目的を果たすためには、まずは慢性腎臓病（ＣＫＤ）の原因疾患を明らかにし、それに対する治療を行うこと。同時に、慢性腎臓病（ＣＫＤ）の進行を促す合併症や危険因子を予防・改善していくことが重要になります。

慢性腎臓病(CKD)の治療目的

目的①	目的②	目的③
残された腎機能の維持	末期腎不全への進行を阻止する	心・脳血管疾患の発症を防ぐ

↓ そのためには

慢性腎臓病(CKD)の治療

・薬物療法　・運動療法　・食事療法　・生活改善

↓ 治療の結果

危険因子を軽減する

・高血圧
・高血糖
・脂質異常
・高尿酸血症
・肥満
・喫煙

近年、とくに重視されている慢性腎臓病（ＣＫＤ）の運動療法

慢性腎臓病（ＣＫＤ）の治療は、薬物療法や透析療法が中心となりますが、すべて〝医者任せ〟でよいのかといえば、そうではありません。慢性腎臓病（ＣＫＤ）の原因疾患や危険因子となる合併症の多くは、生活習慣に起因します。自己管理による生活習慣の改善が、重要な位置を占めるということです。

　生活習慣のなかでも、近年、とくに重視されているのが「運動」です。慢性腎臓病（ＣＫＤ）・透析患者においては、運動療法と食事療法が、治療の主軸である薬物療法や透析療法を支える両輪となります。

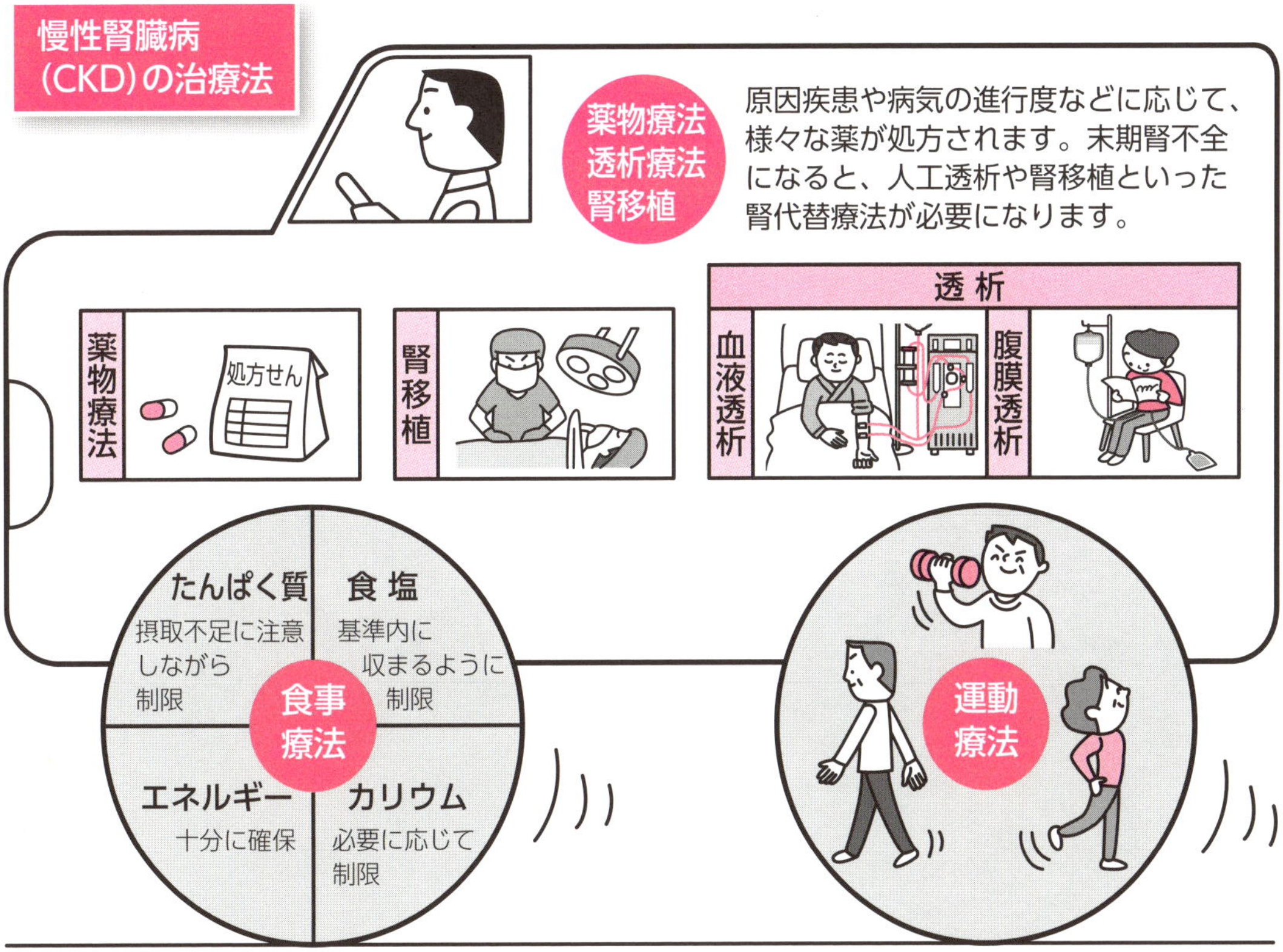
慢性腎臓病
(CKD)の治療法
薬物療法
透析療法
腎移植
原因疾患や病気の進行度などに応じて、様々な薬が処方されます。末期腎不全になると、人工透析や腎移植といった腎代替療法が必要になります。
薬物療法
処方せん
腎移植
透析
血液透析
腹膜透析
たんぱく質
摂取不足に注意しながら制限
食塩
基準内に収まるように制限
食事療法
エネルギー
十分に確保
カリウム
必要に応じて制限
運動療法

病気が進行してくると、塩分やたんぱく質、カリウムなどの制限が必要になります。また、栄養バランスのとれた食事を心がけることも重要です。

病気の進行度や体力、体調に応じて、積極的かつ適度に身体を動かすことが重要視されています。

なぜ、運動療法が必要なの？

かつての「安静第一」は間違いだった!?

慢性腎臓病（CKD）の患者さんは、かつては「安静第一」が原則でした。なぜなら、運動をするとたんぱく尿や腎機能障害が悪化してしまうという懸念があったからです。そのため、病気が進行した患者さんに対しては、過剰なまでの運動制限や活動制限が行われることも少なくありませんでした。

しかし、その後の研究によって、運動によるたんぱく尿の増加は、一過性（1～2時間）であることがわかりました。腎機能を示すGFR（糸球体ろ過量）も、運動することで一時的に低下しますが、長期的には腎機能に悪影響を及ぼさないことが明らかになりました。

慢性腎臓病（CKD）患者における運動の考え方

〈これまでの考え方〉…… 運動はたんぱく尿や腎機能障害を悪化させる

「安静第一」

できるだけ安静にして過ごす

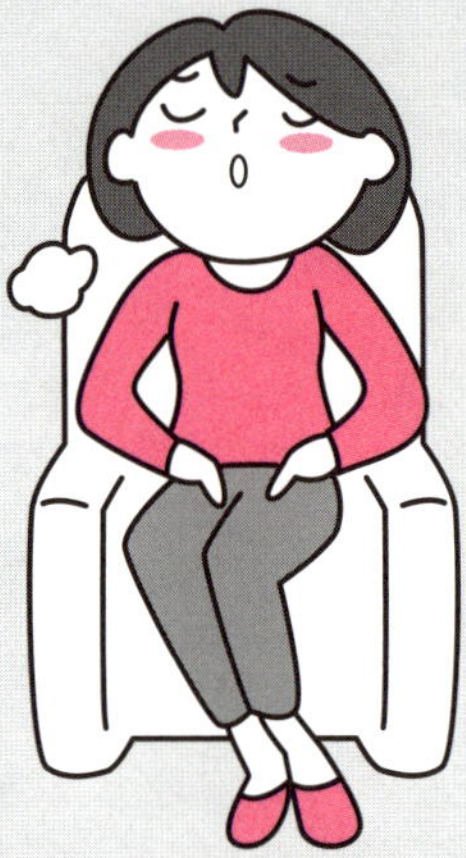

「運動制限」

できるだけ運動は控える

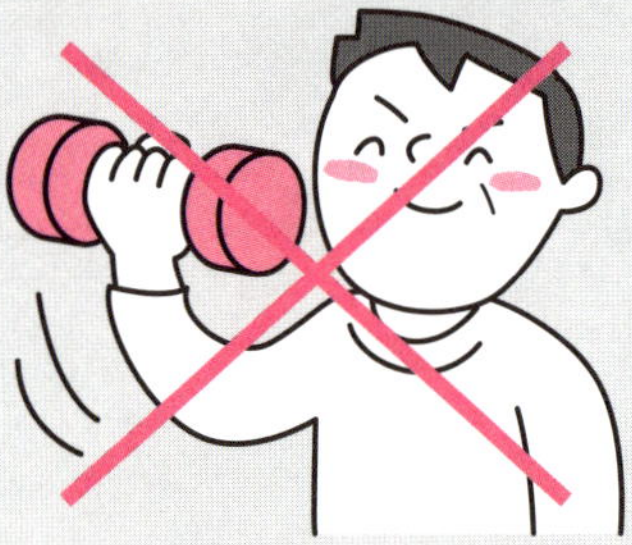

適切な運動療法は腎機能の悪化を防ぐ

むしろ適度な運動は、腎機能の維持・改善、透析への移行予防、心・脳血管疾患の予防などに役立つことがわかってきました。運動を行うことによって、慢性腎臓病（ＣＫＤ）の危険因子である糖尿病や高血圧、脂質異常症、肥満などが改善され、これらの相乗効果によって腎機能低下や心・脳血管疾患の発症を抑制できると考えられるからです。

　こうしたことから、現在は慢性腎臓病（ＣＫＤ）の患者さんにも、病気の進行度や症状に応じた適切な運動療法を継続的に行うことが勧められています。

〈これからの考え方〉……　運動で腎機能障害は悪化せず、むしろ改善する

【運動療法を推奨】

病気の進行度や症状に合わせて、
適切な運動療法を継続的に行う

- 腎機能を維持・改善
- 透析への移行を予防
- 心・脳血管疾患を予防
- 身体機能の低下を予防

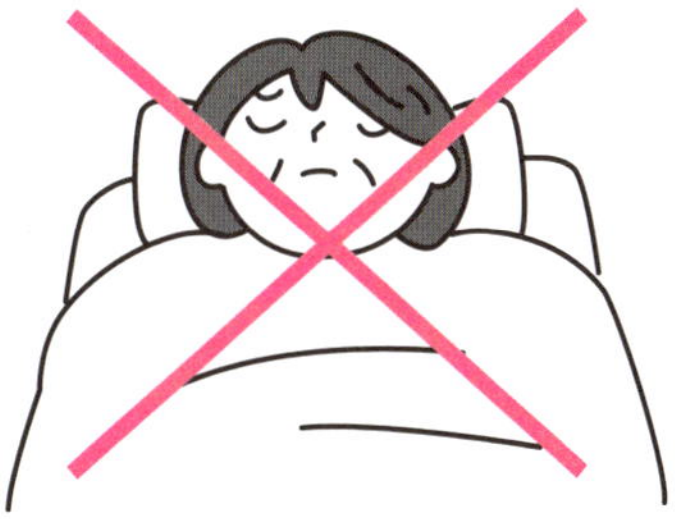

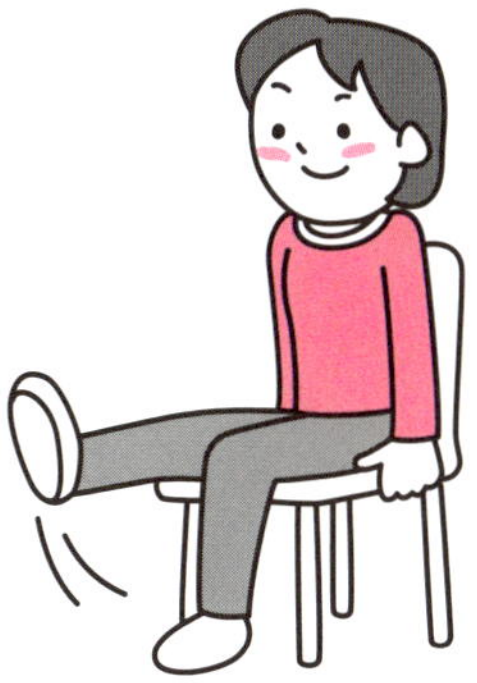

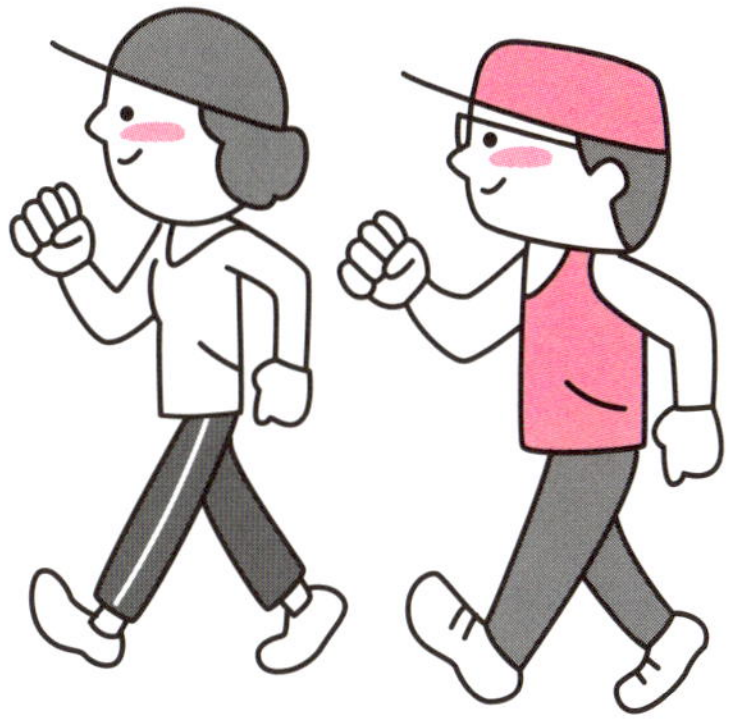

身体機能が低下すると…

慢性腎臓病(CKD)と サルコペニア、フレイル

慢性腎臓病(CKD)の患者さん、とくに高齢者の患者さんでは、栄養不足や運動不足、安静にし過ぎることによる身体機能の低下も大きな問題です。

慢性腎臓病(CKD)の患者さんは、筋力や筋肉量が減少していく「サルコペニア」や、心身の活力が低下していく「フレイル」に陥りやすいことがわかっています。フレイルを合併すると腎機能が悪化しやすく、末期腎不全や心・脳血管疾患のリスクが高まり、QOLや生命予後にも大きな影響を与えます。

慢性腎臓病(CKD)患者が陥りやすい サルコペニア、フレイル

〈サルコペニア〉

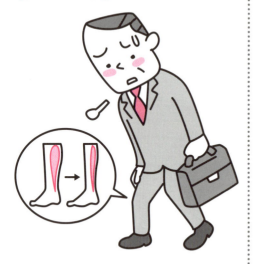

加齢や慢性的な疾患により、全身の筋力や筋肉量が減少し、身体機能が低下していく状態をいう。

〈フレイル〉

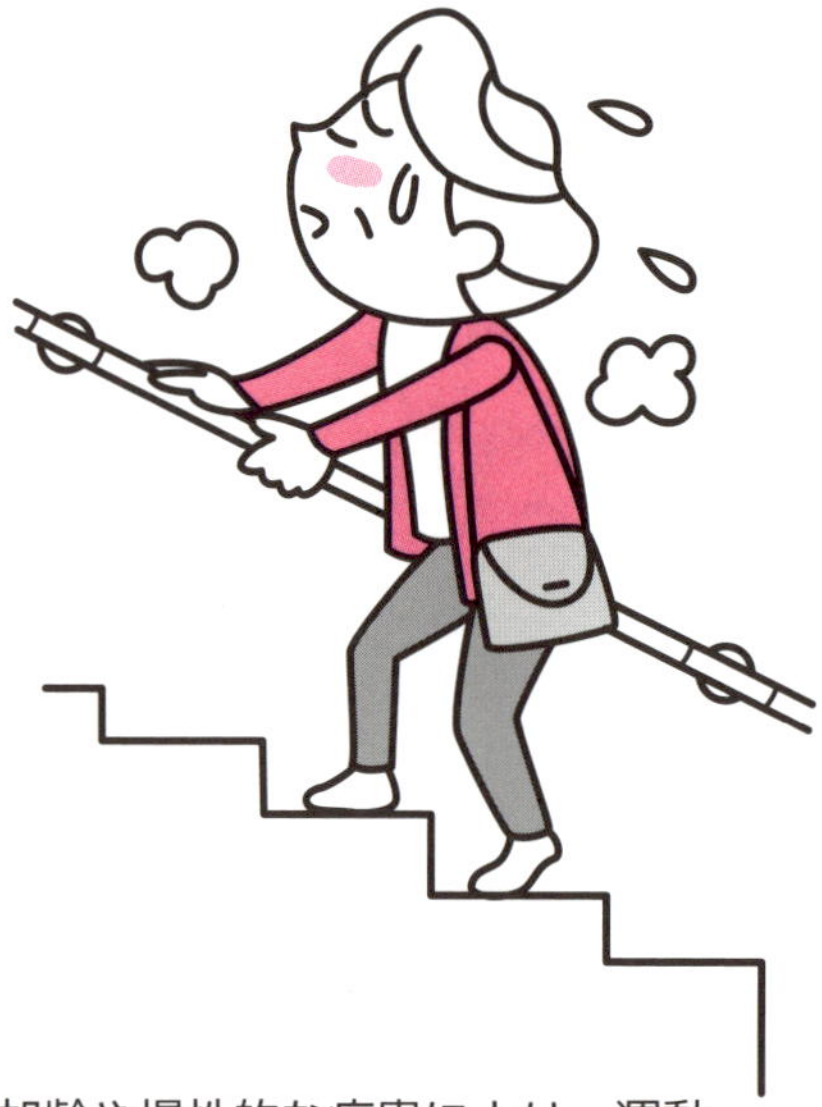

加齢や慢性的な疾患により、運動機能や認知機能など心身の活力が低下した状態をいう。フレイルは要介護となる前段階ともいわれ、サルコペニアはフレイルの一因となる。

サルコペニアによるフレイルサイクル

筋肉量が減少するサルコペニアになると、基礎代謝量が低下し、消費エネルギー量も低下していきます。このような状態では、食欲や食事の摂取量も低下し、低栄養の状態になります。結果、体重が減少し、ますます筋力や筋肉量が減ってしまうという悪循環（フレイルサイクル）に陥ります。

さらに、慢性腎臓病（CKD）の患者さんにおいては、安静や運動不足による筋力・筋肉量の減少、食欲低下や食事制限による栄養摂取不足なども影響し、フレイルの悪循環に拍車がかかります。

フレイルサイクル

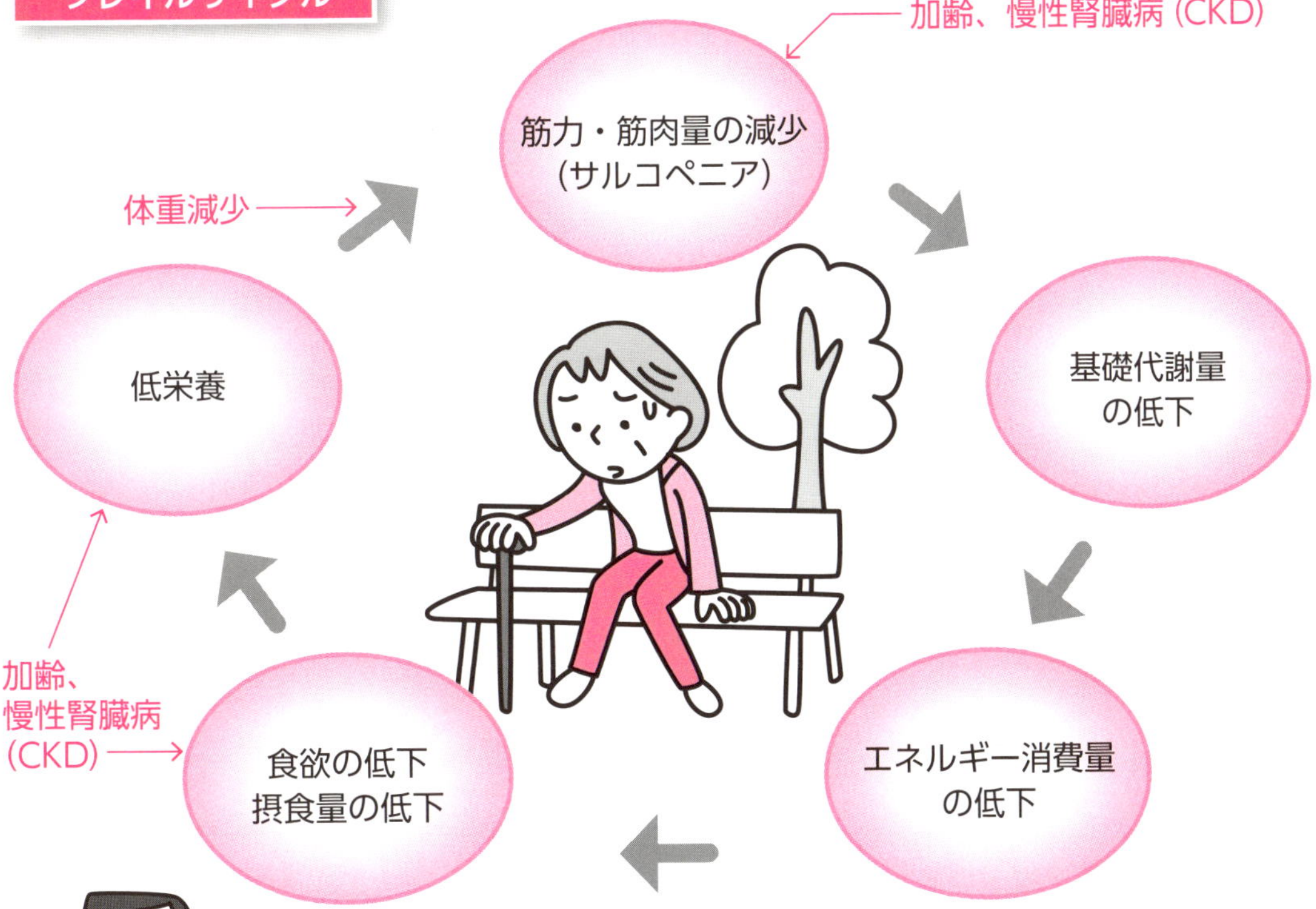
加齢、慢性腎臓病（CKD）
筋力・筋肉量の減少
（サルコペニア）
基礎代謝量
の低下
エネルギー消費量
の低下
食欲の低下
摂食量の低下
加齢、
慢性腎臓病
（CKD）
低栄養
体重減少

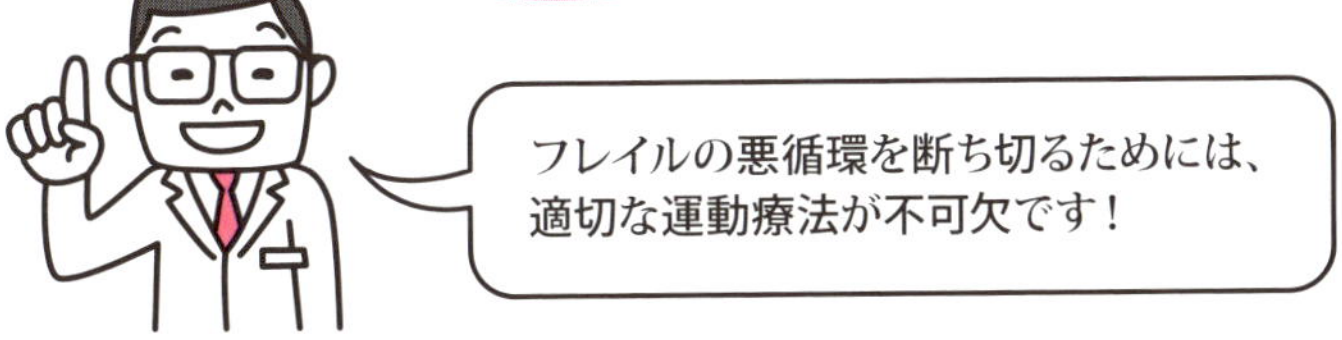
フレイルの悪循環を断ち切るためには、
適切な運動療法が不可欠です！

生活に運動を取り入れることの効果

運動療法で腎機能がアップする

実際に慢性腎臓病（ＣＫＤ）の患者さんが適切な運動療法を継続して行うと、どんな効果があるのでしょうか？　これまでに発表された研究成果をいくつかご紹介しましょう。

透析には至っていない保存期（38頁参照）の慢性腎臓病（ＣＫＤ）の患者さんを対象に、運動療法の効果を調べた調査では、運動をしなかったグループで腎臓の働きが少しずつ低下していました。一方、1回40分の有酸素運動を週3回行ったグループは、運動開始後から腎機能が維持され、さらに改善もみられました（図1）。

図1　運動療法による腎機能の変化

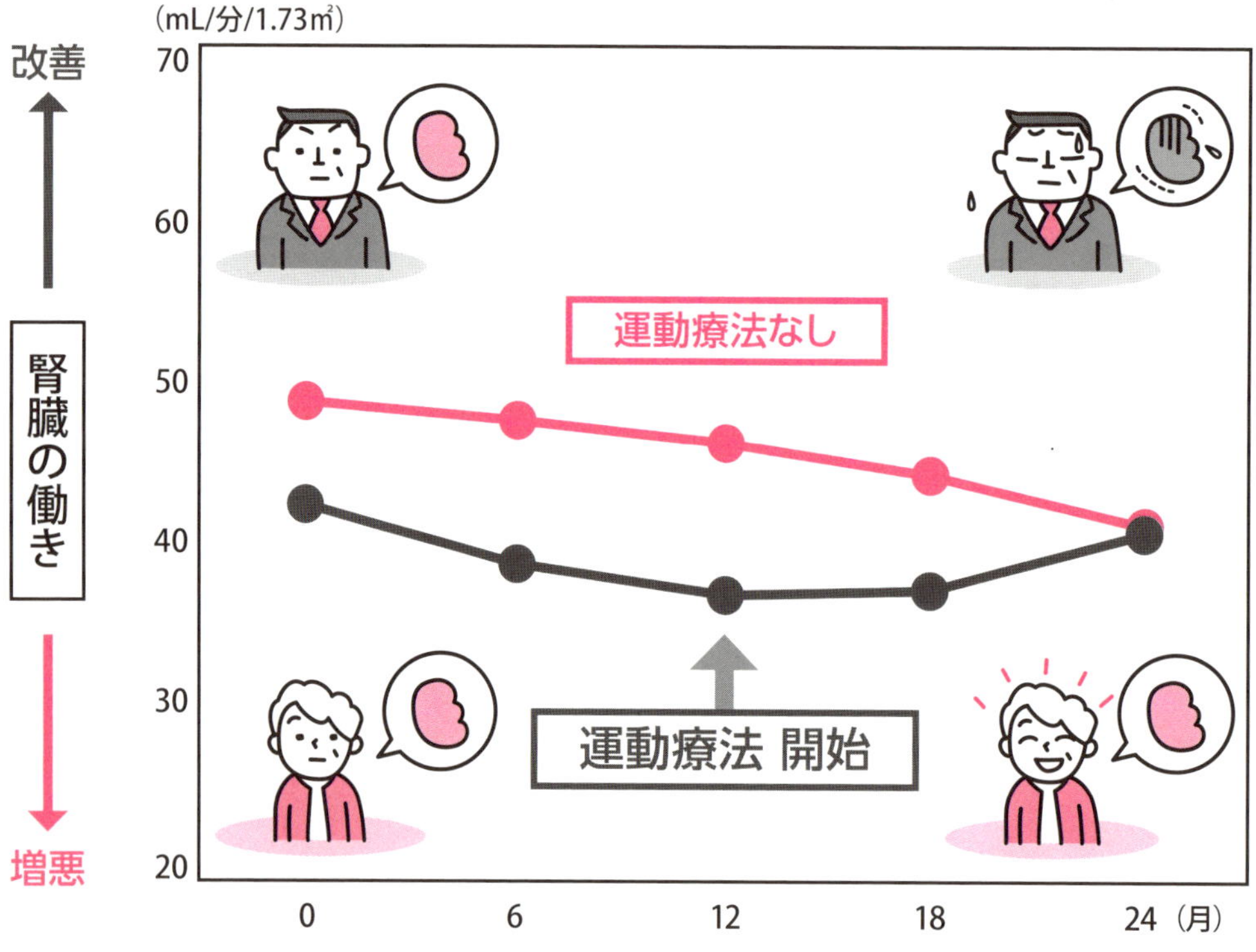

※出典：Greenwood SA, Koufaki P, Mercer TH et al. Effect of exercise training on estimated GFR, vascular health, and cardiorespiratory fitness in patients with CKD: a pilot randomized controlled trial. Am J Kidney Dis.65:425-434, 2015.

運動療法は死亡リスク、透析移行リスクも低下させる

ステージ3〜5の慢性腎臓病(CKD)の患者さんを対象に、10年間にわたって追跡調査し、死亡するリスクと透析へ移行するリスクを調べた報告もあります。

この報告では、運動習慣(ウォーキング)のある患者さんは、運動習慣のない患者さんに比べて死亡率が低く、透析への移行も遅くなることが示されています(図2)。

このように運動療法には、慢性腎臓病(CKD)の病態の悪化を防いだり、改善する効果があります。

図2　運動療法による慢性腎臓病（CKD）患者の予後

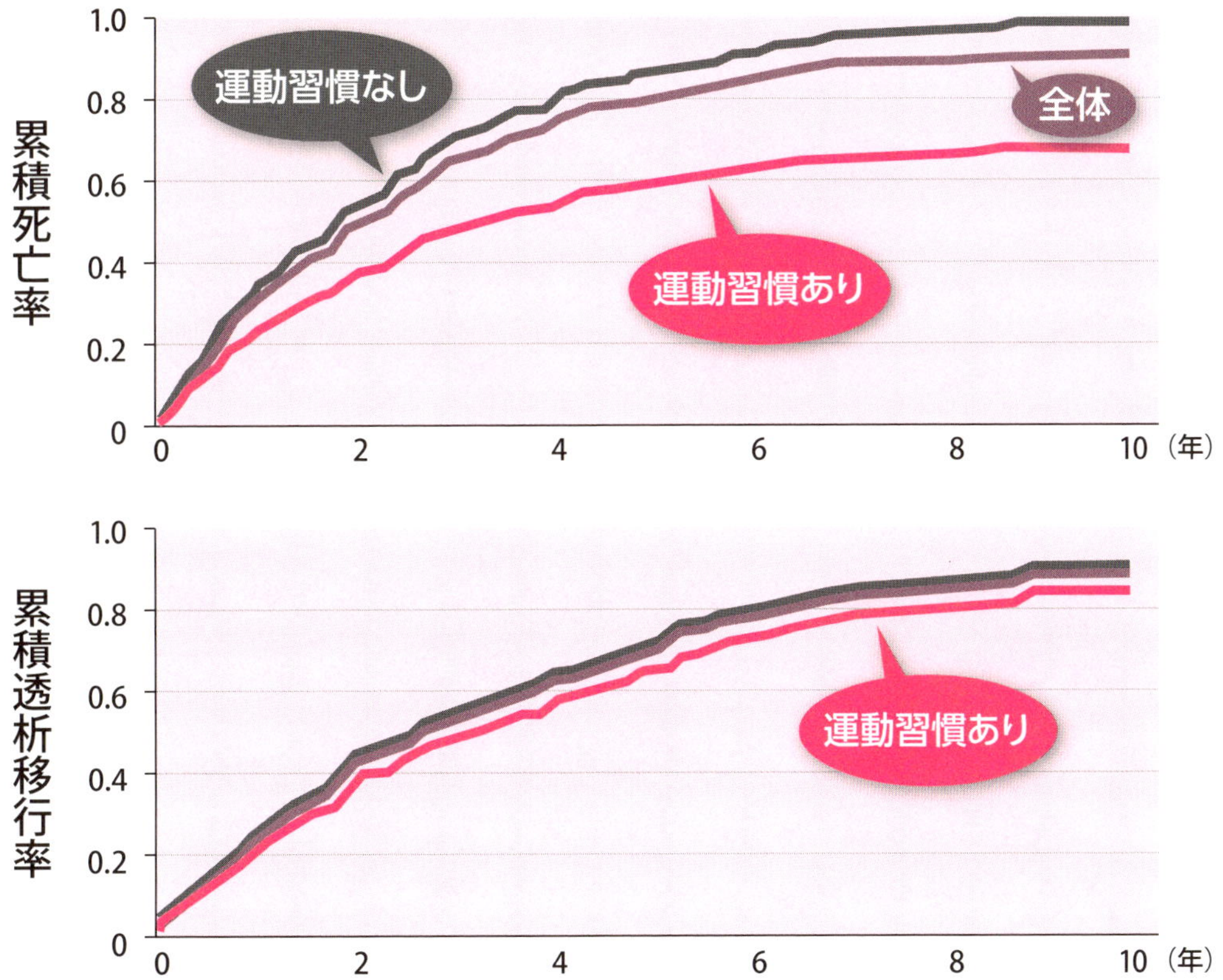

※出典：Chen IR, Wang SM, Liang CC et al. Association of walking with survival and RRT among patients with CKD stages 3-5. Clin J Am Soc Nephrol 9:1183-1189, 2014.

透析を受けている患者さんへの効果は？

運動療法の対象となるのは、保存期の患者さんだけではありません。すでに透析を受けている患者さんも、積極的に運動療法を行うことが推奨されています。

透析を受けている患者さんは、透析に大幅な時間をとられているうえに、透析による疲労などもあり、積極的に運動を行うような状況ではないように思われるかもしれません。しかし、病状に応じた適切な運動療法を行うことによって、様々な症状の改善やＱＯＬの維持・向上が期待できることがわかっています。

慢性腎臓病（CKD）・透析患者における運動療法の効果

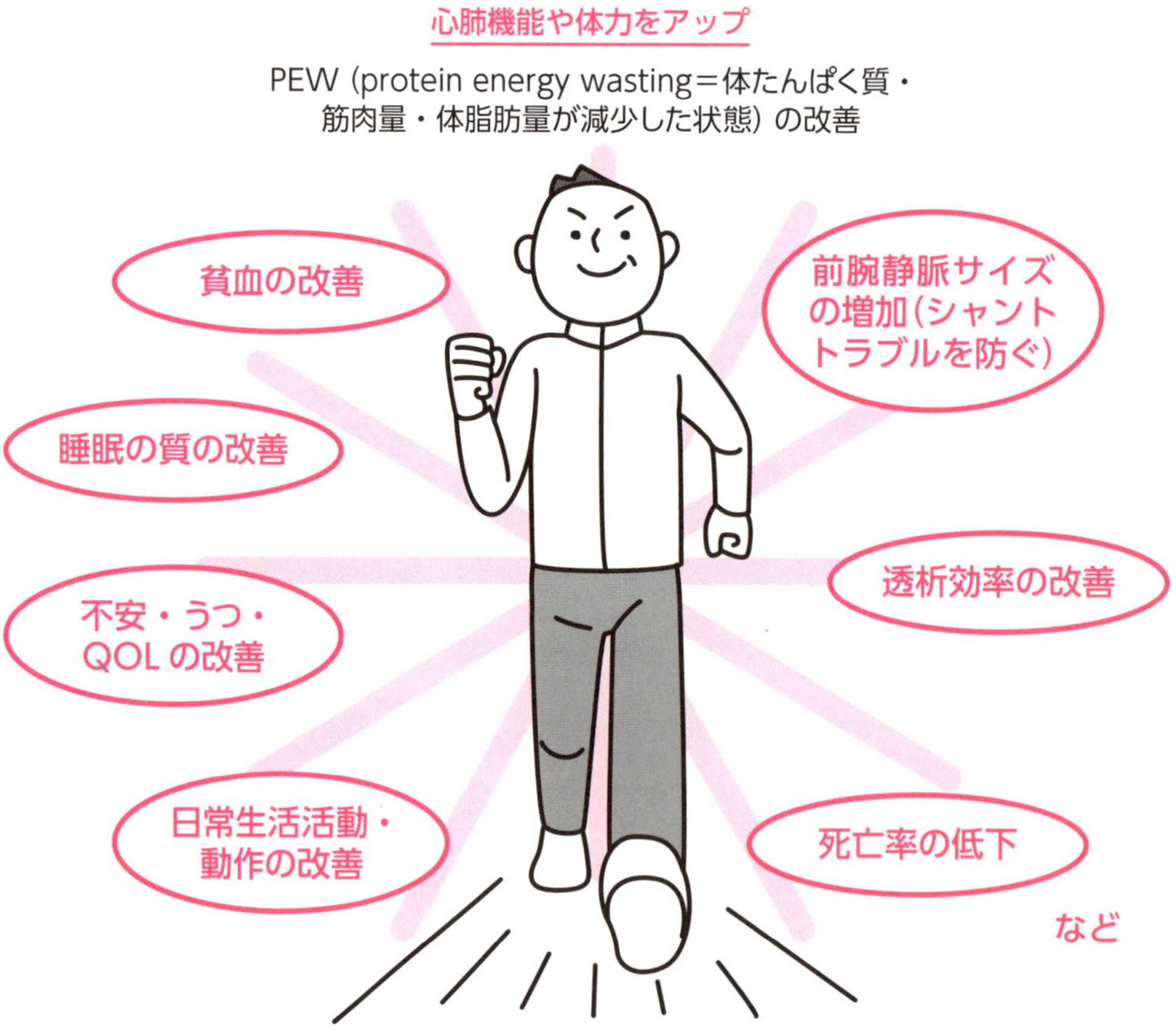
心肺機能や体力をアップ
PEW（protein energy wasting＝体たんぱく質・筋肉量・体脂肪量が減少した状態）の改善
貧血の改善
前腕静脈サイズの増加（シャントトラブルを防ぐ）
睡眠の質の改善
透析効率の改善
不安・うつ・QOLの改善
日常生活活動・動作の改善
死亡率の低下
など

運動療法は透析患者の生命予後、ＱＯＬを向上させる

透析患者さんは、体力や筋力が低下していることが多く、同年代の健康な人の60％程度まで低下しているという報告もあります。体力の低下は、要介護状態や寝たきりの原因となり、ＱＯＬの低下や生命予後の悪化にもつながります。

近年の研究では、運動療法を行っている透析患者さんは、運動療法を行っていない患者さんに比べて生存率が高いことがわかってきました。運動療法には、心肺機能や筋力をアップさせる効果や、血流がよくなることで透析の効果が上がったり、貧血が改善する効果なども確認されています。

運動療法でＱＯＬ・生命予後を向上させる

透析患者さんは、透析を受けるために一定の時間をベッドで横になって過ごすことが多く、透析の疲れもあり、あまり活発に活動しない傾向にあります。

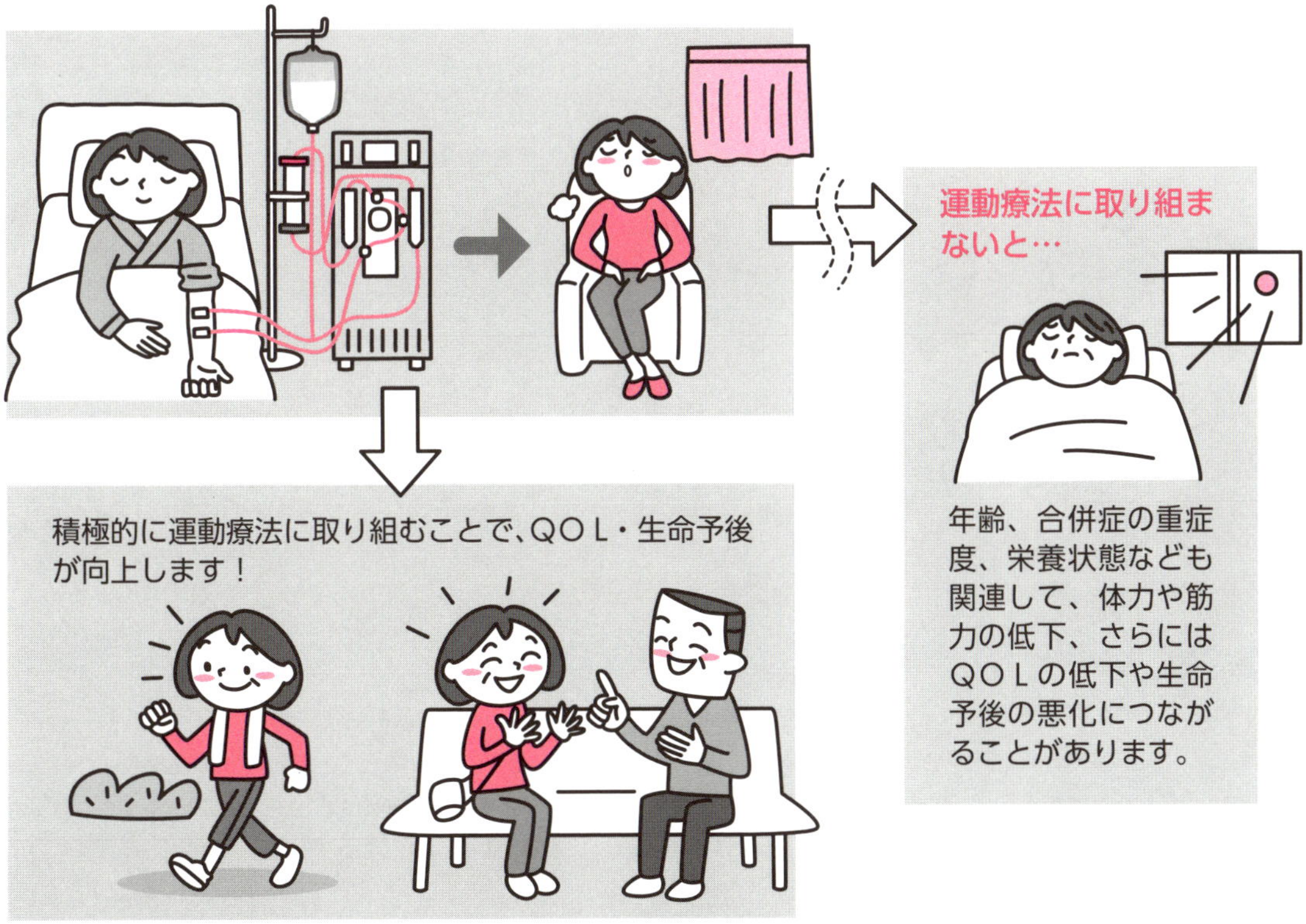
運動療法に取り組まないと…
年齢、合併症の重症度、栄養状態なども関連して、体力や筋力の低下、さらにはＱＯＬの低下や生命予後の悪化につながることがあります。
積極的に運動療法に取り組むことで、ＱＯＬ・生命予後が向上します！

どのような運動をすれば良いのか？

お勧めは有酸素運動とレジスタンス運動

慢性腎臓病（CKD）の運動療法として勧められるのは、有酸素運動とレジスタンス運動です。

運動には、有酸素運動と無酸素運動という2種類の運動があり、有酸素運動とは、酸素をたっぷり取り込みながら、ゆっくり継続して行う運動をいいます。

一方、無酸素運動は、短距離走や重量挙げのように瞬間的に強い力を使う運動をいいます。レジスタンス運動とは、筋肉に抵抗（レジスタンス）をかけて行う、いわゆる筋肉トレーニング（筋トレ）のことで、無酸素運動の1つです。

慢性腎臓病（CKD）の人がこれらの運動を行う場合は、息切れするような激しい運動ではなく、のんびり長く続けられる軽めの運動が勧められます。

慢性腎臓病（CKD）の人にお勧めの運動

有酸素運動

酸素をたっぷり取り込みながら、ゆっくり継続して行う運動。脂肪燃焼効果が高く、肥満や高血圧、高血糖の改善などに役立つ。

慢性腎臓病（CKD）の人に向いている有酸素運動

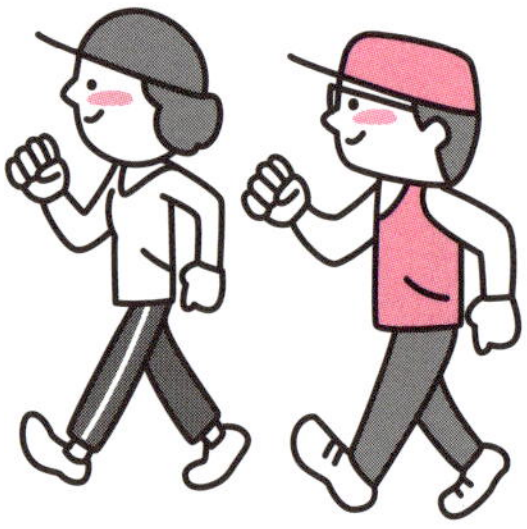

〈ウォーキング〉

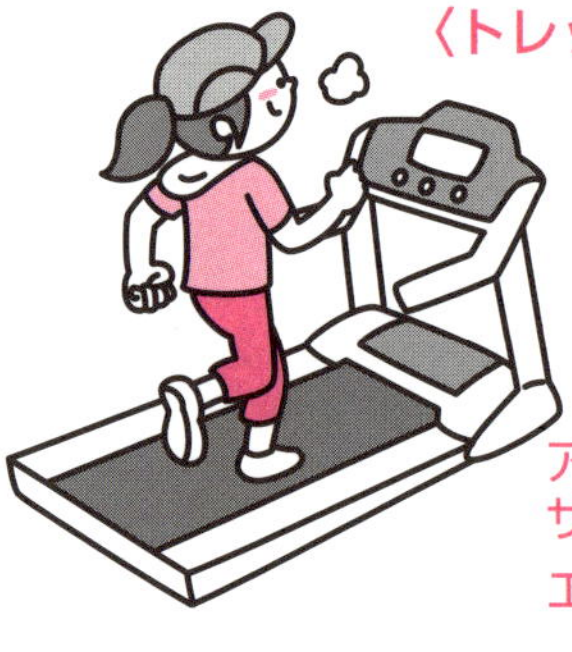

〈トレッドミル〉

その他、
アクアエクササイズ
エアロバイク

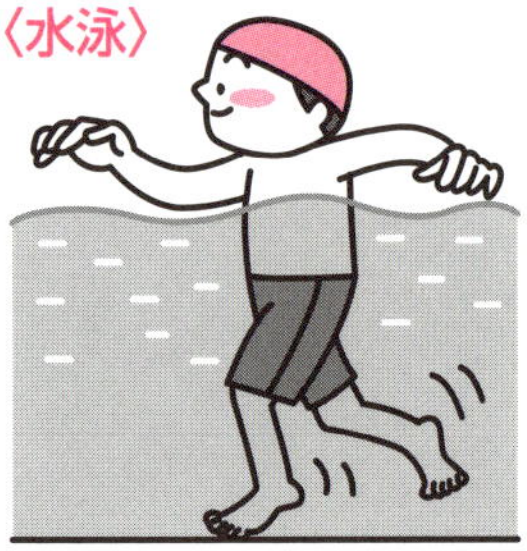

〈水泳〉

生活活動も有酸素運動に！

買い物や通勤などで「歩く」ことも有酸素運動になります。まとめて運動する時間をつくれない場合は、日常生活で歩く機会を増やすとよいでしょう。

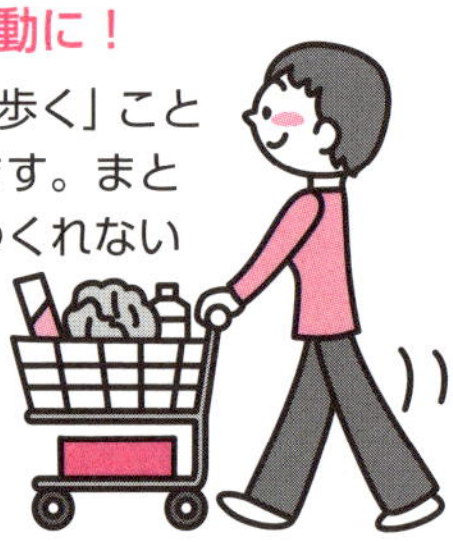

年齢や症状、体調などに合わせた運動を

運動療法を始めるときは、まずはウォーキングなど軽い有酸素運動から始めて、体力が回復してきたら、適度なレジスタンス運動を組み合わせて行います。有酸素運動とレジスタンス運動を併用することで、肥満や高血糖、高血圧などが改善され、腎機能の改善にも役立ちます。

どんな運動を、どのくらい行えばよいのかは、慢性腎臓病（ＣＫＤ）のステージや症状、合併症の有無、その人の年齢や体力、体調などによって違ってきます。運動療法を行うときは、主治医に相談しながら、自分に合った運動を無理のない範囲で行いましょう。

レジスタンス運動　瞬間的に強い力を使う運動。筋肉量を増やし、基礎代謝を高める効果がある。

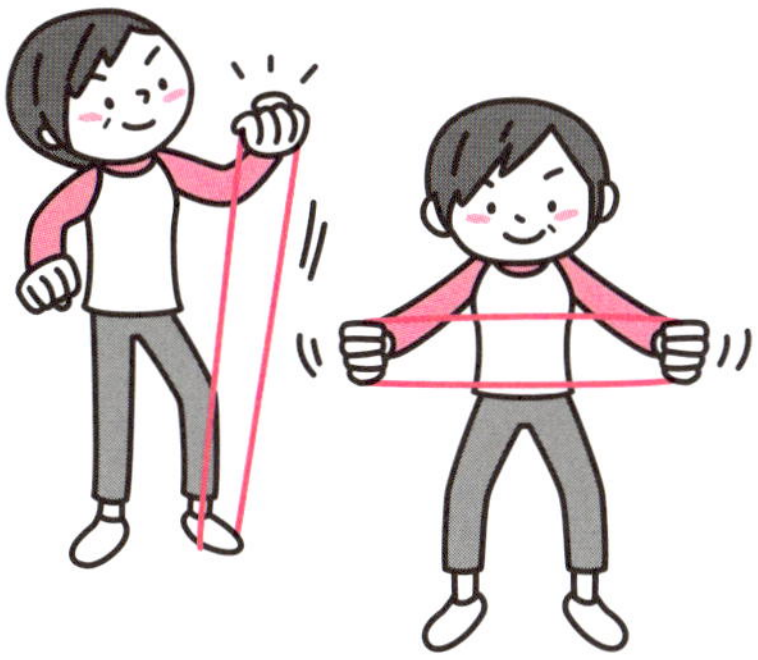

ゴムチューブを用いた運動

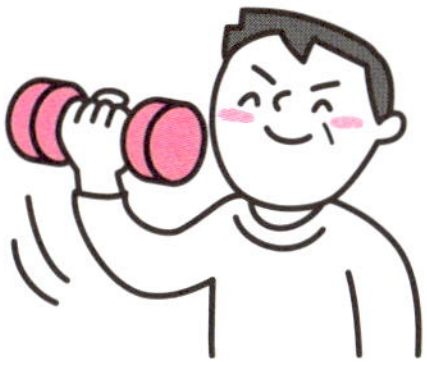

ダンベルを用いた運動

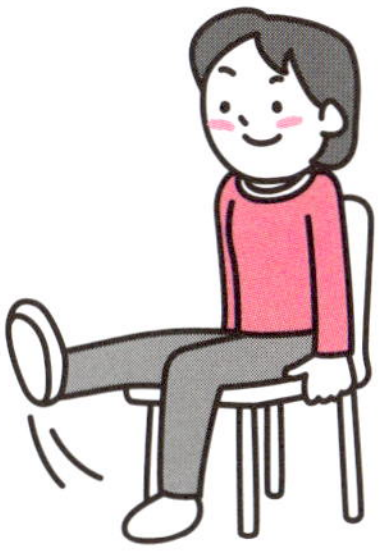

自重（自らの体重）を用いた運動

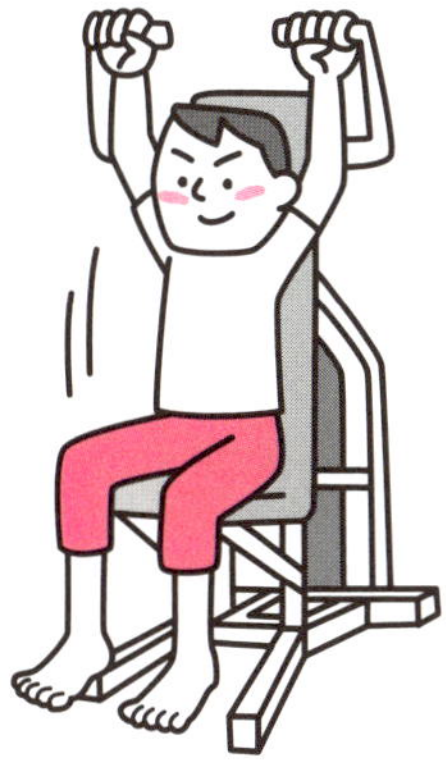

ウエイトマシンを用いた運動

慢性腎臓病（ＣＫＤ）の人は軽めのレジスタンス運動を！

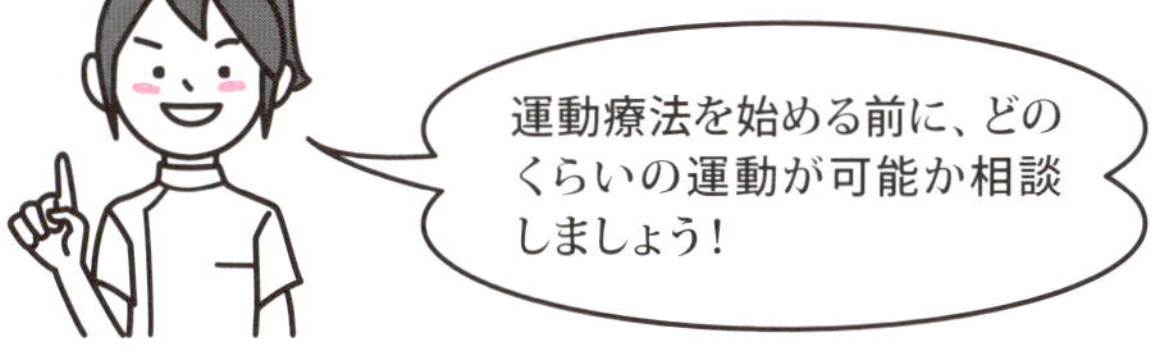
運動療法を始める前に、どのくらいの運動が可能か相談しましょう！

運動を控えなければいけない状態とは？

心臓病、高血圧、糖尿病のある人は、症状・数値をチェック

慢性腎臓病（ＣＫＤ）においては、病気のステージに関わらず、ほとんどの人に適度な運動が勧められます。

ただし、高血圧や糖尿病、心臓病など、他の生活習慣病を合併している人では、その重症度によって運動を制限あるいは禁止した方がよい場合があります。合併症のある人は、必ず主治医に相談してから運動療法を始めるようにしてください。

こんなとき、こんな人は運動療法を控えて、主治医に相談を！

次のような場合は、まずは薬物療法や食事療法によって、数値や症状を改善・安定させる必要があります。

〈高血圧のある人〉

血圧が180／100mmHg以上の場合

〈心臓病のある人〉

心不全や狭心症などの症状が安定しない場合

〈糖尿病のある人〉

空腹時血糖値が250mg／dL以上の場合

急激に腎機能が低下している人の運動、透析直後の運動は禁止

慢性腎臓病（ＣＫＤ）で急激に腎機能が低下している場合は、まずはその原因を調べて治療することが先決です。

人工透析を受けている人は、透析の時間を活用して運動療法を行う場合もあるかと思われますが、透析中の運動は、透析時間の前半に行うのが原則となっています。また、透析直後の運動は禁止です。

いずれにせよ、病状や体力、運動能力には個人差があるので、運動の是非や内容について主治医とよく相談してから、運動を行うようにしましょう。

運動をする際の注意点は？

注意・1　急激に腎機能が低下している場合は、治療することが先決

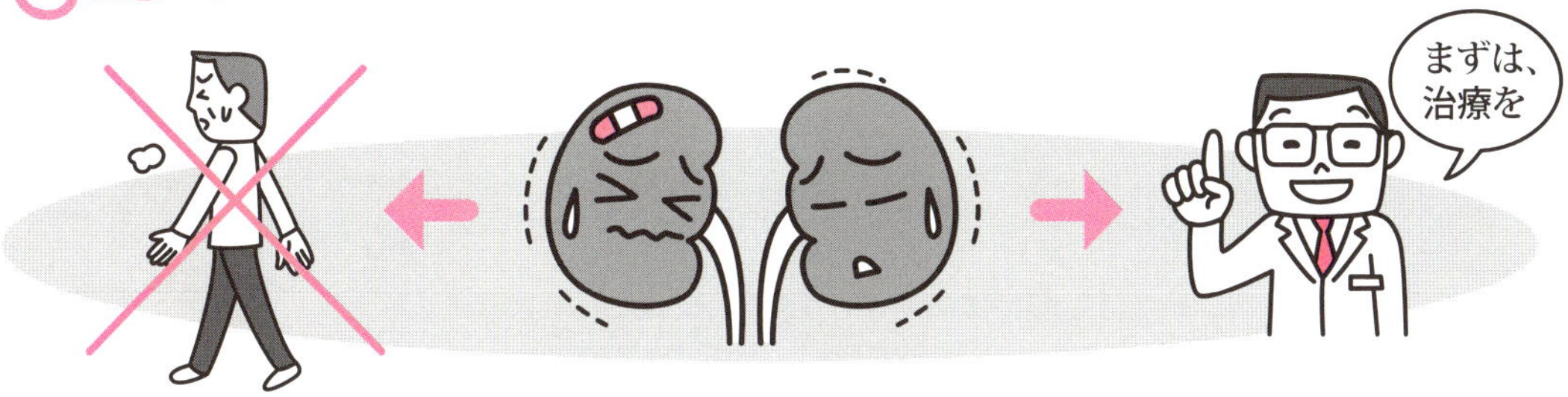

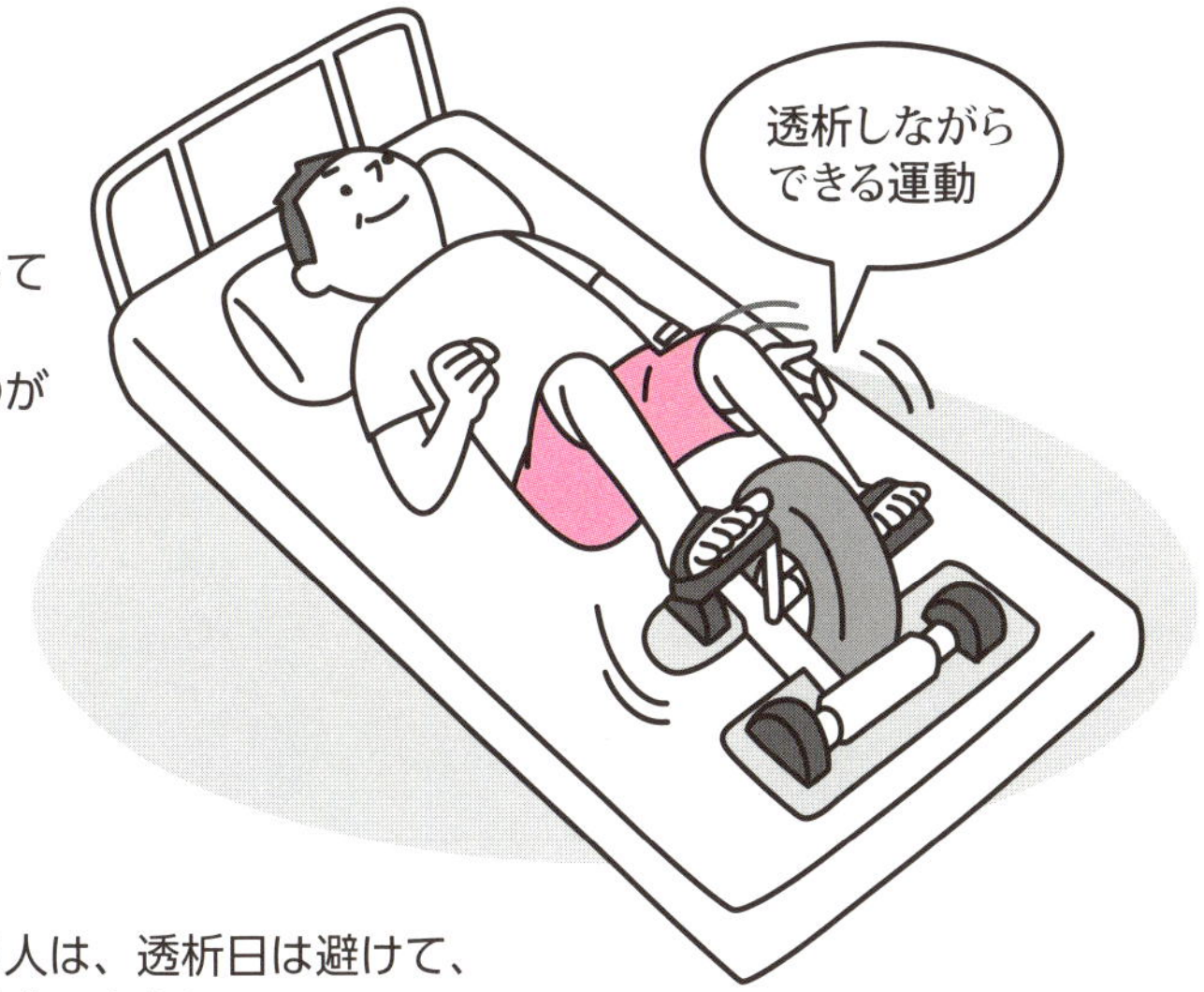

注意・2　透析の時間を利用して
運動をする場合は、
透析の前半に行うのが
原則

注意・3　透析で疲れてしまう人は、透析日は避けて、
透析のない日に運動するように

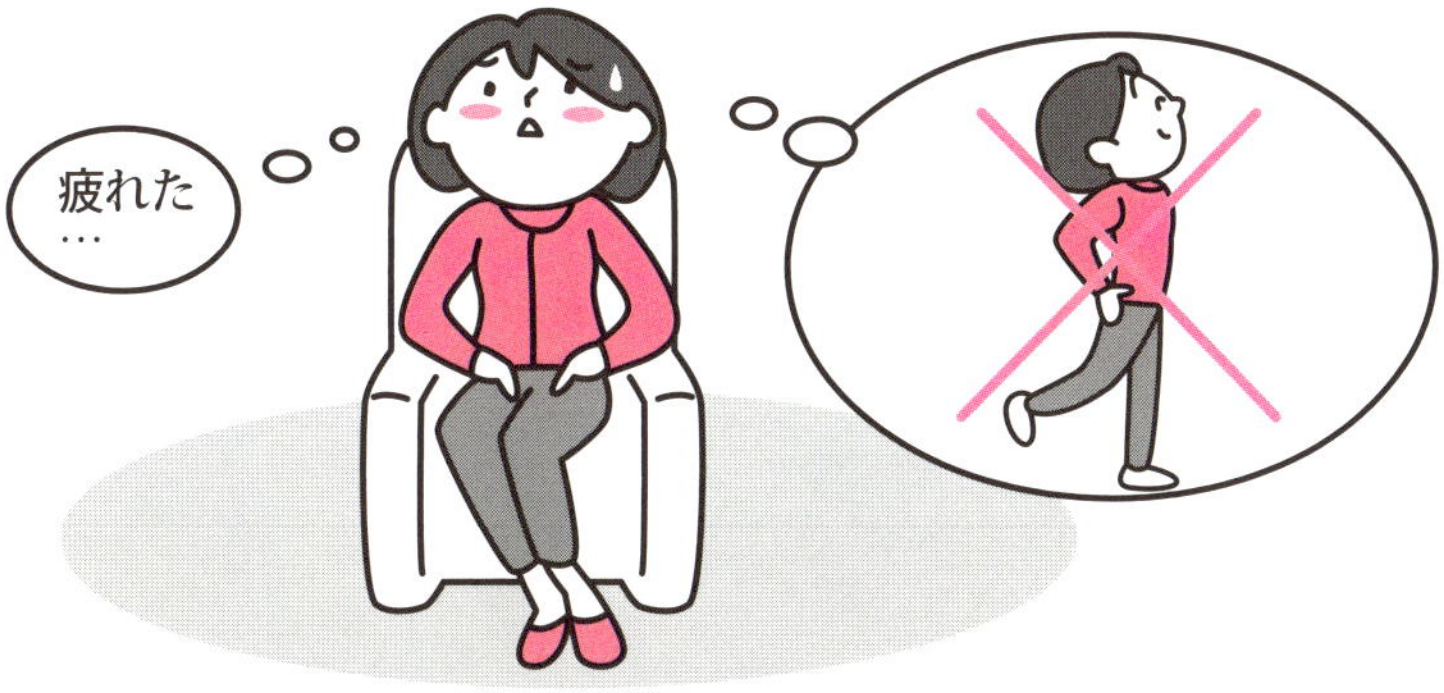

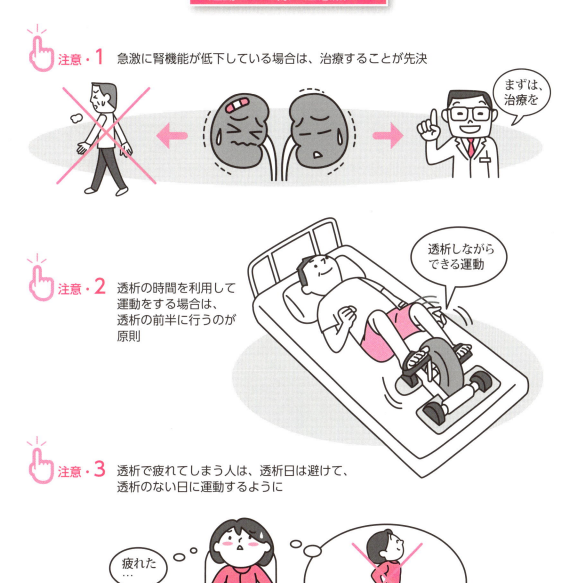

2章 保存期慢性腎臓病（ＣＫＤ）と透析導入、糖尿病

ステージ別にみる慢性腎臓病（ＣＫＤ）

慢性腎臓病（ＣＫＤ）のステージ（病期）とは？

慢性腎臓病（ＣＫＤ）のステージ（病期）は、ＧＦＲ（糸球体ろ過量）の値によって、Ｇ１～Ｇ５に分類されます。

ステージＧ１～Ｇ２は、腎臓の働きは正常～軽度低下の状態です。この段階で生活改善や生活習慣病のコントロールを始めれば、慢性腎臓病（ＣＫＤ）の進行を止めて、治すことも可能です。

ステージＧ３ａ・Ｇ３ｂは、腎臓の働きが中等度～高度に低下している状態です。食事療法や運動療法と合わせて、必要に応じた薬物療法を行うことで、腎機能の低下を食い止めることができます。ただし、適切な治療がなされないと、腎機能の低下は進んでしまいます。

ステージＧ４になると、腎機能は高度に低下しており、透析や腎移植が検討されます。

ステージＧ５は、末期腎不全の状態です。透析療法や腎移植の準備が必要です。

慢性腎臓病（CKD）のステージ分類

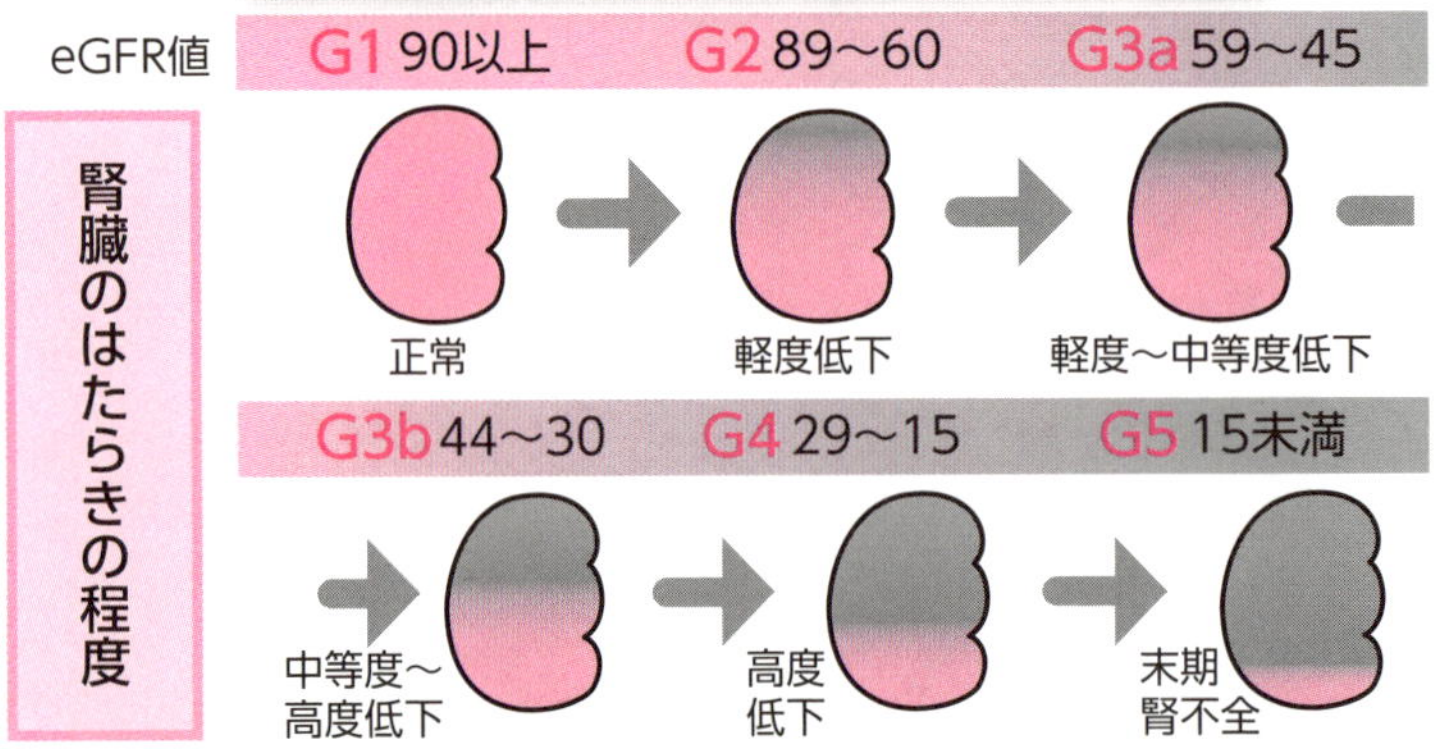
eGFR値
腎臓のはたらきの程度
G1 90以上
G2 89～60
G3a 59～45
正常
軽度低下
軽度～中等度低下
G3b 44～30
G4 29～15
G5 15未満
中等度～
高度低下
高度
低下
末期
腎不全

慢性腎臓病（ＣＫＤ）を重症度で分類する

慢性腎臓病（ＣＫＤ）は、ステージが同じであっても、原因疾患や尿たんぱくのレベルによって、末期腎不全や心血管疾患による死亡のリスクが異なります。そのため、病気の重症度は、ＧＦＲと腎臓の障害の程度がわかる尿たんぱく（糖尿病がある場合は尿アルブミン）を総合的にみて判定されます。

下の表が、慢性腎臓病（ＣＫＤ）の重症度分類です。低↓軽↓中↓高の順にステージが上昇するほど慢性腎臓病（ＣＫＤ）の重症度は高くなり、死亡、末期腎不全、心血管死亡発症のリスクも高くなります。

慢性腎臓病（CKD）の重症度分類

原因疾患		尿たんぱく区分		A1	A2	A3
糖尿病		尿アルブミン定量（mg/日）		正常	微量アルブミン尿	顕性アルブミン尿
糖尿病		尿アルブミン/Cr比（mg/gCr）		30未満	30～299	300以上
高血圧 腎炎 多発性嚢胞腎 移植腎 不明 その他		尿たんぱく定量（mg/日）		正常	軽度たんぱく尿	高度たんぱく尿
高血圧 腎炎 多発性嚢胞腎 移植腎 不明 その他		尿たんぱく/Cr比（mg/gCr）		0.15未満	0.15～0.49	0.50以上
GFR区分（mL/分/1.73㎡）	G1	正常または高値	≧90	低	軽	中
GFR区分（mL/分/1.73㎡）	G2	正常または軽度低下	60～89	低	軽	中
GFR区分（mL/分/1.73㎡）	G3a	軽度～中等度低下	45～59	軽	中	高
GFR区分（mL/分/1.73㎡）	G3b	中等度～高度低下	30～44	中	高	高
GFR区分（mL/分/1.73㎡）	G4	高度低下	15～29	高	高	高
GFR区分（mL/分/1.73㎡）	G5	末期腎不全	<15	高	高	高

重症度は原疾患・GFR 区分・たんぱく尿区分を合わせたステージにより評価する。慢性腎臓病（CKD）の重症度は、死亡、末期腎不全、心血管死亡発症のリスクを■のステージを基準に、■、■、■の順にステージが上昇するほどリスクは上昇する。

（KDIGO CKD guideline 2012を日本人用に改変）　＊「日本腎臓学会編：CKD 診療ガイド2012」（東京医学社）より

慢性腎臓病（ＣＫＤ）の４大原因疾患とは？

慢性腎臓病（ＣＫＤ）は様々な病気から引き起こされる

慢性腎臓病（ＣＫＤ）には、腎臓が障害される原因となる病気が潜んでいます。そのため慢性腎臓病（ＣＫＤ）の治療では、この原因疾患を明らかにすることが重要になります。

慢性腎臓病（ＣＫＤ）の原因疾患としては、様々なものが考えられますが、代表的なのは糖尿病、慢性糸球体腎炎（ＩｇＡ腎症）、高血圧、多発性嚢胞腎《のうほうじん》の４つの病気で、これらは慢性腎臓病（ＣＫＤ）の４大原因疾患といわれています。

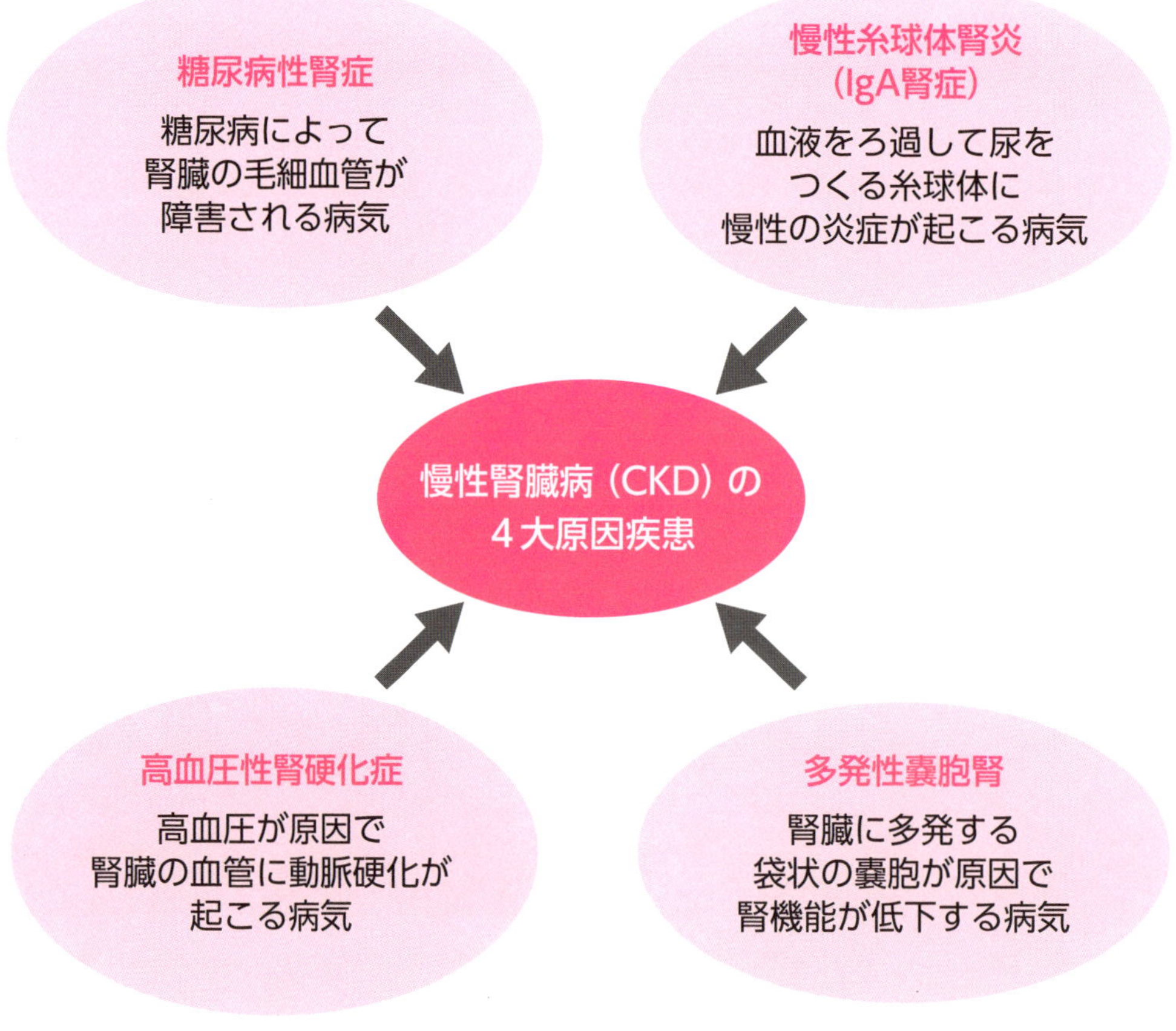
糖尿病性腎症
糖尿病によって
腎臓の毛細血管が
障害される病気
慢性糸球体腎炎
(IgA腎症)
血液をろ過して尿を
つくる糸球体に
慢性の炎症が起こる病気
慢性腎臓病（CKD）の
４大原因疾患
高血圧性腎硬化症
高血圧が原因で
腎臓の血管に動脈硬化が
起こる病気
多発性嚢胞腎
腎臓に多発する
袋状の嚢胞が原因で
腎機能が低下する病気

〈糖尿病性腎症〉～糖尿病の代表的な合併症

血液中のブドウ糖の濃度が高くなった状態を高血糖といい、糖尿病は高血糖の状態が長く続く病気です。糖尿病を長年放置していると、全身の血管にダメージを与えます。腎臓の糸球体は毛細血管の集合体なので、糖尿病による血管のダメージが糸球体に及ぶと、糸球体のろ過機能が障害され、尿中に通常はろ過されないたんぱく質が漏れ出すようになります。

こうして腎臓の働きが徐々に低下していくのが、糖尿病性腎症です。糖尿病性腎症は、日本人の透析導入の原因の第１位を占めています。

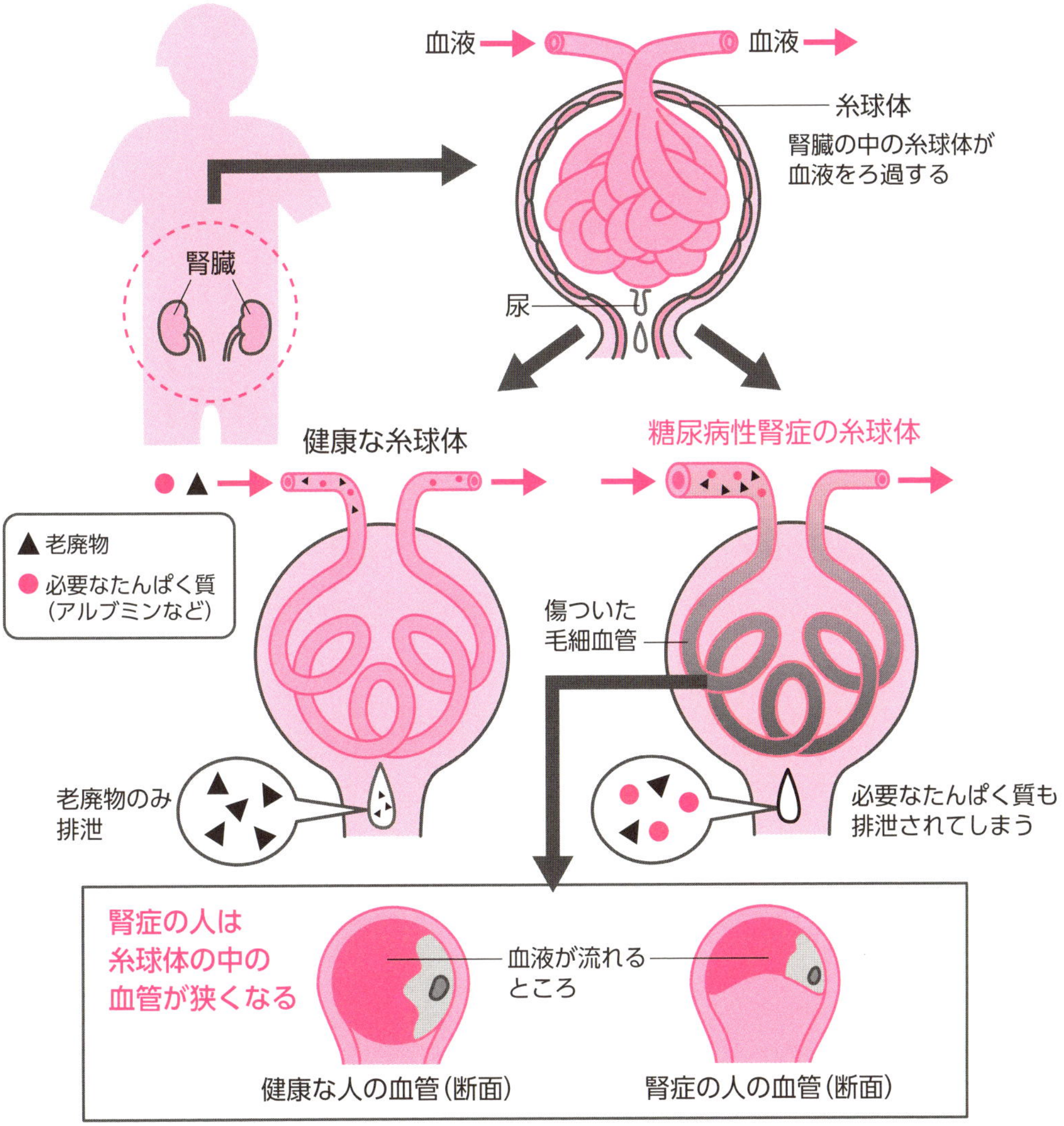

〈慢性糸球体腎炎（IgA腎症）〉～若い人にも多くみられる

腎臓の糸球体に炎症があり、尿の異常が１年以上持続するものを総称して慢性糸球体腎炎といいます。慢性糸球体腎炎の原因は様々ですが、免疫グロブリンＡ（IgA）が糸球体に沈着して起こるものをIgA腎症といい、慢性糸球体腎炎の約30％を占めています。

IgA腎症はすべての年代にみられますが､比較的若い人にも多いのが特徴です｡また、IgA腎症はゆっくり時間をかけて進行しますが、発症から20年で約30～40％の人が末期腎不全（透析導入）に至るとされ、透析原因としては糖尿病性腎症に次いで多くなっています。

IgA腎症が起きる仕組み

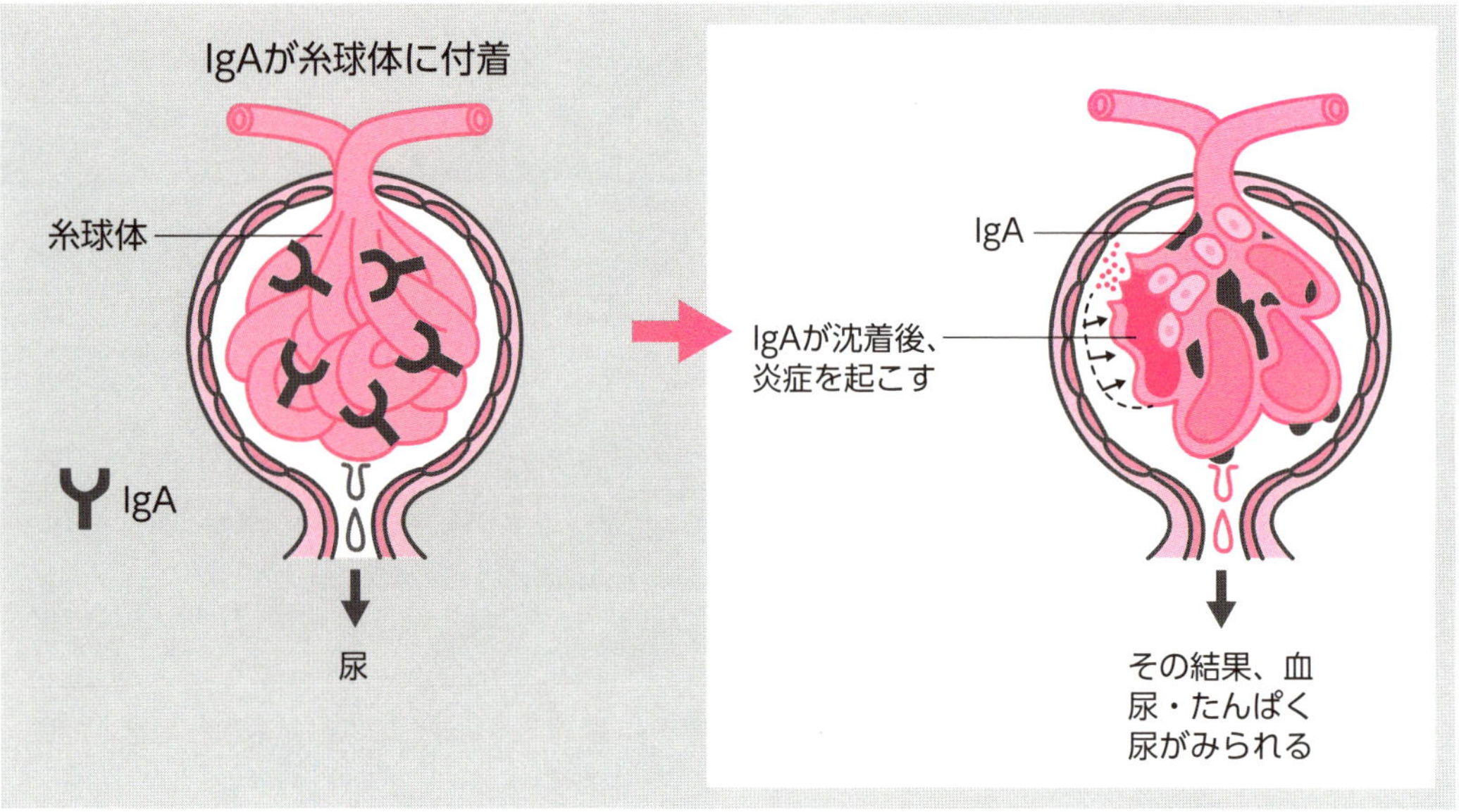

〈高血圧性腎硬化症〉～悪性の場合は急激に悪化することも…

高血圧は動脈硬化を進行させる大きな危険因子の１つです。高血圧性腎硬化症とは、高血圧によって腎臓の細い血管の動脈硬化が進み、糸球体のろ過機能が低下していくものをいいます。

良性のものと悪性のものがあり、良性のものは軽度～中等度の高血圧で発症しますが、老化現象として起こることもあります。一方、悪性のものは、拡張期血圧130mmHg以上の高血圧が持続することで発症します。若い年代でも発症することがあり、とくに30～40歳代の男性に多く見られます。悪性の場合は急激に悪化し、放置すると短期間で腎不全に至ることがあるので注意が必要です。

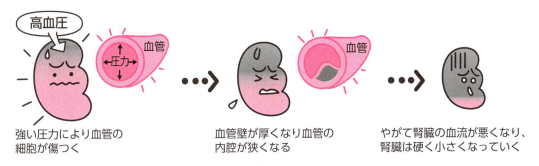

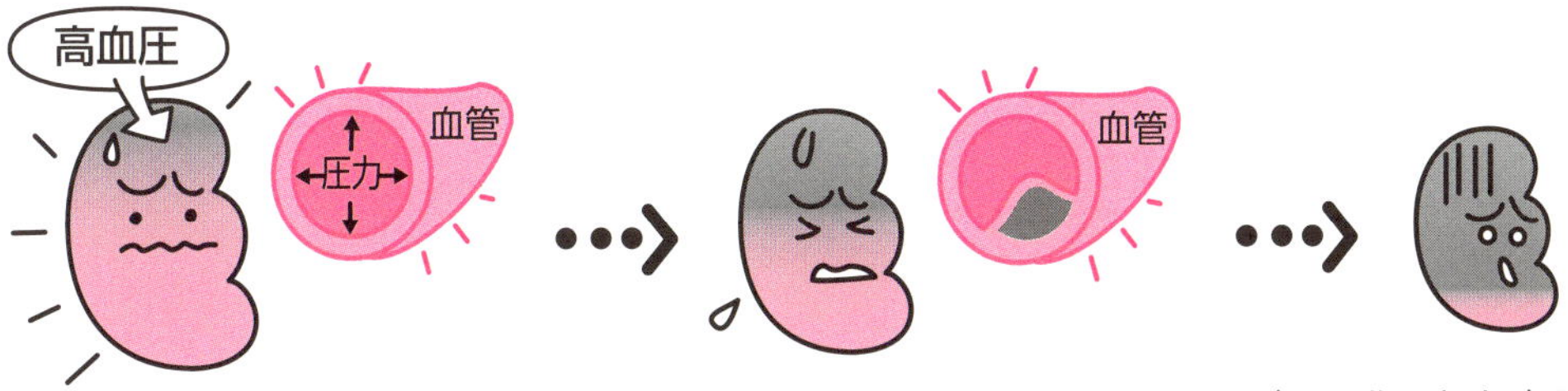

強い圧力により血管の細胞が傷つく

血管壁が厚くなり血管の内腔が狭くなる

やがて腎臓の血流が悪くなり、腎臓は硬く小さくなっていく

〈多発性嚢胞腎〉～遺伝性の腎臓病

両側の腎臓に液体の詰まった袋（嚢胞《のうほう》という）がたくさんできる遺伝性の病気です。嚢胞が増えて大きくなり、正常な腎組織を圧迫するようになると、腎機能も低下していきます。

多発性嚢胞腎には、出生前～新生児期に発症する常染色体劣性多発性嚢胞腎（ARPKD）と、40歳前後で発症することの多い常染色体優性多発性嚢胞腎（ADPKD）があります。ARPKDは１万～４万人に１人の割合で、ADPKDは3千～7千人に１人の割合で発症します。

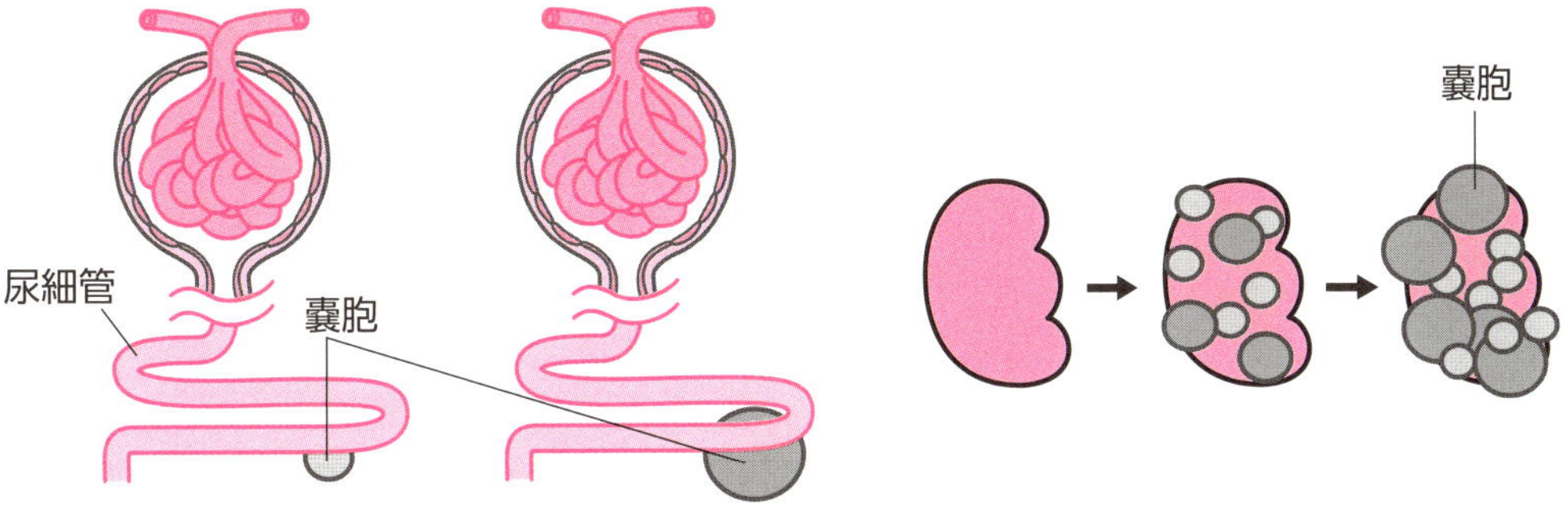

嚢胞が正常な腎組織を圧迫する！！

保存期慢性腎臓病（CKD）患者の症状と臨床経過

慢性腎臓病（CKD）の保存期に現れる症状は？

慢性腎臓病（CKD）で腎機能は低下しているものの、まだ透析を受けなくてもよい状態を「保存期」といいます。

保存期慢性腎臓病（CKD）は、初期には自覚できるような症状はほとんどなく、多くは健康診断や人間ドックなどの尿検査で発見されます。病気が進行するにつれ、夜間の頻尿、むくみやだるさ、貧血などといった症状がみられるようになります。

慢性腎臓病（CKD）が進行すると現れる症状

- 夜間の尿が増える
- 貧血
- だるさ
- むくみ
- 息切れ

※初期段階は自覚症状がほとんどない

慢性腎臓病（CKD）から慢性腎不全へ

慢性腎臓病（CKD）は、慢性腎不全の予備群ともいえる状態です。病気が進行して腎機能の低下が進むと、慢性腎不全になります。慢性腎不全になると腎機能の回復は期待できず、高度な腎機能低下では、透析や腎移植が必要になる末期腎不全へと移行します。保存期に安静にし過ぎると、病気そのものの進行速度が増す危険性があります。腎不全や透析への移行を防止するためにも、保存期の患者さんは積極的に運動療法を行うことが勧められます。

保存期慢性腎臓病（CKD）の経過

CKDステージ	腎臓の働きの程度		症状
CKD ステージ1	90%以上	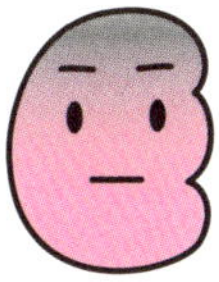	・自覚症状がほとんどない ・たんぱく尿が出る ・血尿が出る
CKD ステージ2	60%～89%以上		
CKD ステージ3	30%～59%	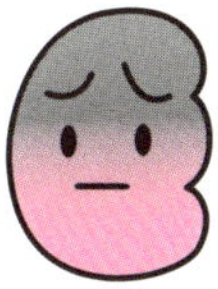	・夜間に何度もトイレに行く ・血圧が上昇する ・貧血になる
CKD ステージ4	15%～29%	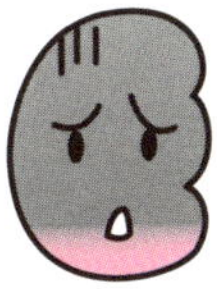	・疲れやすくなる ・むくみが出る ・息切れがする

ステージ４になると、残された腎機能は正常な人の30％以下となり、
慢性腎不全の状態に…
透析や腎移植を検討する必要が出てくる

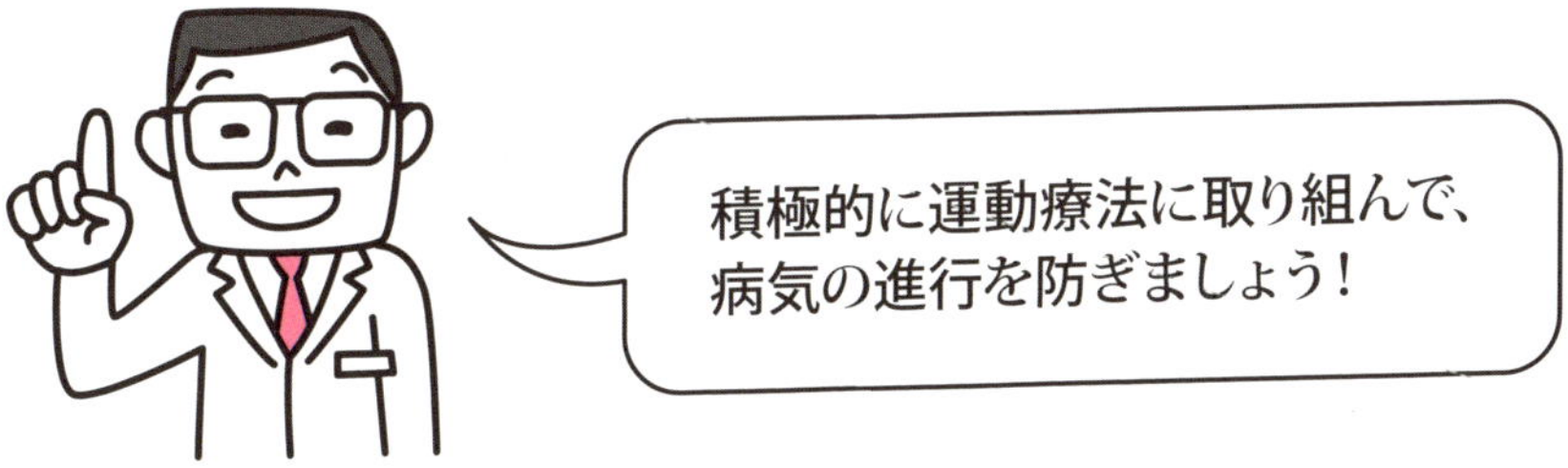
積極的に運動療法に取り組んで、病気の進行を防ぎましょう！

透析の現状と透析導入患者が抱える問題点

わが国の透析の現状は？

慢性腎臓病（ＣＫＤ）がステージ５まで進行した状態を末期腎不全といいます。末期腎不全になると、腎臓はほとんど機能していません。体内の老廃物や余分な水分を十分に排出することができなくなるため、腎機能を補うための透析療法や腎移植が必要になります。

日本透析医学会が毎年行っている調査によれば、わが国の透析導入患者数は年々増えており、33万人を超えています。透析導入の原因疾患としては、糖尿病性腎症がもっとも多く、次いで慢性糸球体腎炎、腎硬化症となっています。透析療法には、血液透析と腹膜透析の2種類がありますが、多くの

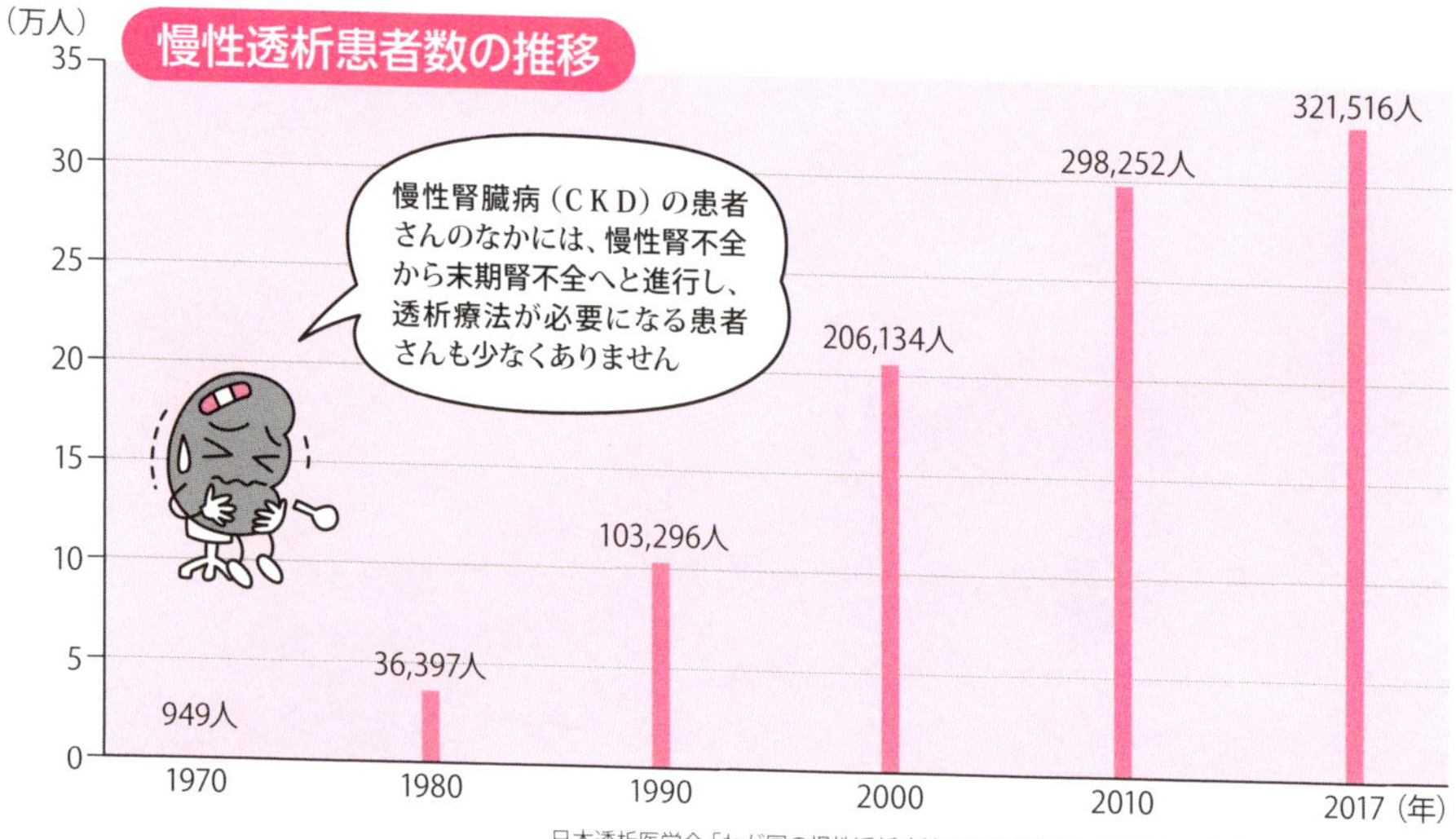
慢性透析患者数の推移
（万人）
35
30
25
20
15
10
5
0
949人
36,397人
103,296人
206,134人
298,252人
321,516人
1970
1980
1990
2000
2010
2017（年）
慢性腎臓病（CKD）の患者さんのなかには、慢性腎不全から末期腎不全へと進行し、透析療法が必要になる患者さんも少なくありません

日本透析医学会「わが国の慢性透析療法の現況 2017年12月31日現在」を参考にし、作図

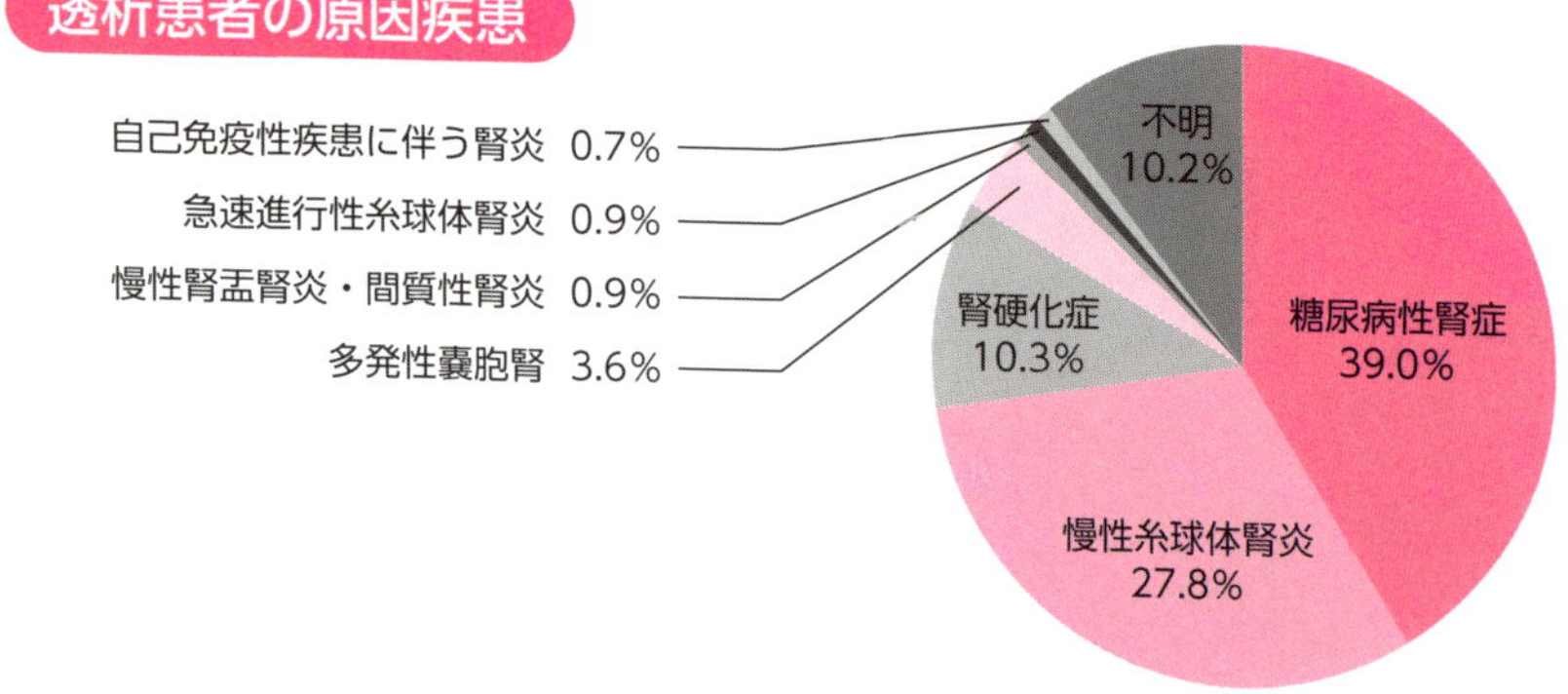
透析患者の原因疾患
自己免疫性疾患に伴う腎炎 0.7%
急速進行性糸球体腎炎 0.9%
慢性腎盂腎炎・間質性腎炎 0.9%
多発性嚢胞腎 3.6%
不明 10.2%
腎硬化症 10.3%
糖尿病性腎症 39.0%
慢性糸球体腎炎 27.8%

日本透析医学会「わが国の慢性透析療法の現況 2017年12月31日現在」を参考にし、作図

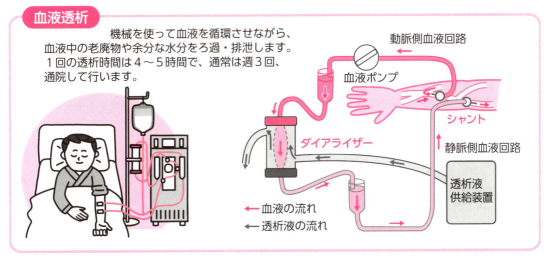

患者さんは血液透析を行っています。

透析療法のしくみと種類

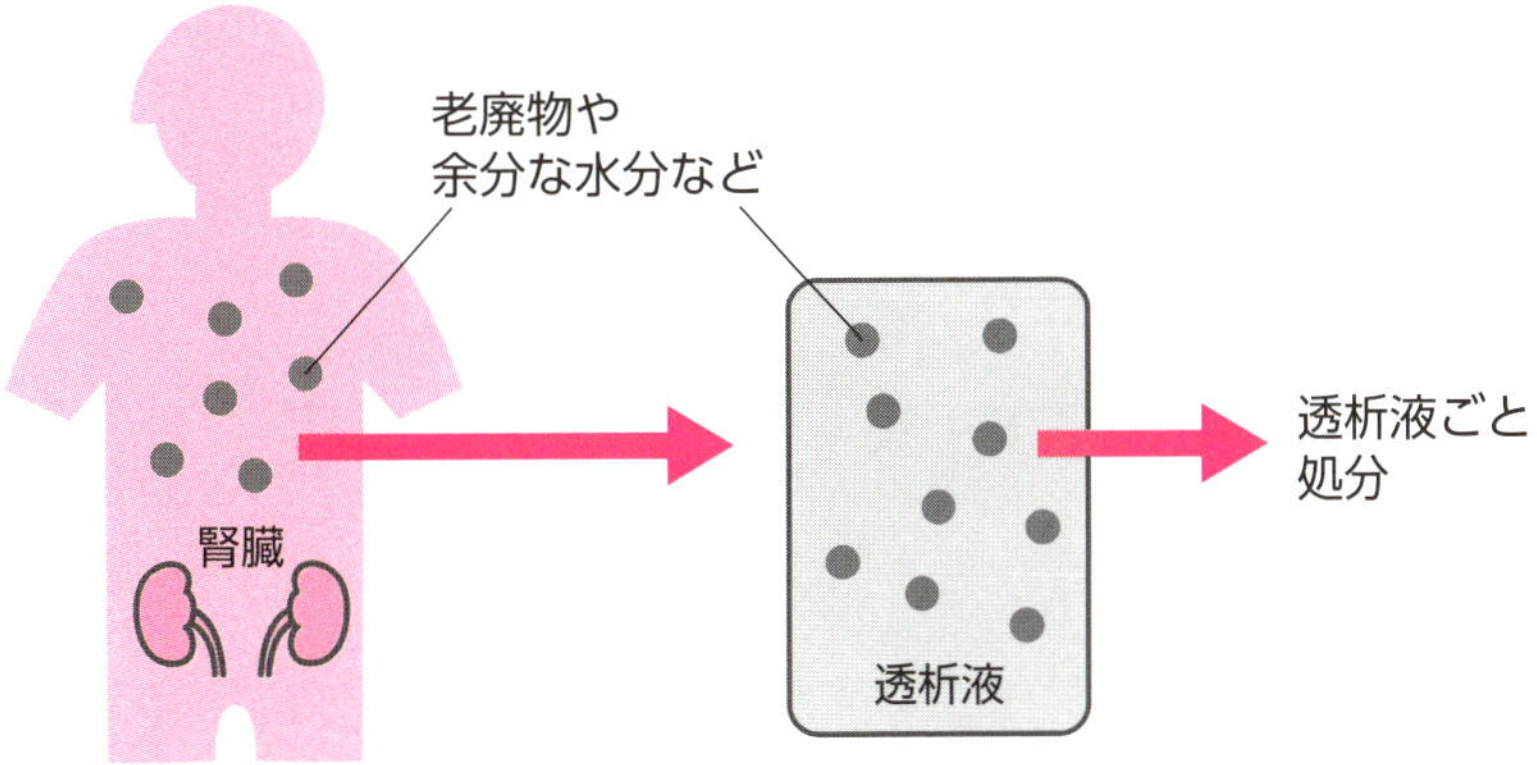
老廃物や
余分な水分など
腎臓
透析液
透析液ごと
処分

血液透析

機械を使って血液を循環させながら、血液中の老廃物や余分な水分をろ過・排泄します。１回の透析時間は４～５時間で、通常は週３回、通院して行います。

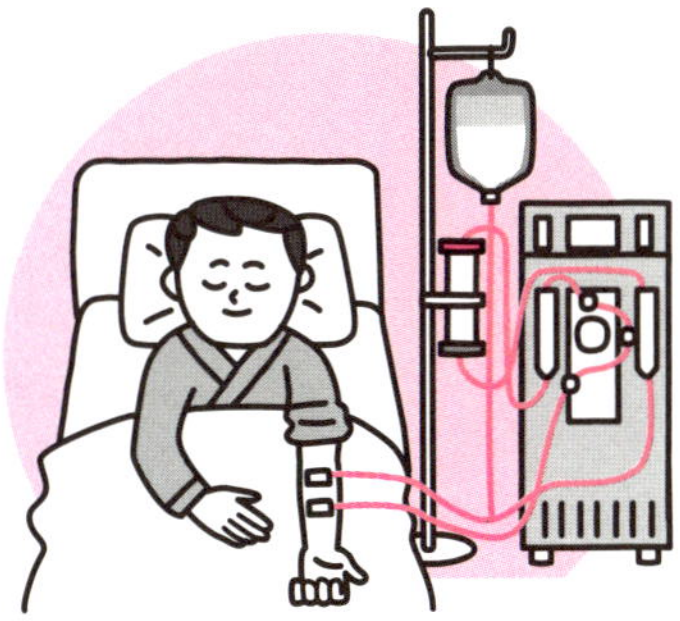

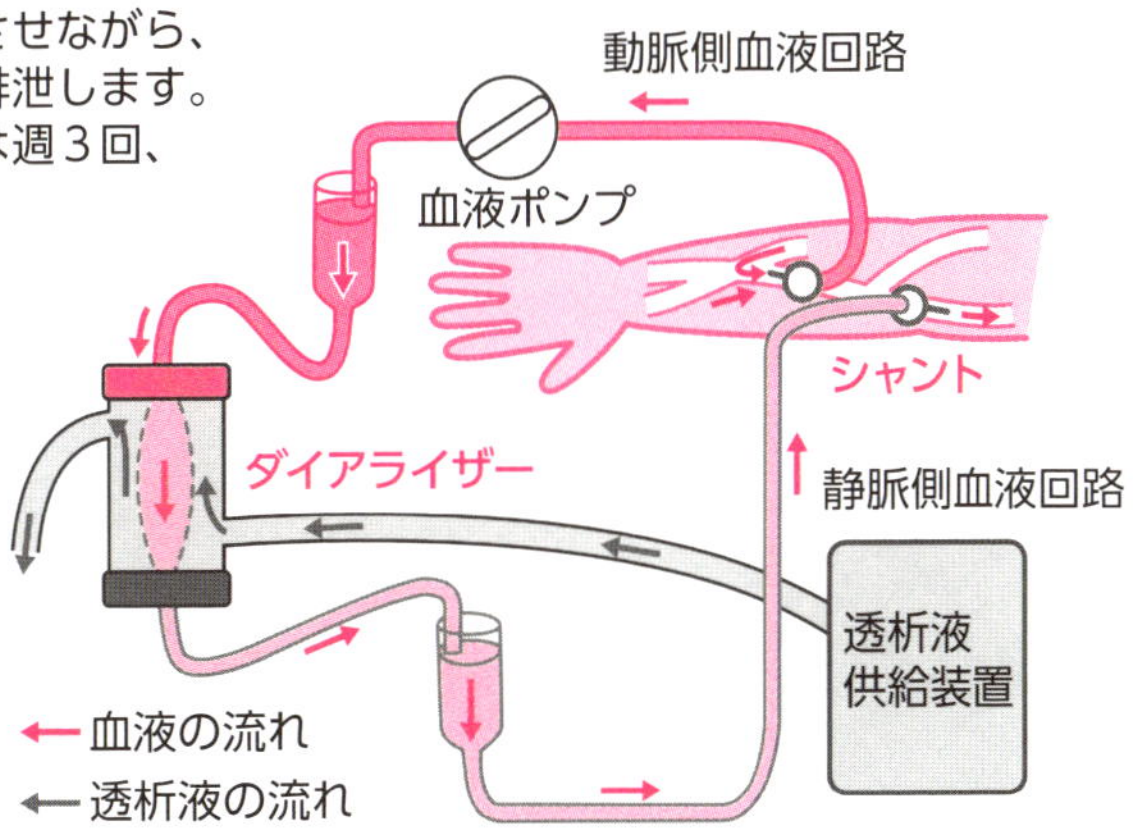
動脈側血液回路
血液ポンプ
シャント
ダイアライザー
静脈側血液回路
透析液
供給装置
血液の流れ
透析液の流れ

腹膜透析

お腹のなかの腹膜の機能を利用して、血液をろ過します。自宅や外出先でも行うことができます。

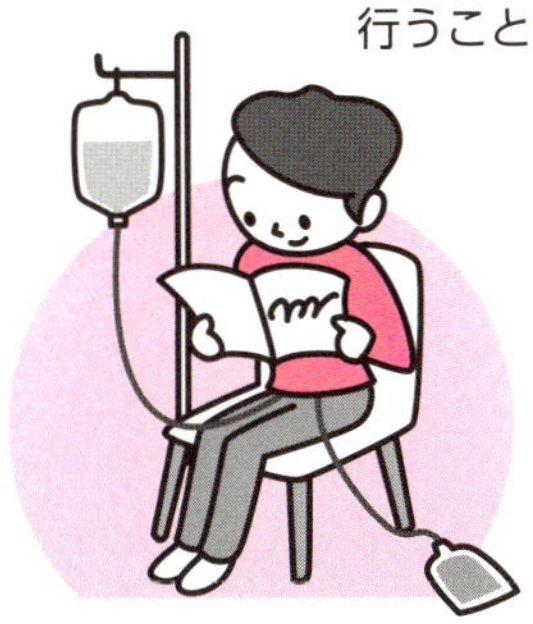

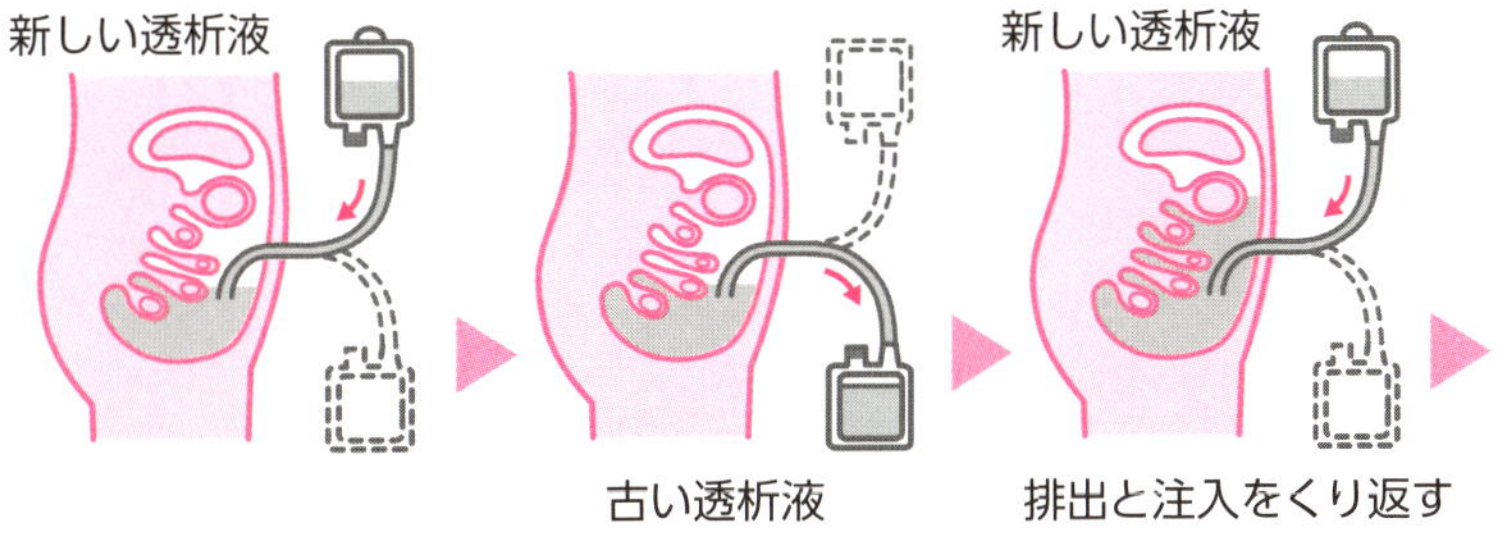
新しい透析液
古い透析液
新しい透析液
排出と注入をくり返す

透析を始めてすぐの導入期にみられる不均衡症候群

透析を始めてすぐの導入期には、「不均衡症候群《ふきんこうしょうこうぐん》」といって、透析中や透析終了後に吐き気や嘔《おう》吐《と》、頭痛、けいれんなどの中枢神経症状が起こることがあります。これは、血液中の老廃物は透析によって排泄されますが、脳の中には老廃物が残っていて、脳内の圧力(脳圧)が上がってしまうことによります。

不均衡症候群を防ぐために、導入期の透析は水分・塩分・たんぱく質の摂取制限を守りながら、ゆっくりと時間をかけて行われます。症状がひどい場合は脳圧を下げる薬を用いることもあります。

透析導入期にみられる症状

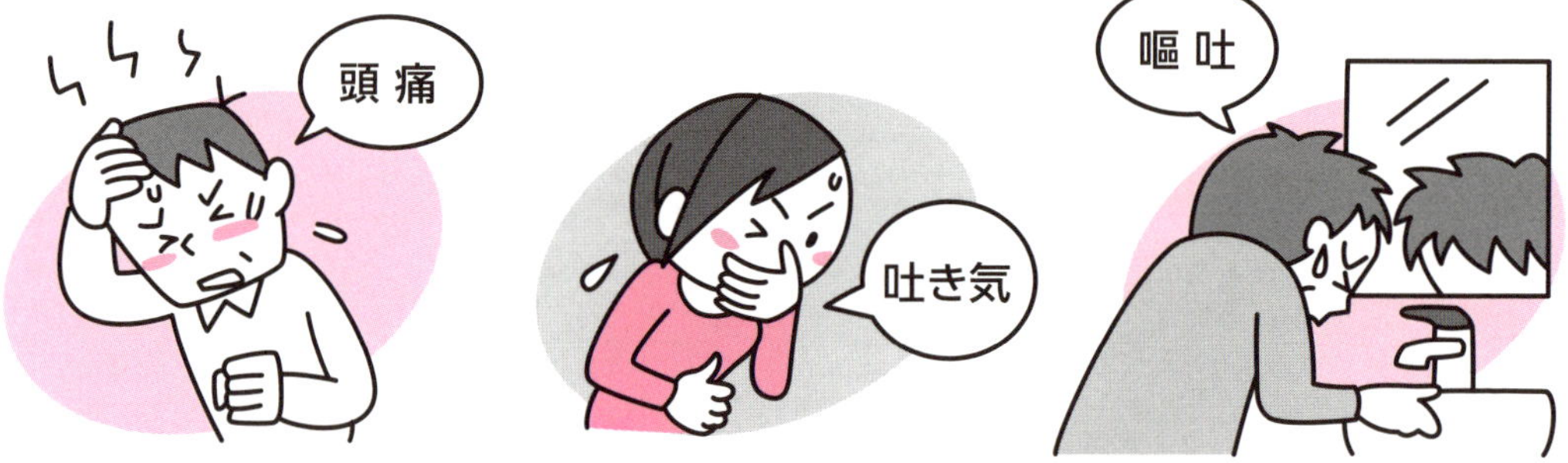

……………重症になると意識障害も……………

全身に現れる様々な合併症は、透析前から始まっている!?

透析は失われた腎機能を補う治療法ですが、健康な腎臓と同じ働きに戻せるわけではありません。そのため、長期間透析を行っていると、全身に様々な合併症が起こってくる可能性があります。

ただ、多くの合併症は、腎機能低下と過剰な安静、運動不足が主な原因のため、透析になる前からすでに始まっていると考えられます。透析導入でそれらがさらに進行し、症状となって現れてくるのです。合併症を予防するためには、できるだけ早い段階で、薬物療法や食事療法とともに、運動療法を開始することが重要です。

透析導入患者に起きやすい合併症

高血圧 塩分貯留	→	脳卒中 心筋梗塞 不整脈
ビタミンD活性化不足 リン排泄障害	→	骨がもろくなる 血管の石灰化
造血ホルモン低下	→	貧血（腎性貧血）
β2ミクログロブリン蓄積	→	透析アミロイドーシス （骨や関節の痛み）
栄養不良 身体活動量の低下 筋力、筋肉量の低下 身体能力の低下	→	サルコペニア フレイル

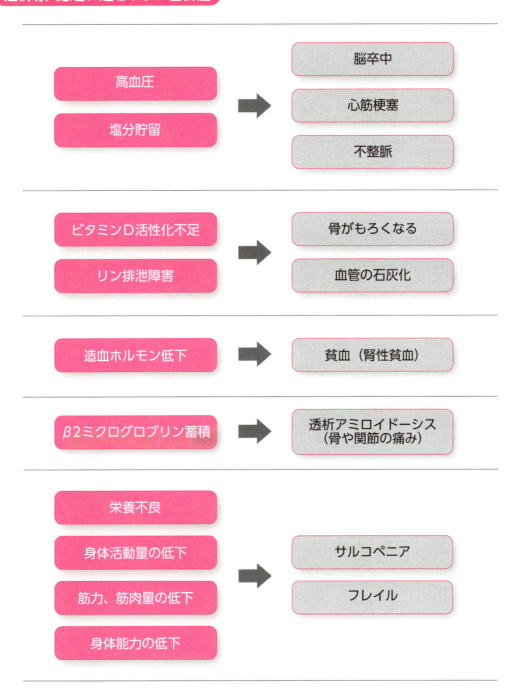

糖尿病の有無で予後が大きく変わる

慢性腎臓病（CKD）の発症・進行に深くかかわる糖尿病

糖尿病は、慢性腎臓病（CKD）の悪化を促進する大きな危険因子の1つです。

高血糖の状態が長く続くと、その影響で全身の血管が傷ついていきます。腎臓では糸球体の毛細血管が障害され、腎機能の低下をきたし、最終的には透析が必要となり末期腎不全に至ります。現在、糖尿病性腎症は、透析導入の原因第1位であり、今なお増え続けています。

糖尿病性腎症の病期分類

病期	尿アルブミン値（mg/gCr） あるいは 尿たんぱく値（g/gCr）	GFR（eGFR） （mL/分/1.73㎡）
第1期 （腎症前期）	正常アルブミン尿（30未満）	30以上
第2期 （早期腎症期）	微量アルブミン尿 （30〜299）	30以上
第3期 （顕性腎症期）	顕性アルブミン尿 （300以上） あるいは 持続性たんぱく尿（0.5以上）	30以上
第4期 （腎不全期）	問わない	30未満
第5期 （透析療法期）	透析療法中	

※糖尿病性腎症病期分類2014：厚生労働省科学研究費腎疾患対策事業「糖尿病性腎症の病態解明と新規治療法確立のための評価法の開発」における研究成果を参考として作成（糖尿病性腎症合同委員会）

糖尿病は心・脳血管疾患の発症を高める

さらに、糖尿病は心・脳血管疾患のリスクを高めることもわかっています。糖尿病性腎症では、早期から心・脳血管疾患を合併することが多く、透析導入後の生命予後も5年生存率が約50％と極めて不良です。

腎症の発症・進行を食い止めるためには、血糖管理と血圧管理が重要な課題となります。必要に応じて適切な薬物療法を行うと同時に、食事療法と生活改善に努めましょう。また、運動療法には、糖尿病にともなう肥満や高血圧、脂質異常症、インスリン抵抗性などの改善効果もあり、糖尿病の合併症予防につながります。

糖尿病性腎症を発症・悪化させないために

血糖管理　目標値：HbA1c 6.5％ 未満

血圧管理　目標値：130/80mmHg 未満　※尿たんぱくが1g/日以上の場合は125/75mmHg未満

治療の基本　生活習慣の改善

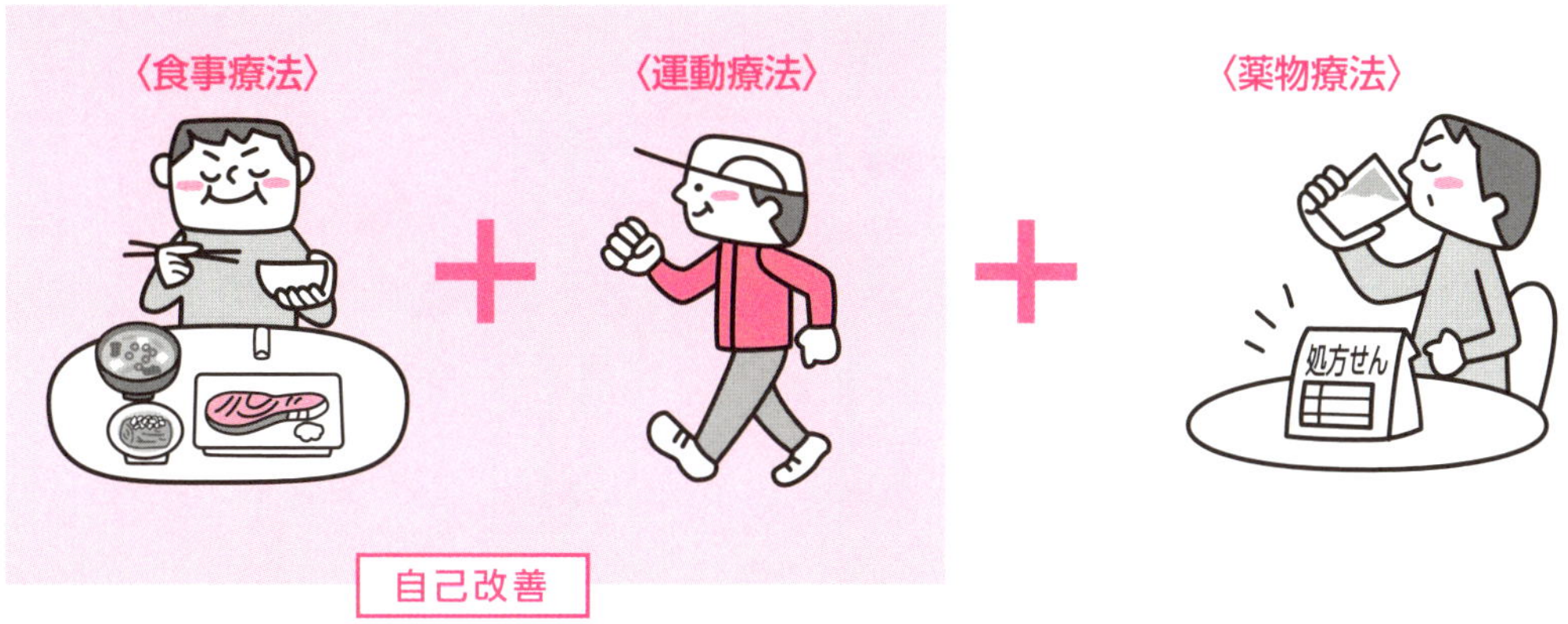
〈食事療法〉
〈運動療法〉
〈薬物療法〉
処方せん
自己改善

話題の腎臓リハビリテーション

従来の治療に運動療法を加えた包括的リハビリテーション

かつては腎臓病といえば、薬物療法と安静にすることが治療の基本とされてきました。しかし近年、運動が腎機能の維持・改善、透析への移行抑制、さらには生命予後の改善にも役立つことがわかり、運動療法への期待が高まっています。

そこで、従来から慢性腎臓病（CKD）の治療に不可欠とされてきた薬物療法や食事療法などに運動療法を加え、包括的なリハビリテーションとして生まれたのが「腎臓リハビリテーション」です。

腎臓リハビリテーションとは？

腎臓リハビリテーションとは、慢性腎臓病（CKD）の患者さんに対して、腎疾患の進行抑制、透析導入までの期間延長、患者さんの生活の質（QOL）や生命予後の改善などを目的に、運動療法をはじめ、食事療法、水分管理、薬物療法、教育、精神的ケアなどを包括的に行うプログラムをいいます。

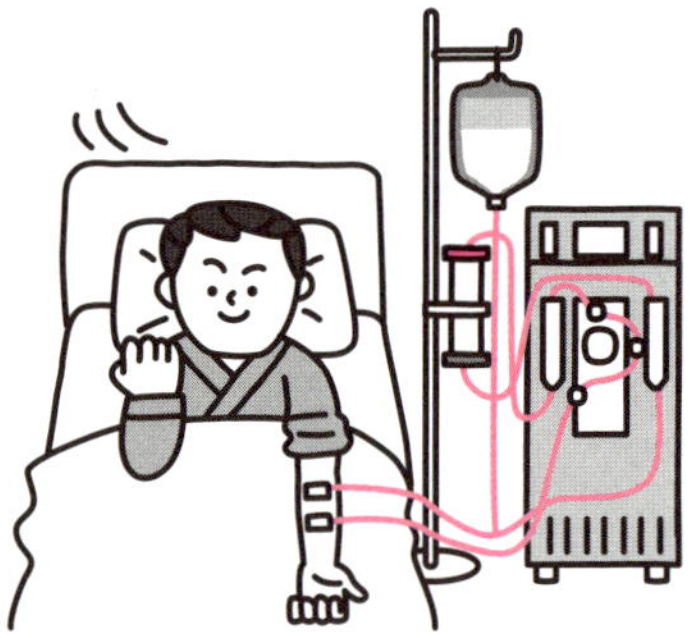

どのような患者さんが対象になるの？

腎臓リハビリテーションの対象となるのは、保存期慢性腎臓病（CKD）の患者さんと、すでに透析を導入されている患者です。

慢性腎臓病（CKD）の患者さんのなかには、心不全や心筋梗塞、脳卒中、慢性閉塞性肺疾患（COPD）、末梢動脈疾患、下肢切断などを合併している患者さんも少なくありませんが、そのような患者さんも対象となります。

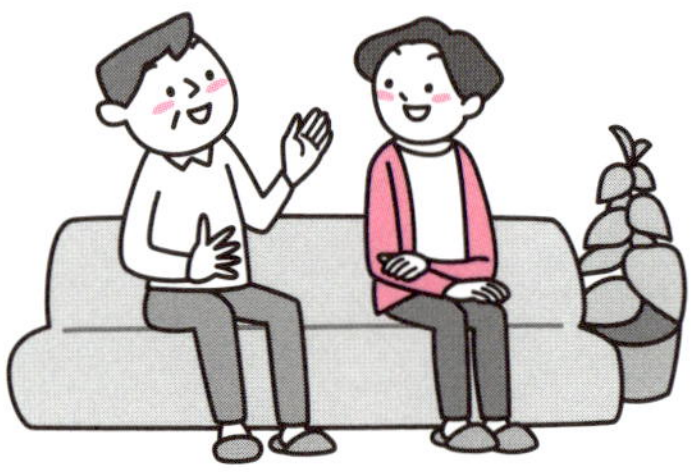

病気はもちろん、生活機能や運動機能をトータルでケア

腎臓リハビリテーションでは、専門医の指示に基づいた運動療法が中核的な役割を果たします。

運動療法は、体力や筋力を改善するだけでなく、たんぱく質の分解抑制、生活の質（ＱＯＬ）の改善などをもたらすことがわかっています。

積極的に運動療法を取り入れることによって、病気そのものはもちろん、患者さんの生活機能や運動機能などを包括的にケアしていくのが、腎臓リハビリテーションの特徴です。

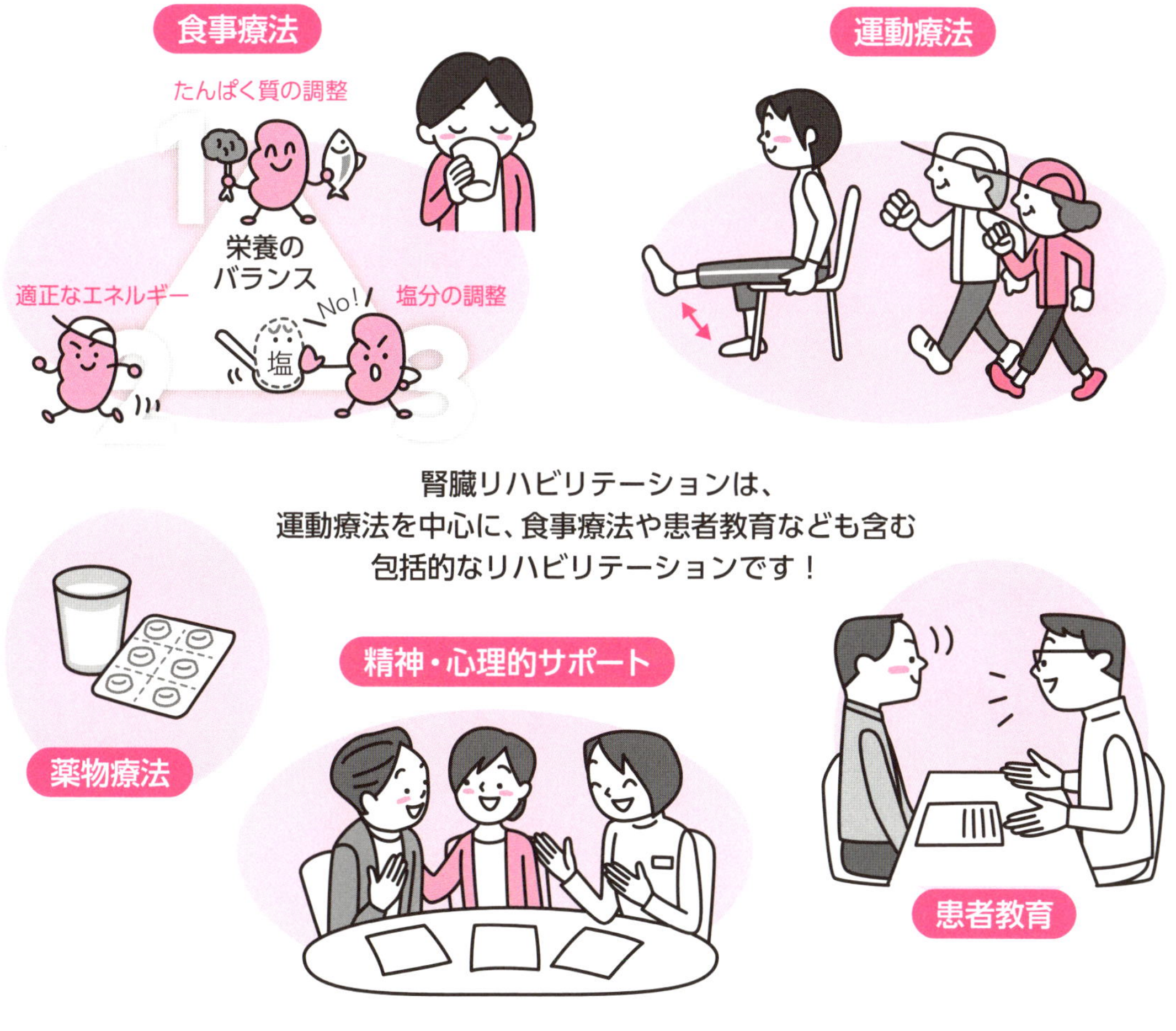
食事療法
たんぱく質の調整
栄養のバランス
適正なエネルギー
塩分の調整
No!
塩
運動療法
腎臓リハビリテーションは、
運動療法を中心に、食事療法や患者教育なども含む
包括的なリハビリテーションです！
薬物療法
精神・心理的サポート
患者教育

運動処方とは？

運動療法を安全かつ効果的に行うために

慢性腎臓病（CKD）の患者さんは、心臓病や高血圧、糖尿病などを合併していることが多いです。合併している病気や症状によっては、運動制限が必要な場合や、運動が禁忌になることもあります。患者さんが運動療法を安全かつ効果的に実施するためには、メディカルチェックのもと、患者さんの状態を十分に把握したうえで、適切な運動内容を決めなくてはなりません。

運動処方とは、その人の状態と目的に沿って、最適な運動の種類、運動強度、継続時間や頻度などを示したものをいいます。

運動処方の主な内容

運動の種類	どんな種類の運動がよいか
運動強度	どれくらいの強さで運動するのか
継続時間	何分間続けるのか
実施頻度	週何回行うのか

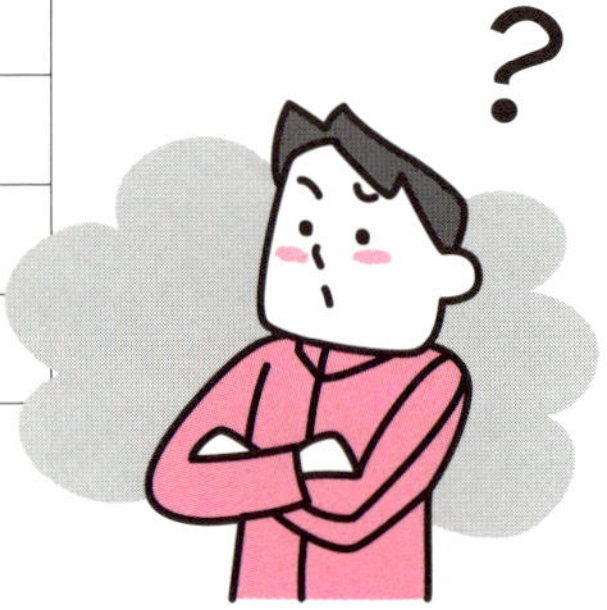

［ 保存期慢性腎臓病（CKD）治療のための運動処方 ］

運動の種類

慢性腎臓病（CKD）の患者さんにお勧めなのは「有酸素運動」と「レジスタンス運動」です。２つの運動を組み合わせて行うと効果的です。身体能力や体力が低下している人では、バランストレーニングなどと組み合わせたプログラムをつくります。

運動強度

　安全に運動を行うためには、運動強度の管理が重要です。強度が強過ぎると心臓に負荷がかかり、息が上がって運動を続けることができないばかりか、突然死のリスクが高まります。逆に、強度が弱過ぎると効果が得られません。

　慢性腎臓病（ＣＫＤ）の運動療法では、運動開始時の運動強度を軽度から中等度とし、その人の能力に応じて徐々に強度を修正していきます。

継続時間・実施頻度

　有酸素運動は、３～５分程度の短い時間から開始して、最終的には20～60分を目標にするとよいでしょう。頻度は週３～５回を目安に行います。

　レジスタンス運動は、１セット10～15回、１日１～３セットの運動を、週２～３回を目安に行います。


〈運動処方の例〉

	有酸素運動	レジスタンス運動
運動の種類	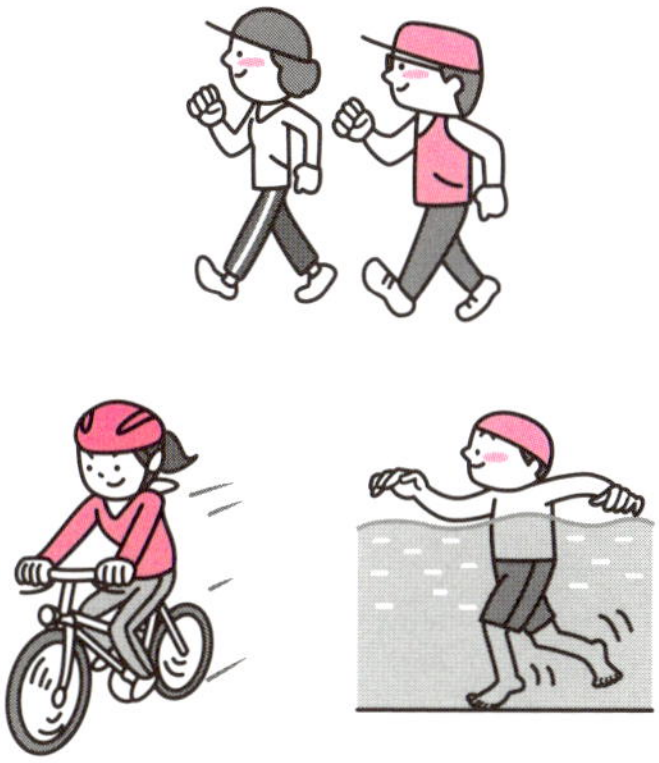	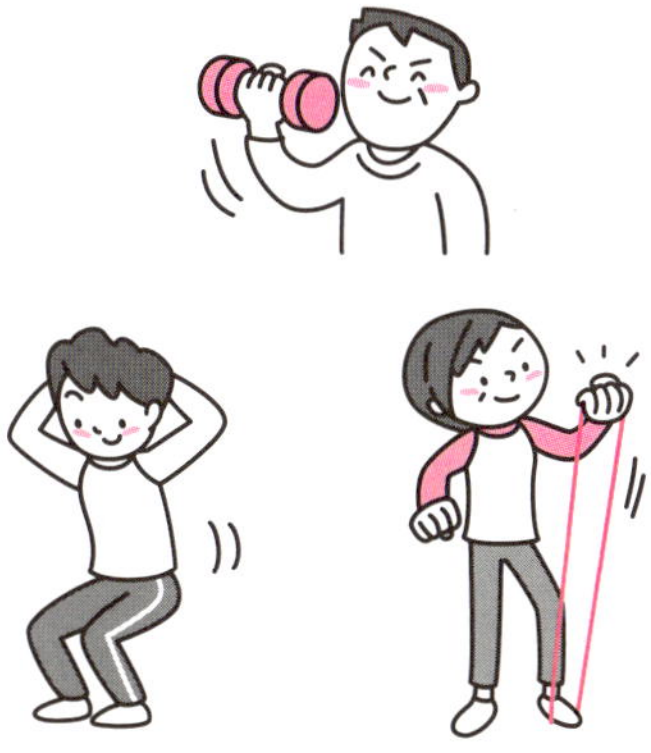
運動強度	軽度～中程度	
継続時間	20～60分	1セット10～15回を1～3セット
実施頻度	週3～5回	週2～3回

3章 やってみよう！運動療法（CKD、透析者＆糖尿病）

運動をはじめる前に

ステージや症状に応じて運動を選ぼう

慢性腎臓病（CKD）の患者さんが運動療法を行うときは、病気のステージや合併症の有無、今ある症状などに応じたやり方を考える必要があります。

本章では、「保存期慢性腎臓病（CKD）患者」、「透析導入患者」、「糖尿病改善」の3つに大きく分けて、運動プログラムを紹介していますが、これはあくまでも目安です。例えば保存期の患者さんが、保存期のプログラムをきついと感

本章で紹介する運動プログラムの特徴

● 保存期慢性腎臓病（CKD）患者のための運動プログラム

ステージG１～G３の患者さん向けに、やや軽め（初級）～中等度（一般）の運動を中心に紹介しています。

● 透析導入患者のための運動プログラム

ステージG４～G５の患者さんや透析療法を受けている患者さん向けに、軽めの運動や透析中にも行える運動を中心に紹介しています。

● 糖尿病を改善させる運動プログラム

糖尿病のある患者さん向けに、血糖値の改善や肥満の予防・改善に有効な運動を中心に紹介しています。

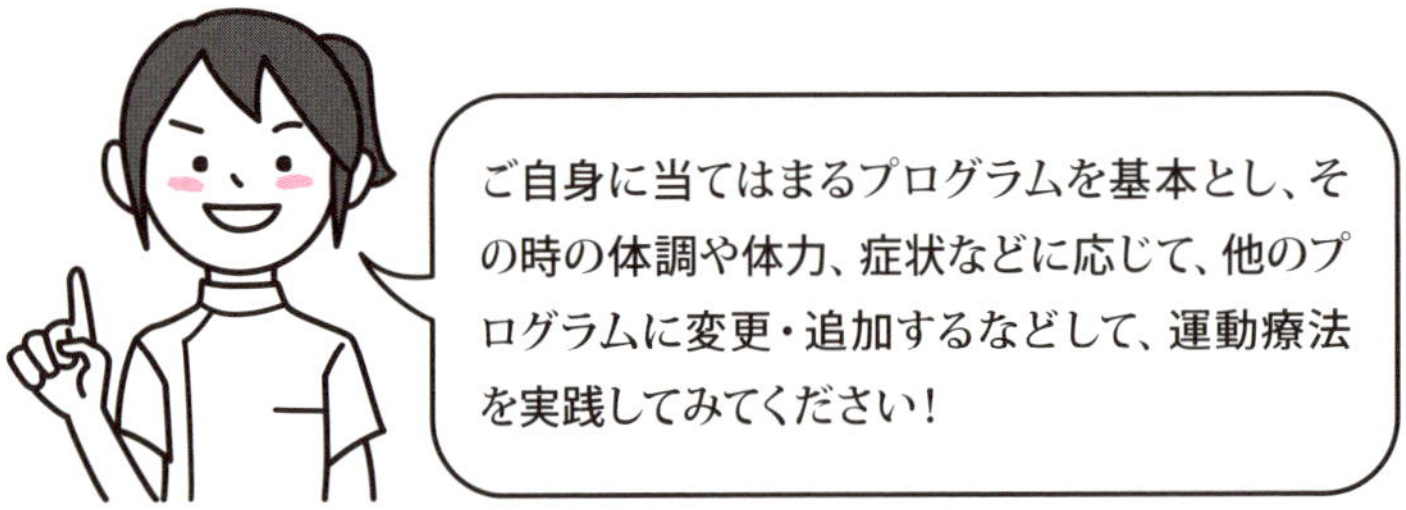
ご自身に当てはまるプログラムを基本とし、その時の体調や体力、症状などに応じて、他のプログラムに変更・追加するなどして、運動療法を実践してみてください！

じる場合は、透析導入患者向けのプログラムから始めてみるなど、ご自身の体力や症状に応じてプログラムを実践してみてください。

まずは「ウォーキング」で体力の回復を図る

慢性腎臓病（CKD）の患者さんにお勧めの運動は、「有酸素運動」と「レジスタンス運動」です。

有酸素運動としては、誰もが簡単に行える「ウォーキング」をベースにするとよいでしょう。とくに、これまであまり運動をしてこなかった人や運動に慣れていない人は、軽めのウォーキングや速足歩きから始め、体力が回復してから、適度なレジスタンス運動に取り組みましょう。

有酸素運動は「ウォーキング」をベースに

● おすすめウォーキング

1㎞を**15〜20分**が目安

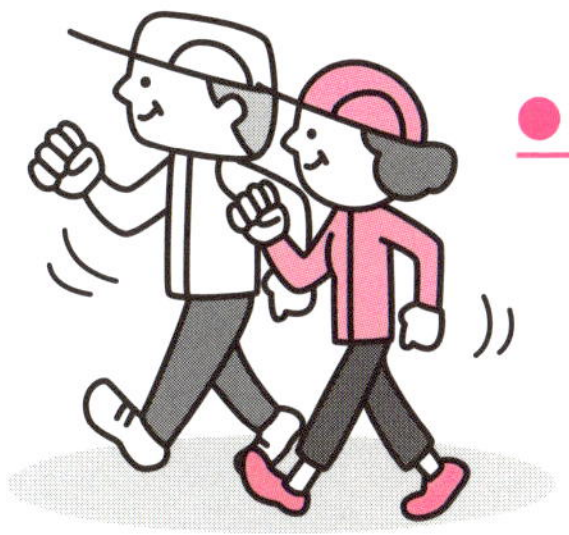

● 筋力・心肺機能アップをめざすならば…

1㎞を**10〜15分**が目安

正しい歩き方

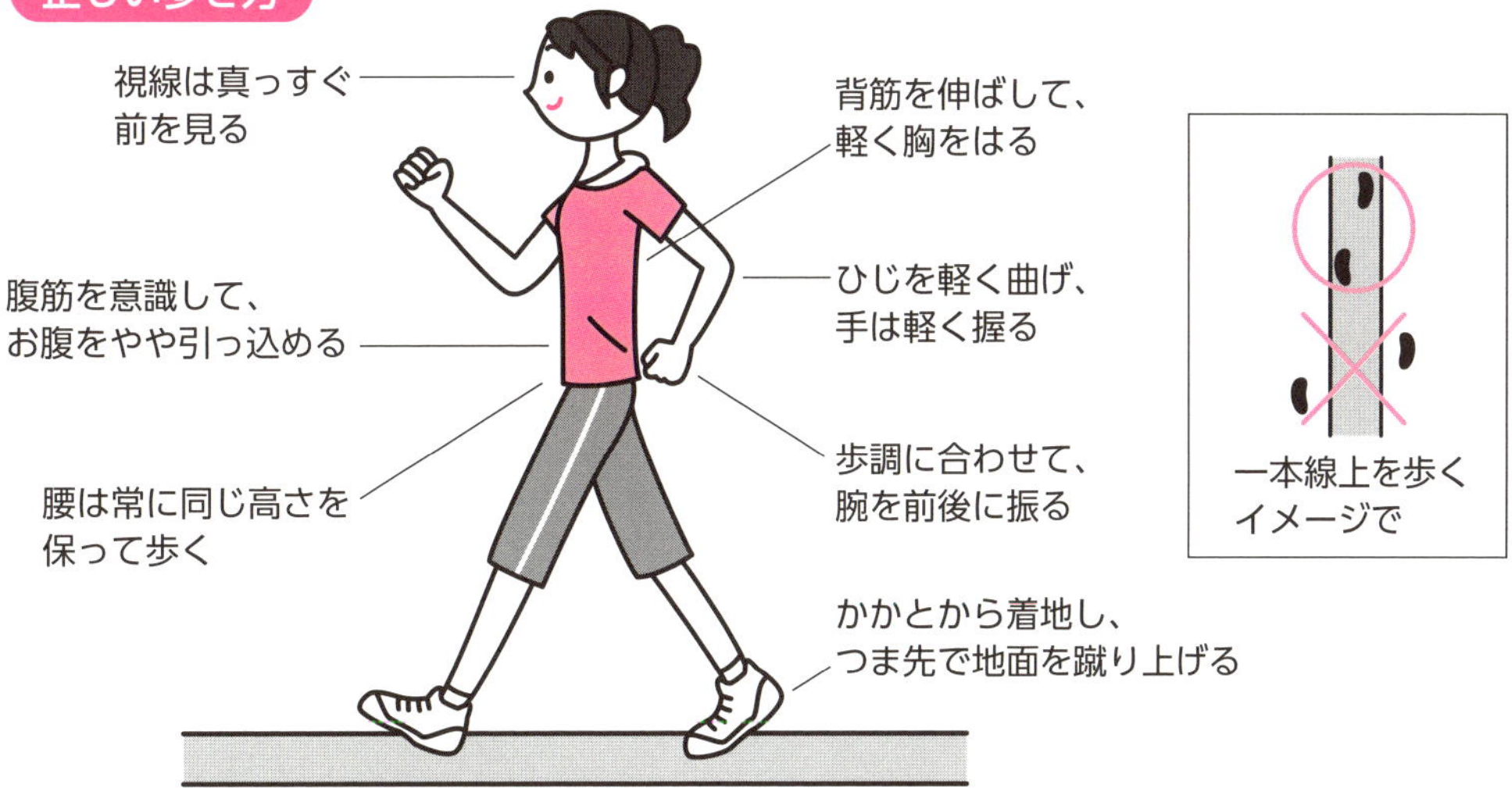
視線は真っすぐ前を見る
背筋を伸ばして、軽く胸をはる
腹筋を意識して、お腹をやや引っ込める
ひじを軽く曲げ、手は軽く握る
腰は常に同じ高さを保って歩く
歩調に合わせて、腕を前後に振る
かかとから着地し、つま先で地面を蹴り上げる
一本線上を歩くイメージで

心血管疾患（CVD）、末梢動脈疾患（PAD）を伴う患者さんの運動上の注意点

心血管疾患（CVD）、末梢動脈疾患（PAD）とは？

慢性腎臓病（CKD）では、腎機能の低下とともに全身の血管で動脈硬化が進みやすくなります。そのため、心血管疾患（CVD）や末梢動脈疾患（PAD）を合併している患者さんが少なくありません。

これらの疾患は、QOLの著しい低下につながるだけでなく、慢性腎臓病（CKD）の患者さんの生命予後を悪化させる大きな要因になります。

心血管疾患（CVD）

動脈硬化の進行によって血管の内腔が狭くなり、心臓や脳への血液の供給が不足する病気の総称。心臓に血液を供給する冠動脈が狭くなると狭心症や心筋梗塞を、脳の動脈が狭くなると脳卒中を引き起こす。

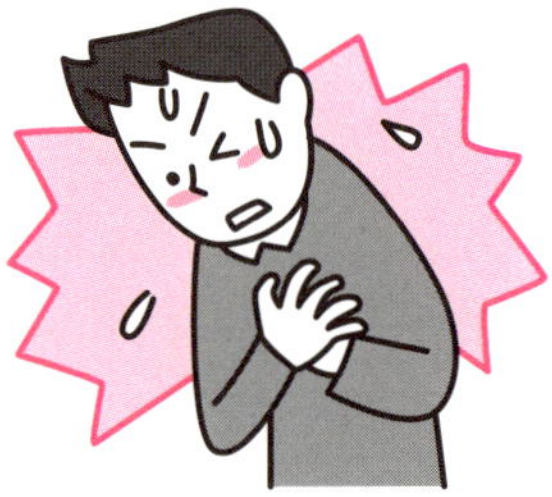

末梢動脈疾患（PAD）

手足などの末梢血管で動脈硬化が進み、血流が滞ることで起こる病気。多くは下肢で発症し、病気が進むと歩行が困難になり（間欠性跛行《はこう》）、さらに重症になると足先に壊疽《えそ》を生じて、下肢切断に至ることもある。

末梢動脈疾患（PAD）の代表的な症状

●「間欠性跛行」とは？

歩行時に現れて、安静時には消える脚の痛み。少し歩くと腰や下肢の痛みやしびれが増して歩けなくなり、その場でしゃがむなどしてしばらく休むと、また歩けるようになる。

まずは主治医に相談し、適切な運動処方を受けよう

心血管疾患（ＣＶＤ）や末梢動脈疾患（ＰＡＤ）を伴う場合も、できるだけ早期に適切な運動療法を始めることによって、病気の進行を食い止めたり、症状を軽減させることが可能になります。

心血管疾患（ＣＶＤ）や末梢動脈疾患（ＰＡＤ）を伴う患者さんが運動療法を行う場合は、まずは主治医に相談し、適切な運動処方を受けるようにしましょう。そして、以下の注意点を守り、運動処方を超えてがんばり過ぎないことが、運動を安全かつ効果的に長続きさせるコツです。

〈末梢動脈疾患（PAD）を伴う患者さんへの注意点〉

末梢動脈疾患（ＰＡＤ）によって、足に潰瘍や壊疽を生じている場合は、多くの運動療法が禁忌となります。とくに足部潰瘍で感染を合併している場合は、足関節を動かすことによって感染が広がってしまうため、関節可動域を拡大するような運動（P.78）には十分注意する必要があります。

〈心血管疾患（CVD）を伴う患者さんへの注意点〉

- 運動療法を始める前に主治医に相談し、運動処方を受ける
- 体調がよいと感じるときにのみ運動を行う
- 早朝の空腹時や食後すぐの運動は避ける
- 暑さ、寒さ、直射日光を避けて運動をする
- 通気性や吸湿性がよく、ゆとりのあるデザインの服、履き慣れた動きやすい靴など、適切な衣服と靴を着用する
- 自分の限界を把握し、決して無理をしない
- 自分に合った適切な運動を選ぶ
- 自覚症状（動悸、息切れ、胸痛、ふらつき、めまいなど）に注意する

〈こんなときは運動をやめて、医師に相談を〉

- 運動中に苦しくて、休んでも回復するのに５分以上かかる
- 運動中にふらついたり、意識がボーッとすることがある
- 運動中に息が切れて、普通の会話ができない
- 運動中に上半身（胸、腕、首、あご）に不快感を感じる
- 運動中または運動後に、骨または関節に不快感がある
- 疲労が１日中残り、運動の強度や時間を減らしても疲れが残る
- 普通に歩くだけでも息切れがする
- 疲労感があるのに眠れない

保存期慢性腎臓病（CKD）患者のための運動プログラム

保存期慢性腎臓病（CKD）患者では、運動療法が透析導入を抑制するという報告もあります。体調を見ながら、積極的に運動を行いましょう。

からだ伸ばし運動

～運動の前後に行うストレッチ～

肩の関節可動域回復体操

1セット10回を1セット
ゆっくり大きく

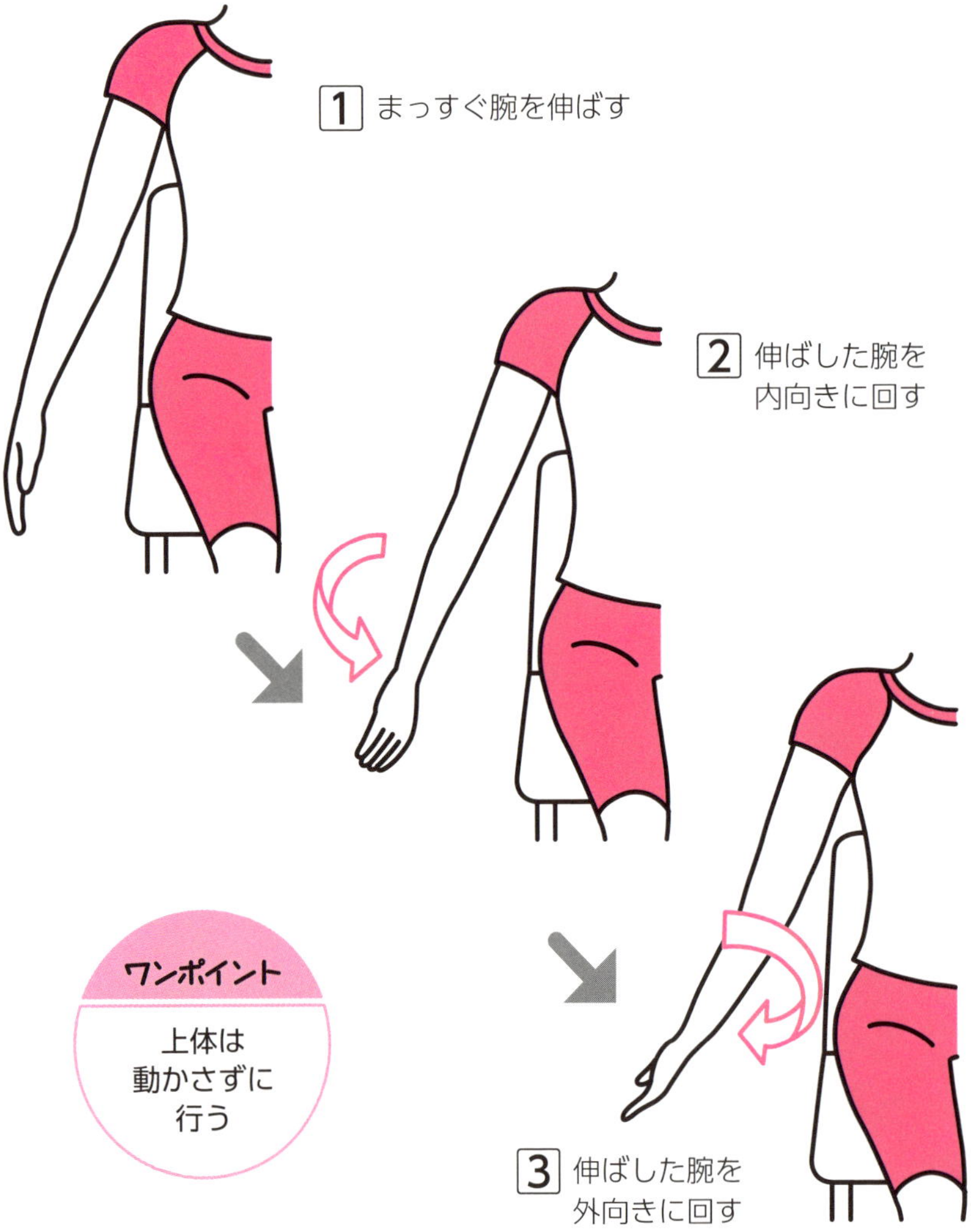

1 まっすぐ腕を伸ばす
2 伸ばした腕を内向きに回す
3 伸ばした腕を外向きに回す
ワンポイント
上体は動かさずに行う

※左右、同様に行う

股関節の関節可動域回復体操①

1セット10回を1セット
ゆっくり大きく

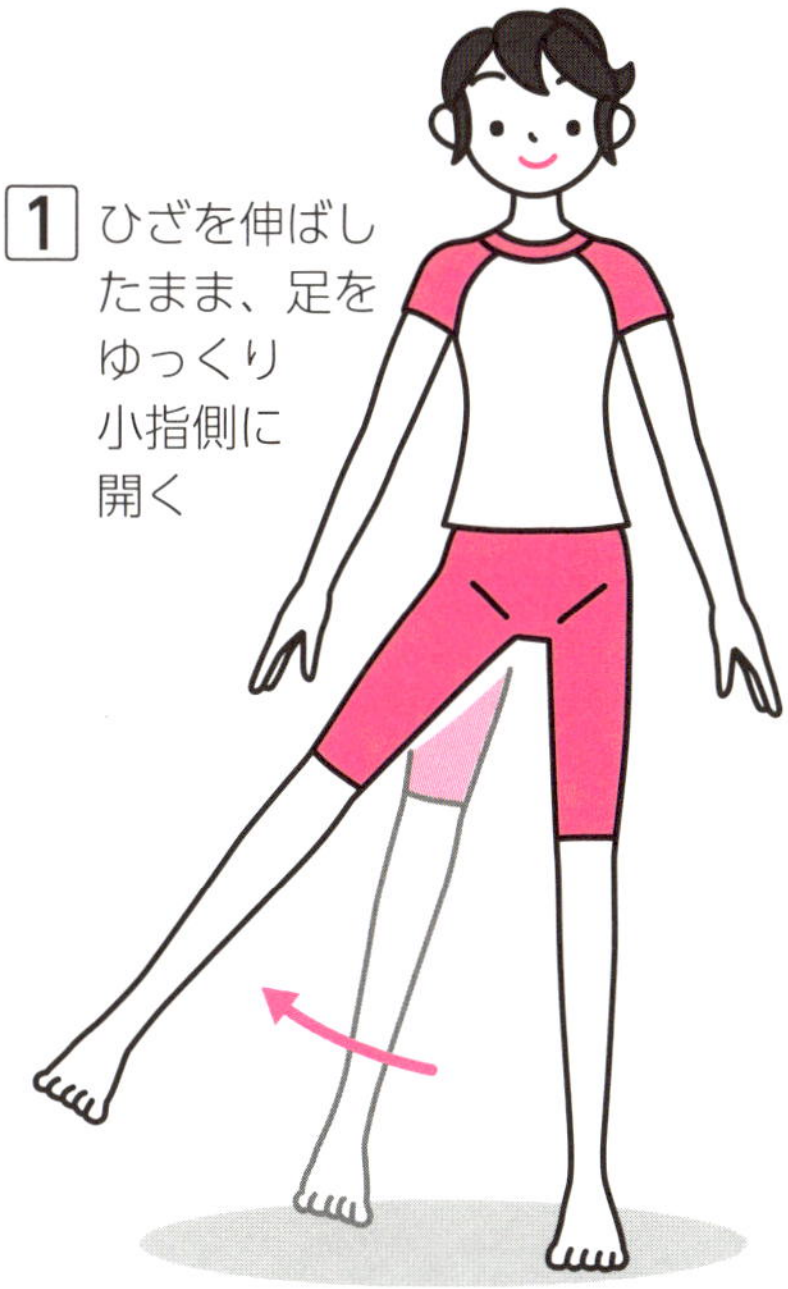

1 ひざを伸ばしたまま、足をゆっくり小指側に開く

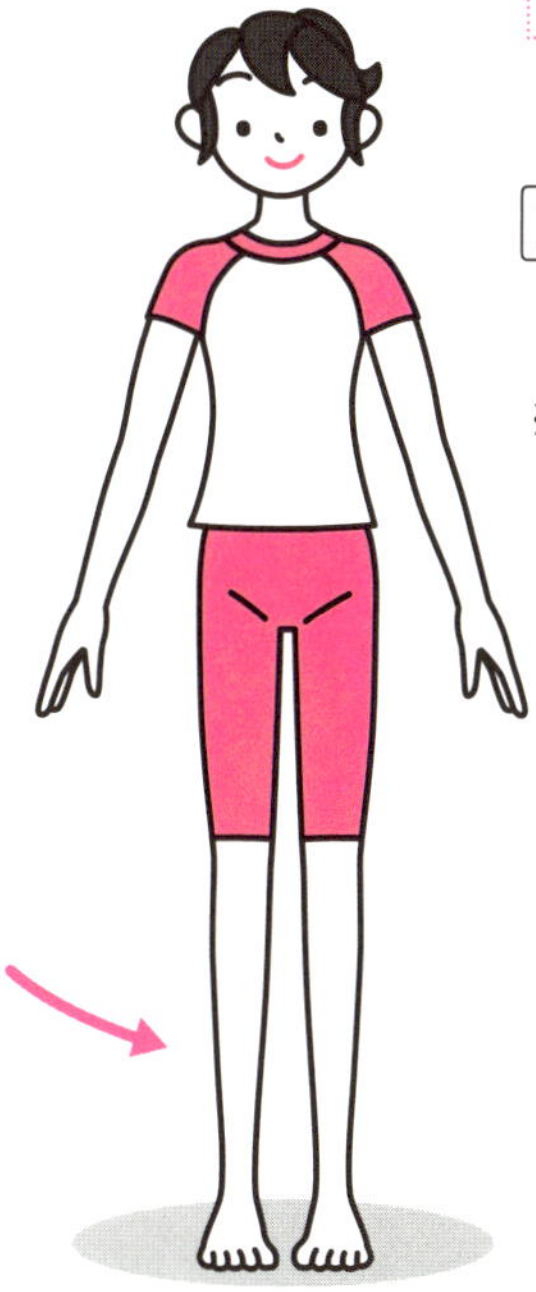

2 足を体軸に戻す

※左右、同様に行う

ワンポイント

椅子や手すりにつかまって行うとより安全

股関節の関節可動域回復体操②

1セット10回を
1セット
ゆっくり大きく

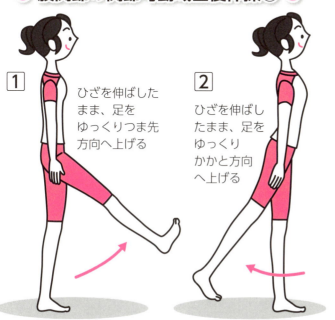

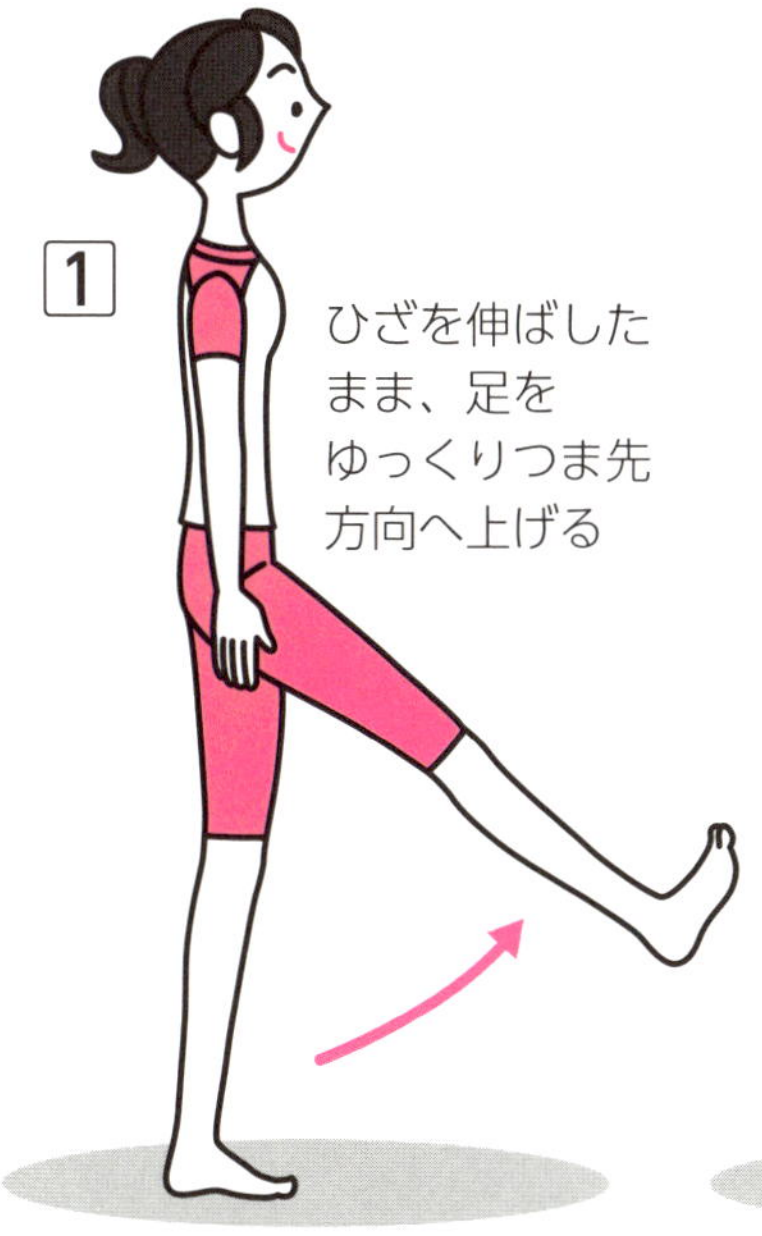

1 ひざを伸ばしたまま、足をゆっくりつま先方向へ上げる

2 ひざを伸ばしたまま、足をゆっくりかかと方向へ上げる

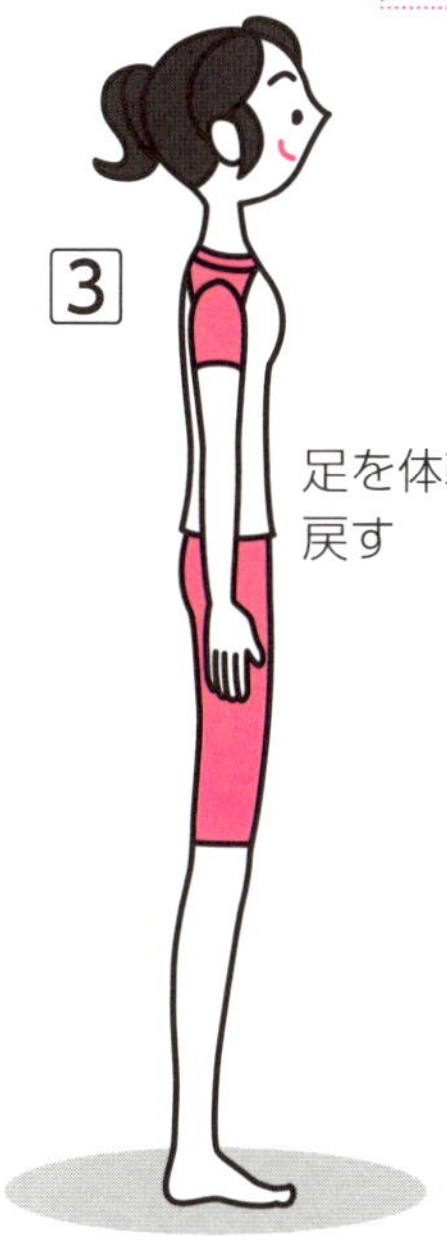

3 足を体軸に戻す

腕の運動

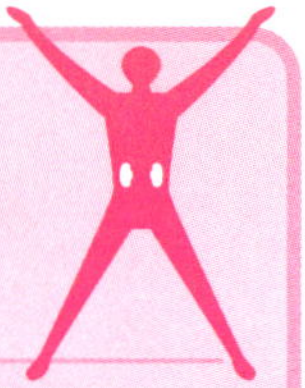

レジスタンス運動

～体を支えられる筋力をつける～

前腕のストレッチ（初級）

1セット3秒間保持5回を
1セット

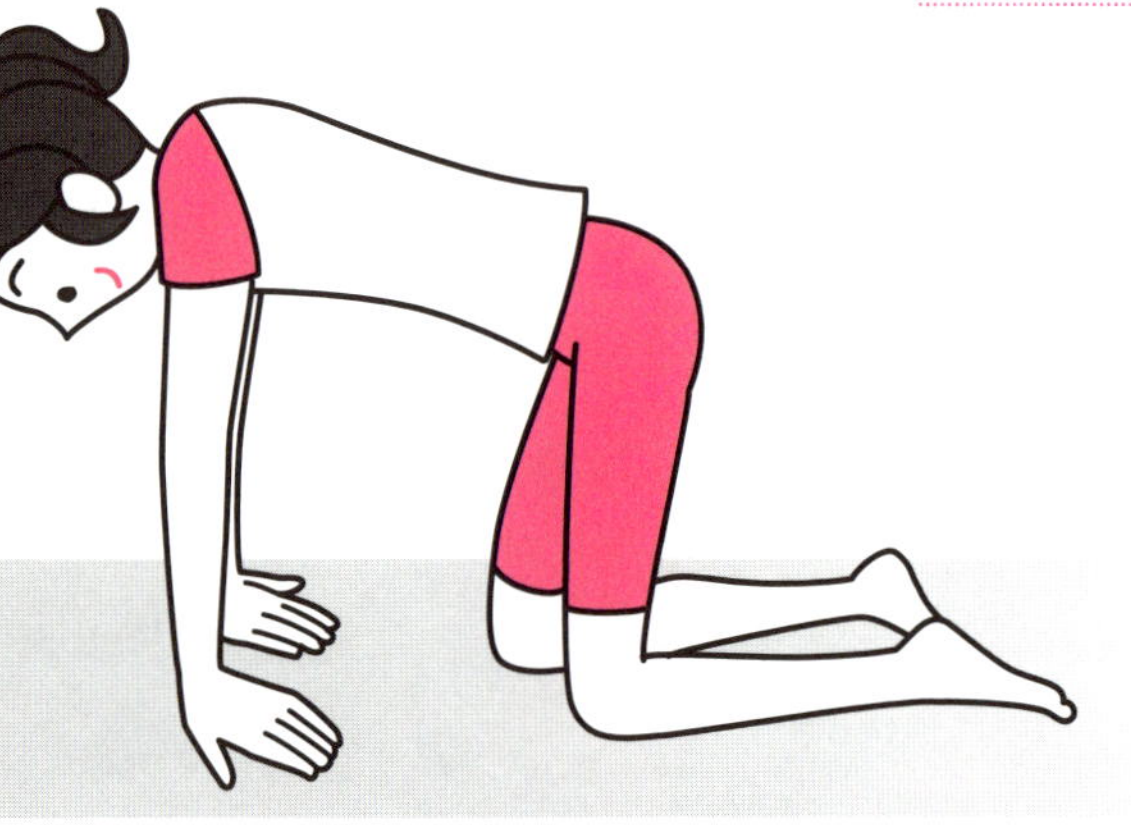

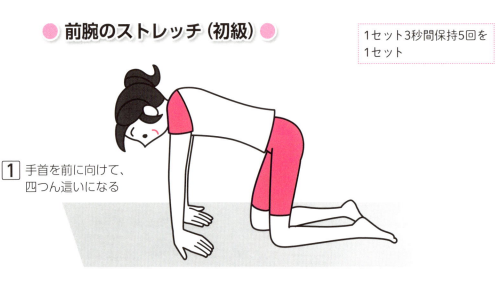

1 手首を前に向けて、
四つん這いになる

ワンポイント

前腕が伸びるのを
意識する

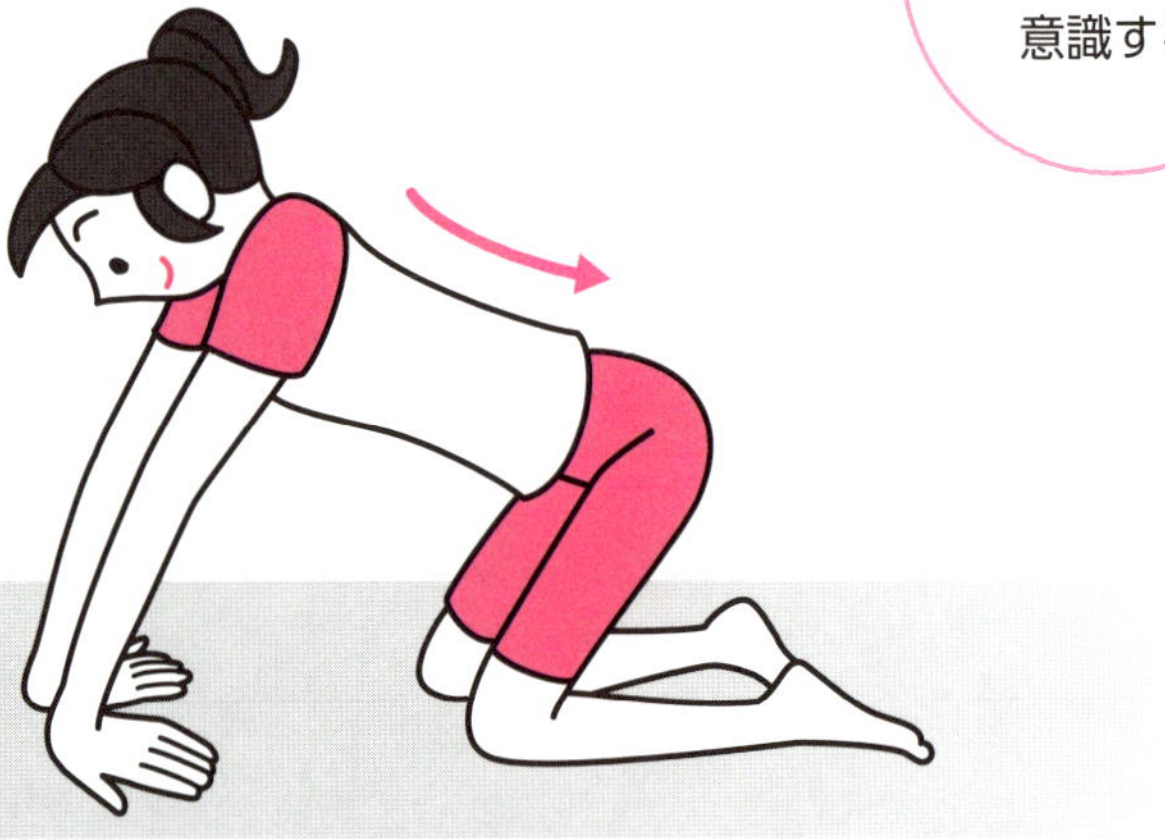

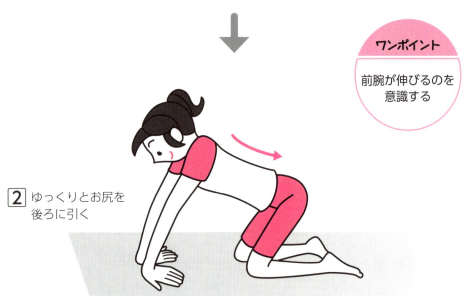

2 ゆっくりとお尻を
後ろに引く

保存期慢性腎臓病（CKD）患者
透析導入患者
糖尿病を改善させる

二の腕の運動（一般）

1セット10回を3セット

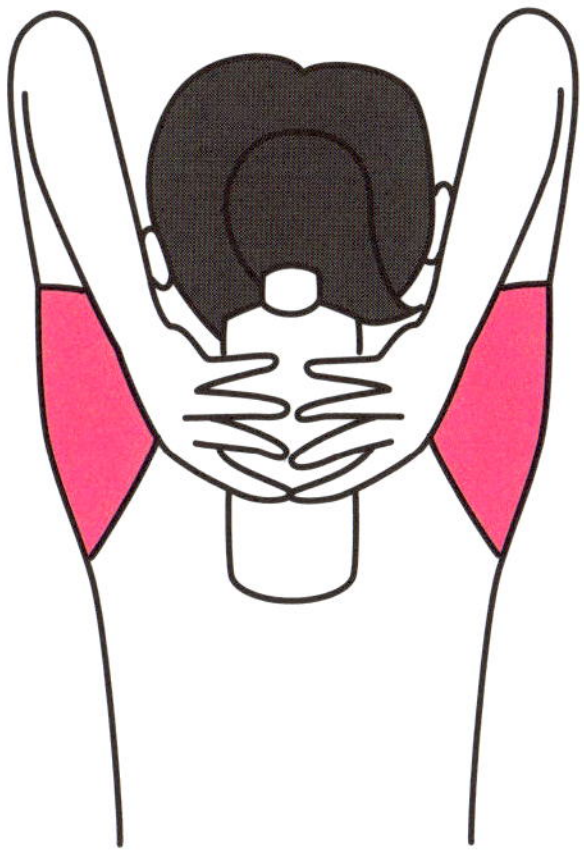

1 頭の後ろで手を組む

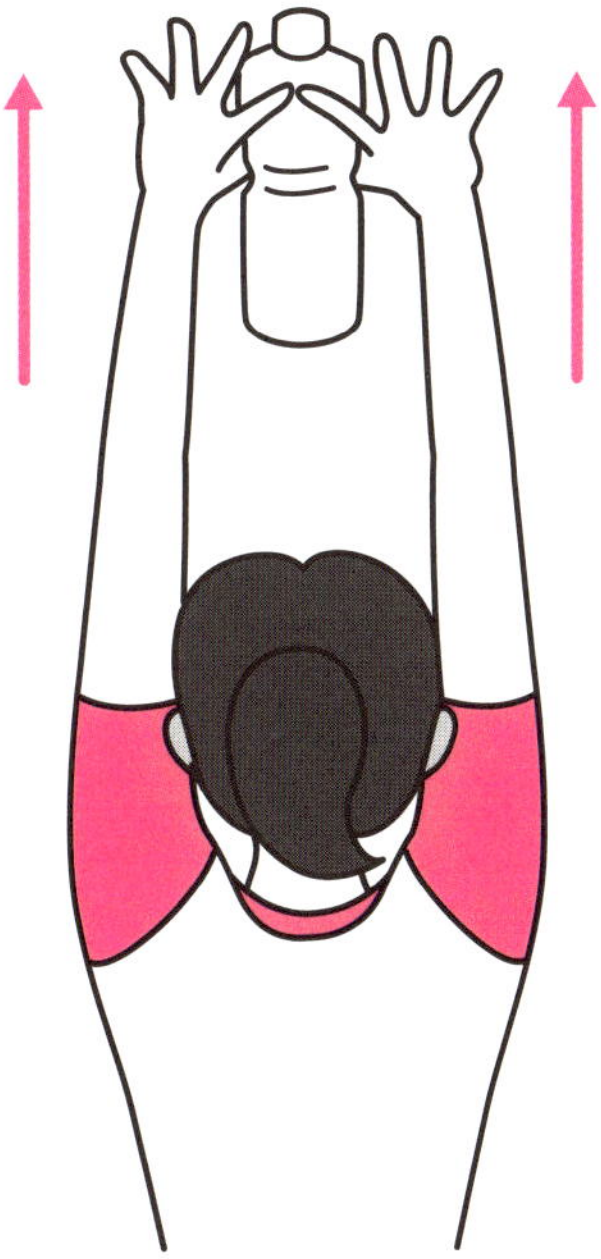

2 肘が外に張らないようにして、ゆっくりと肘を伸ばす

ワンポイント

運動中、肘の位置はなるべく動かさないようにする。慣れてきたら、ペットボトルなどを持って行うとより効果的

胸・肩甲骨の運動

レジスタンス運動

～四十肩、五十肩を予防～

肩甲骨の上げ下げ運動（初級）

1セット10回を3セット

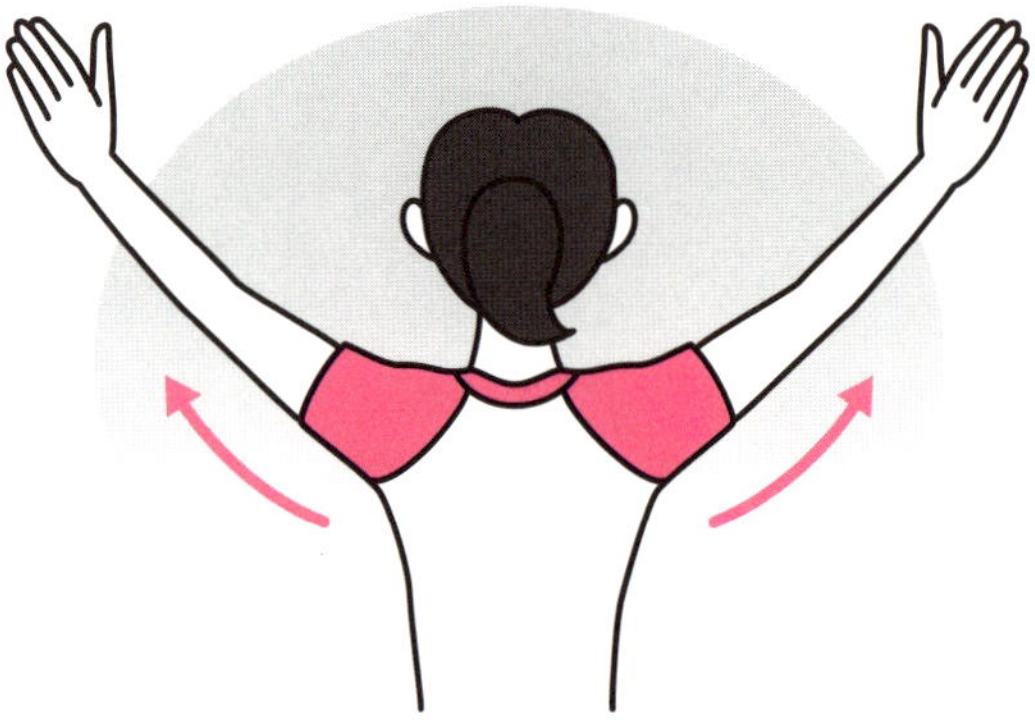

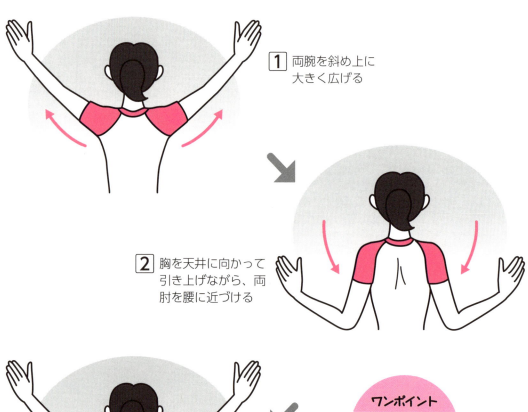

1 両腕を斜め上に大きく広げる

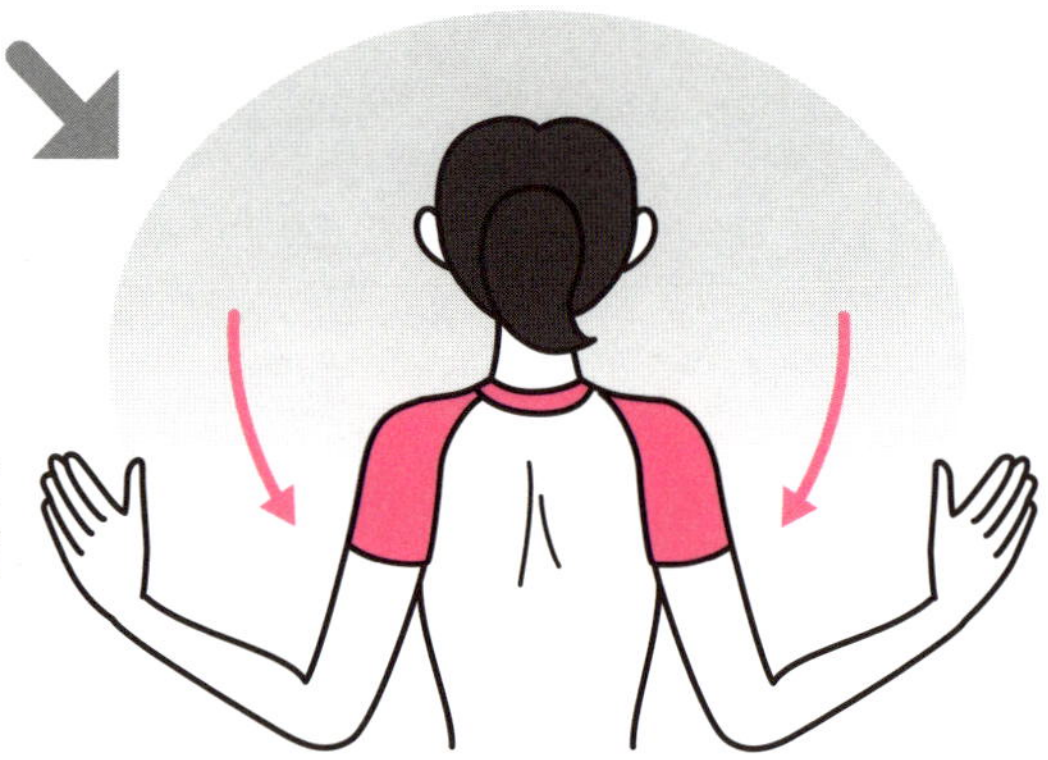

2 胸を天井に向かって引き上げながら、両肘を腰に近づける

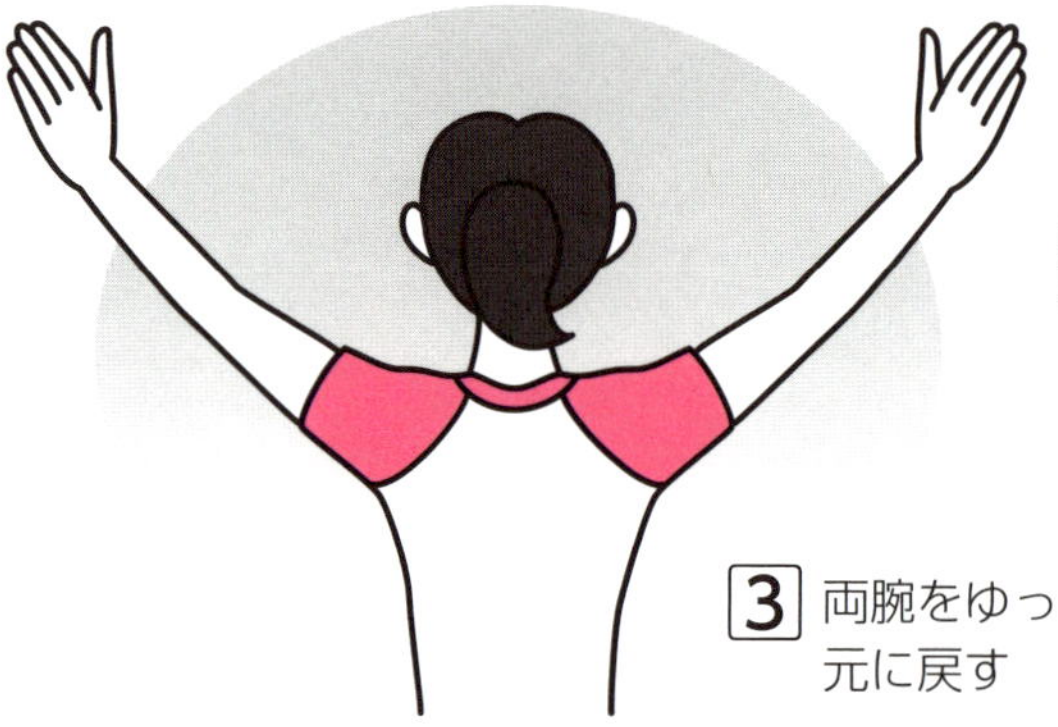

ワンポイント

肩甲骨を寄せるイメージで

3 両腕をゆっくり元に戻す

壁での腕立て伏せ（一般）

1セット10回を3セット

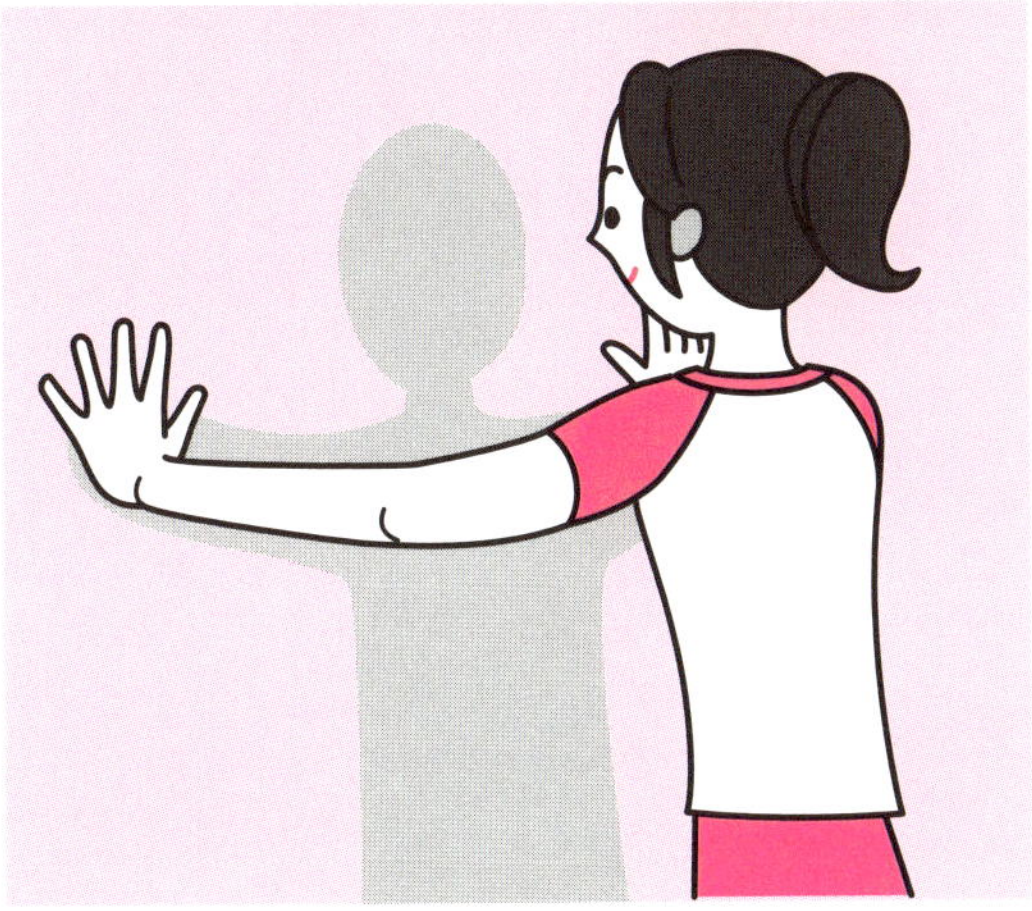

1 壁に向かって、
胸の高さで手をつける

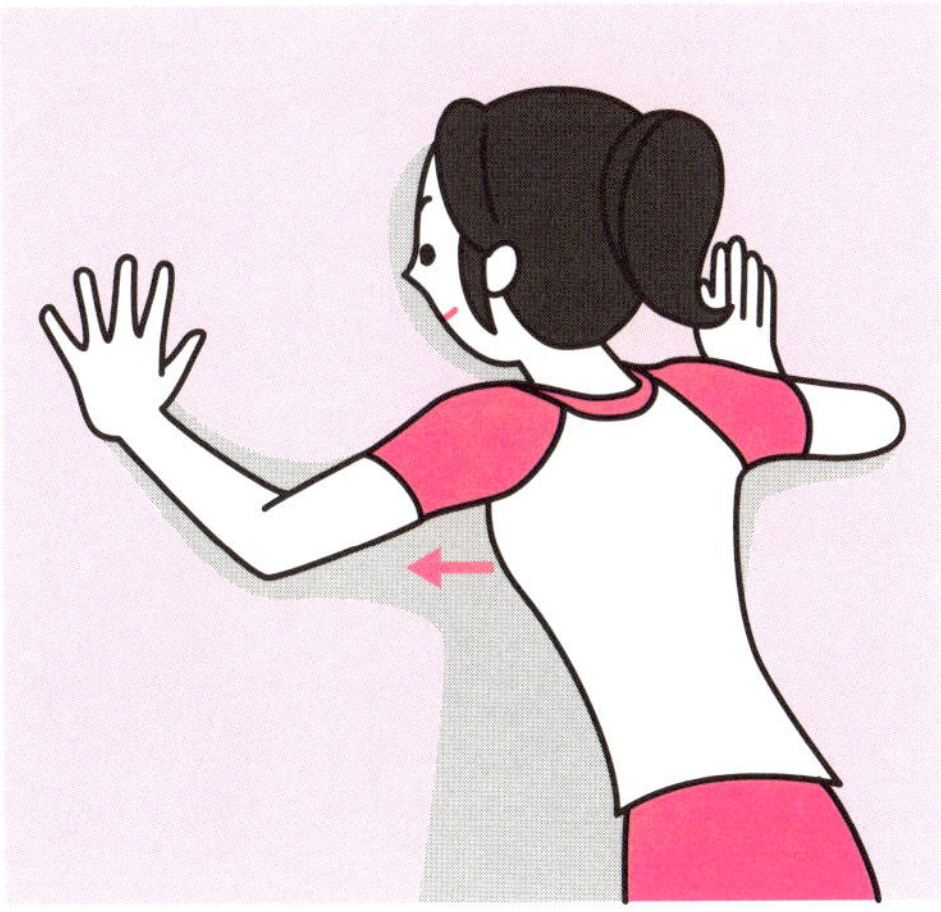

2 ゆっくりと胸を
壁に近づける

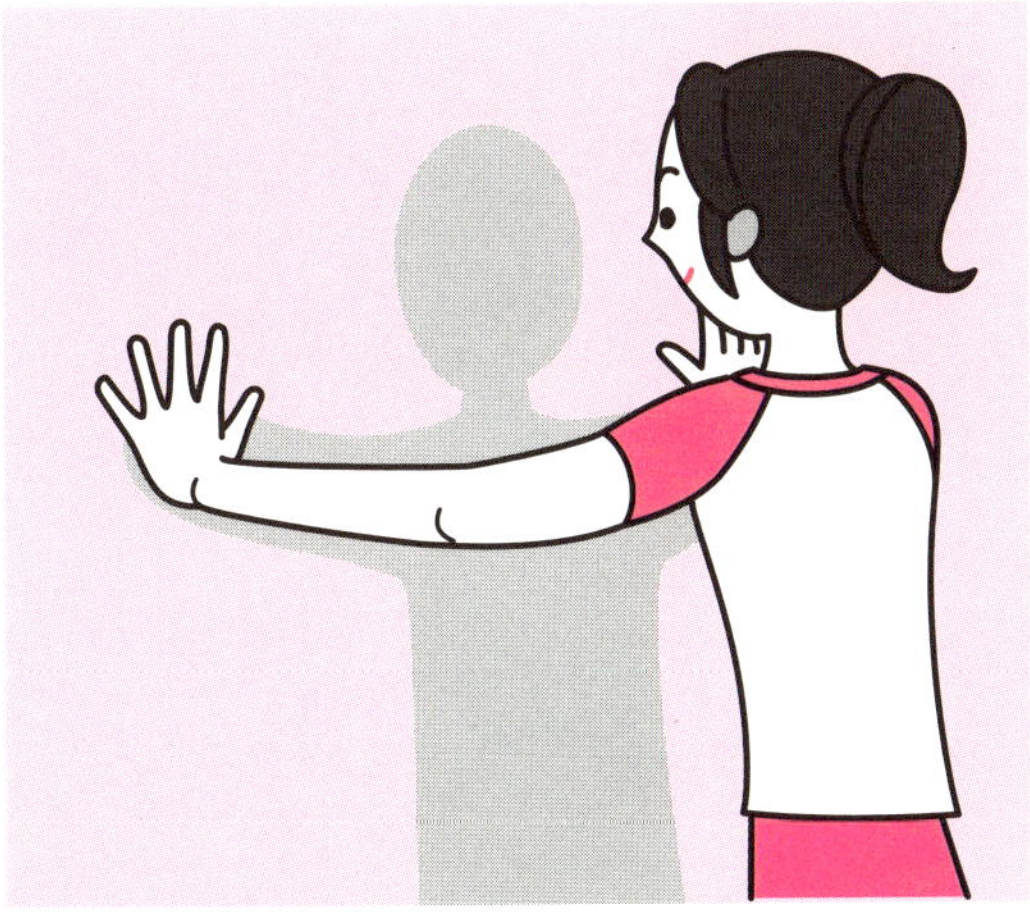

3 ゆっくりと
元に戻す

ワンポイント

息を止めない
ようにくり返す

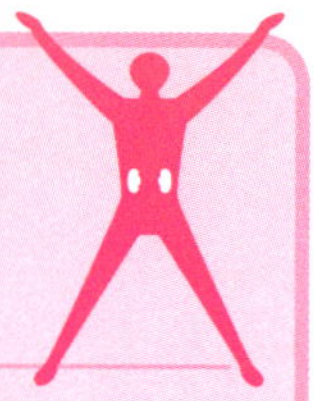

お腹の運動

レジスタンス運動

～すべての動きの中心を鍛える～

コブラのポーズ（初級）

1セット5秒間保持
3回を1セット

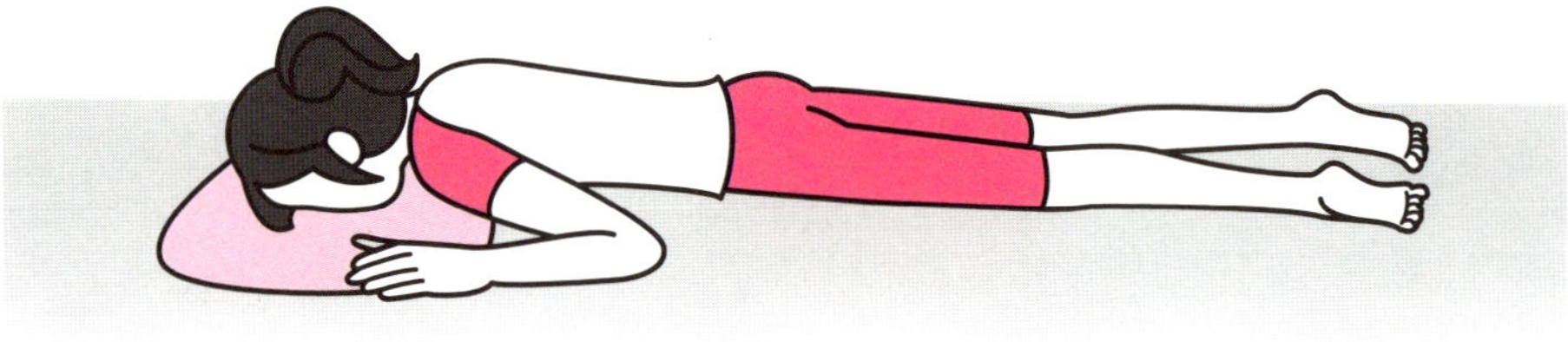

1 うつ伏せになり、お尻を締めて、手のひらを肩の近くに置く

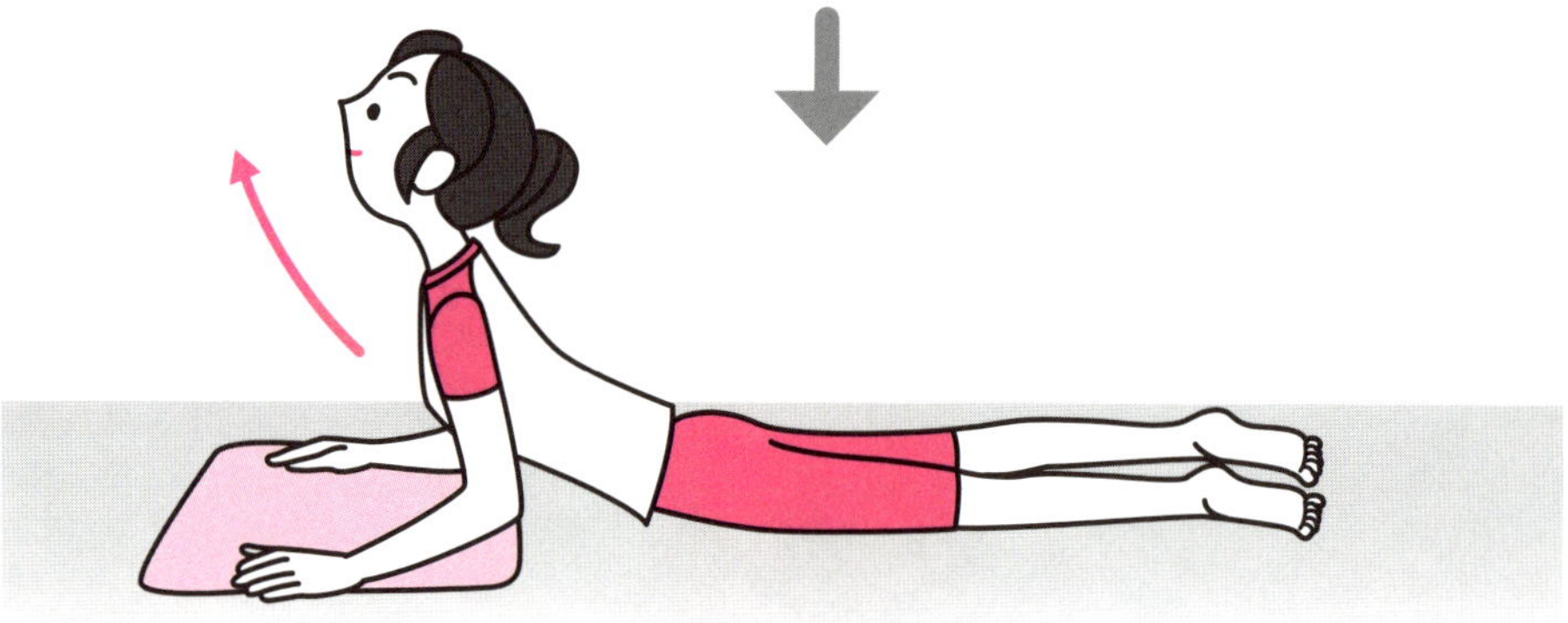

2 太ももの後ろが締まるのを感じながら、お腹を縦に伸ばすイメージで上体を斜め前に引き上げる

ワンポイント

腰だけを無理に反らすのではなく、お腹を縦に伸ばすイメージで

プリプリ体操（一般）

1セット10回を3セット

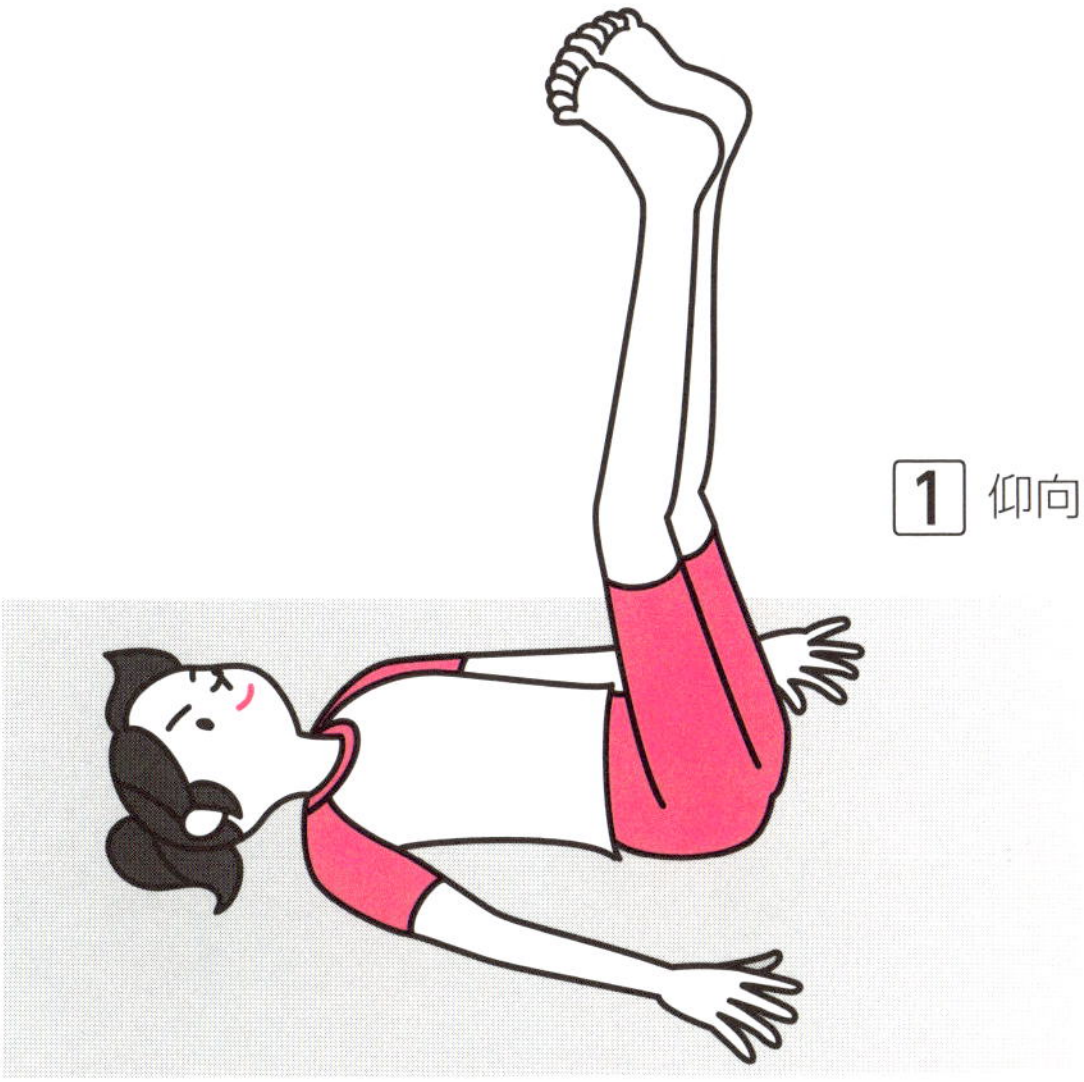

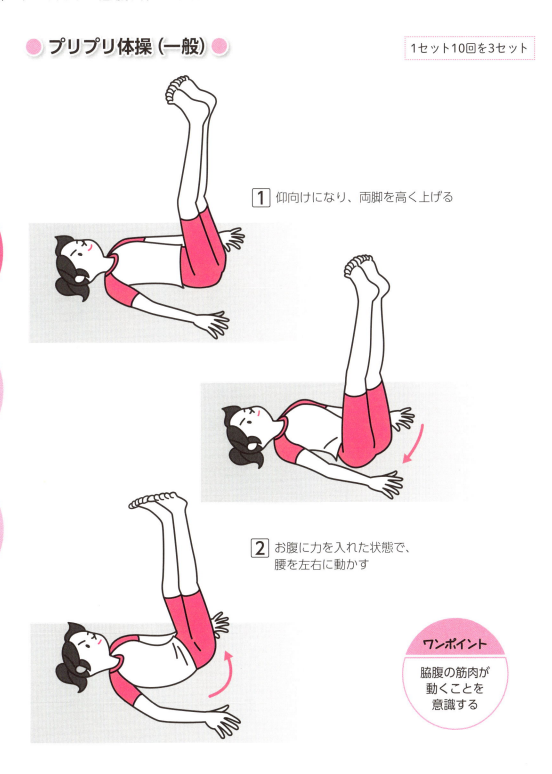

1 仰向けになり、両脚を高く上げる

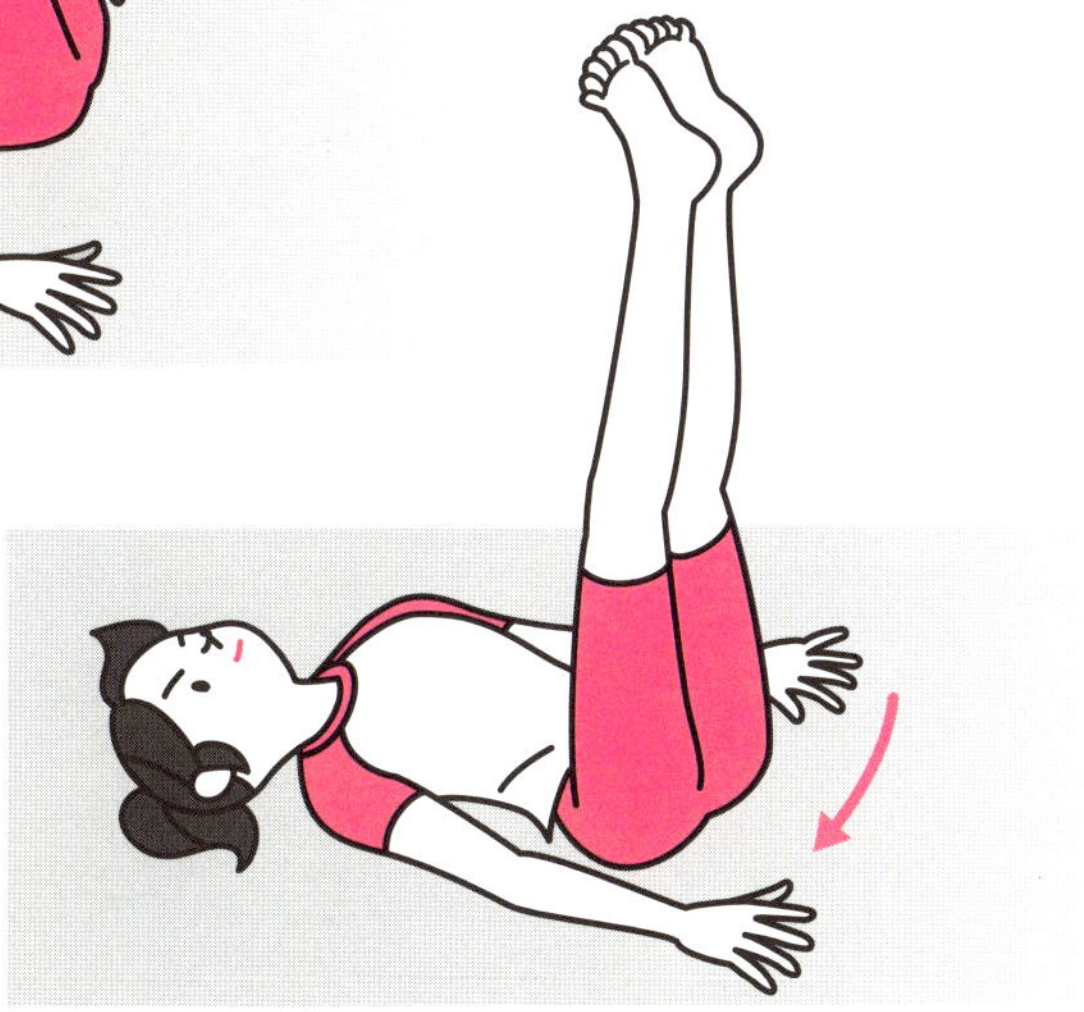

2 お腹に力を入れた状態で、腰を左右に動かす

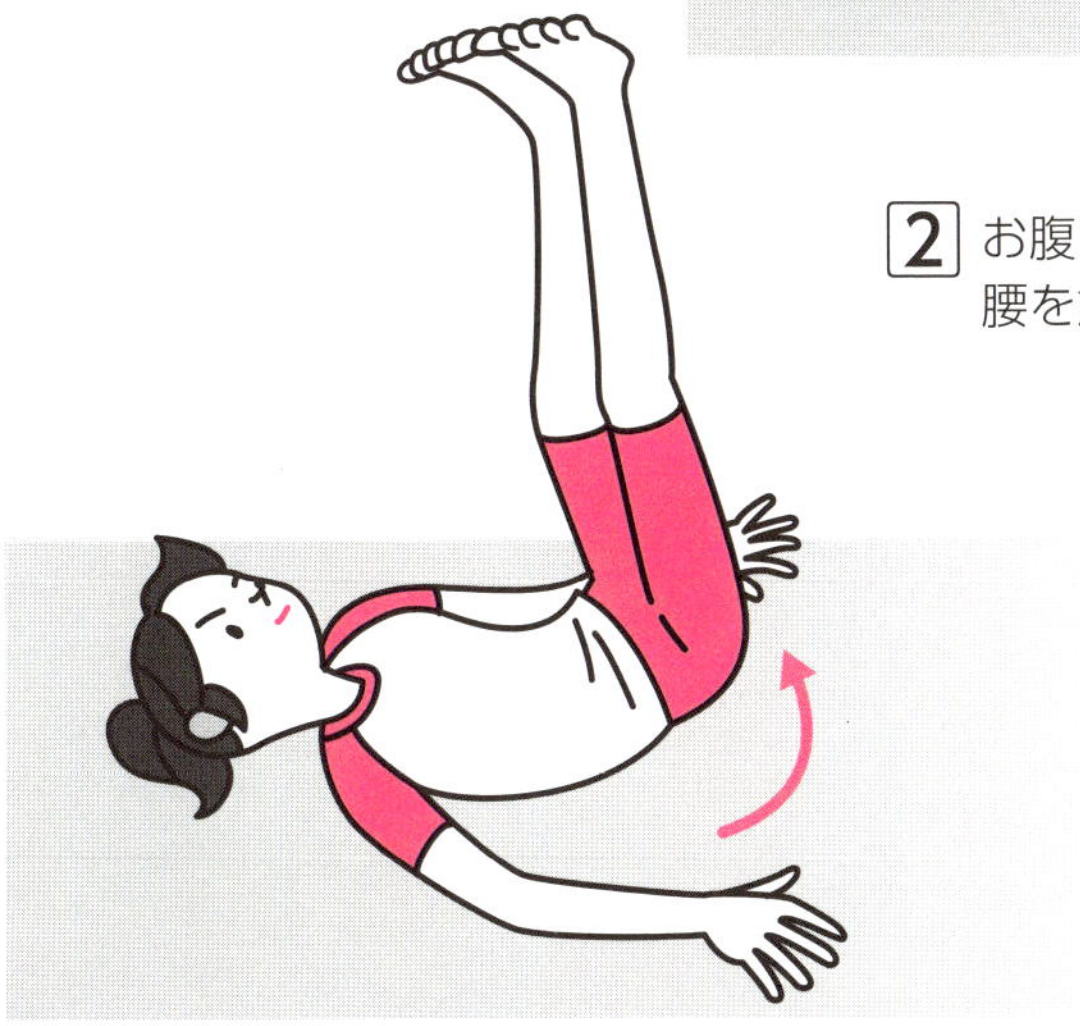

ワンポイント

脇腹の筋肉が動くことを意識する

腰・骨盤の運動

レジスタンス運動

～正しい姿勢をキープする～

バンザイでツイスト（初級）

1セット10往復を1セット

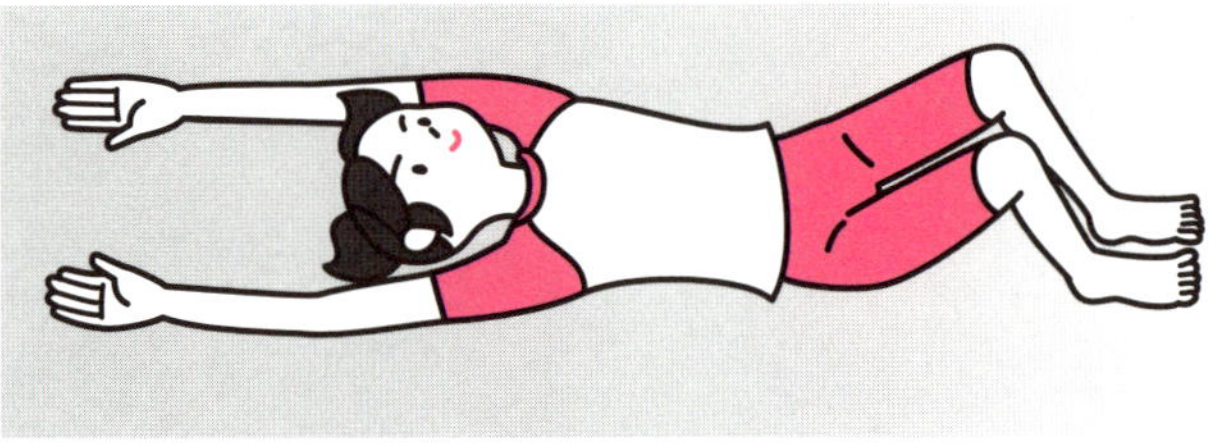

1 仰向けになって膝を立て、両腕を頭の上に伸ばし、脇腹を伸ばす

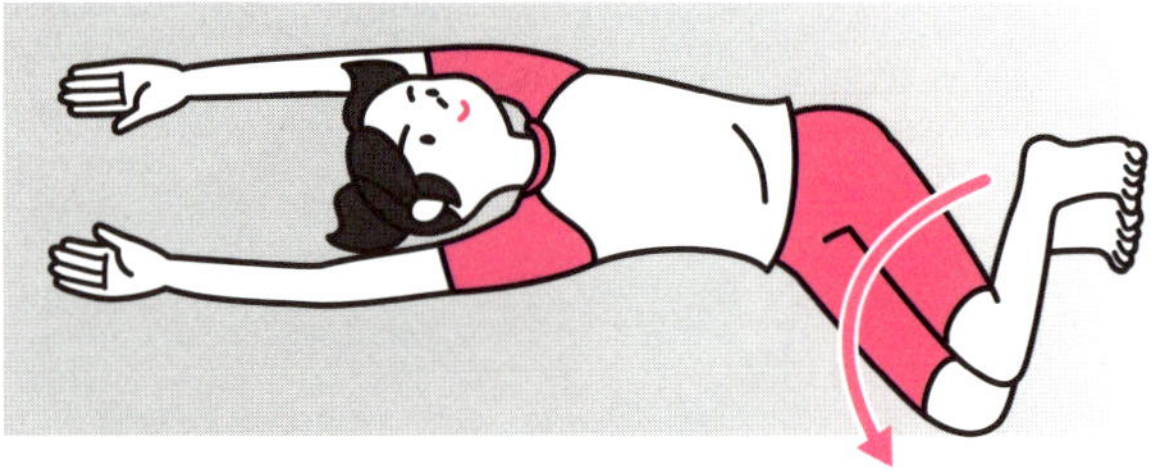

2 膝をゆっくり左右に倒す

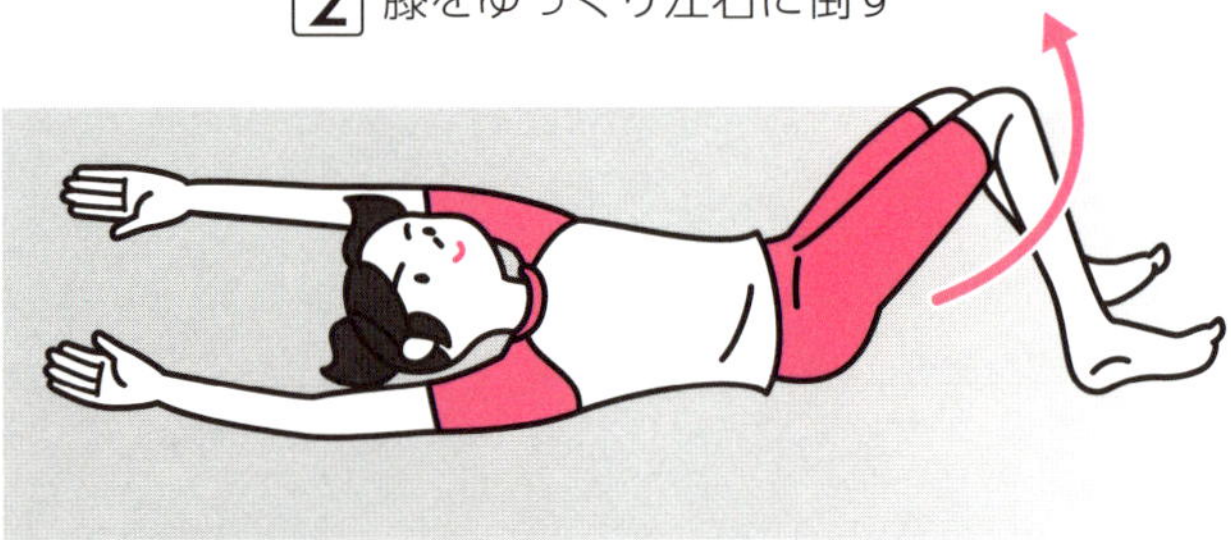

ワンポイント

慣れてきたら、肩が床から離れないようにして行うとより効果的

バッタのポーズ（一般）

1セット5回を3セット
（2で1秒保持）

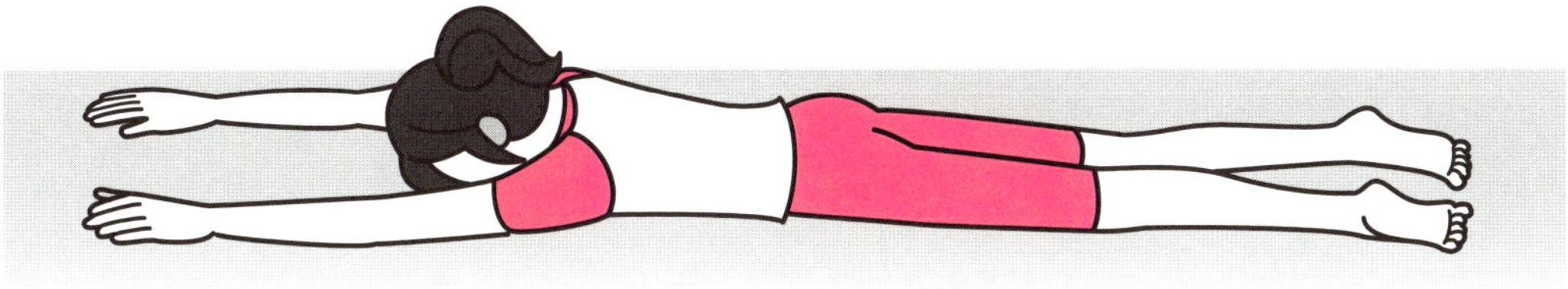

1 うつ伏せになり、両腕を頭の上に伸ばす

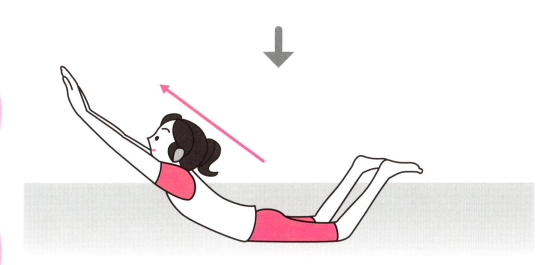

2 背骨を伸ばした状態で、両腕を斜め上に引き上げる

ワンポイント

お尻を引き締めて、
背伸びをする
イメージで

尻の運動

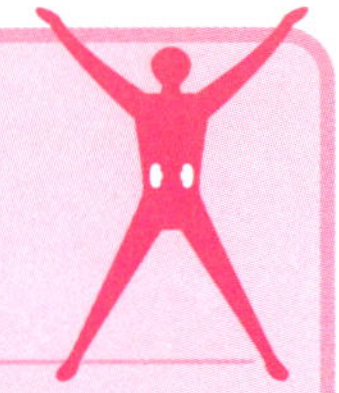

レジスタンス運動

～脚・腰の筋力をアップ～

4の字ストレッチ（初級）

1セット3秒間保持5回を
1セット

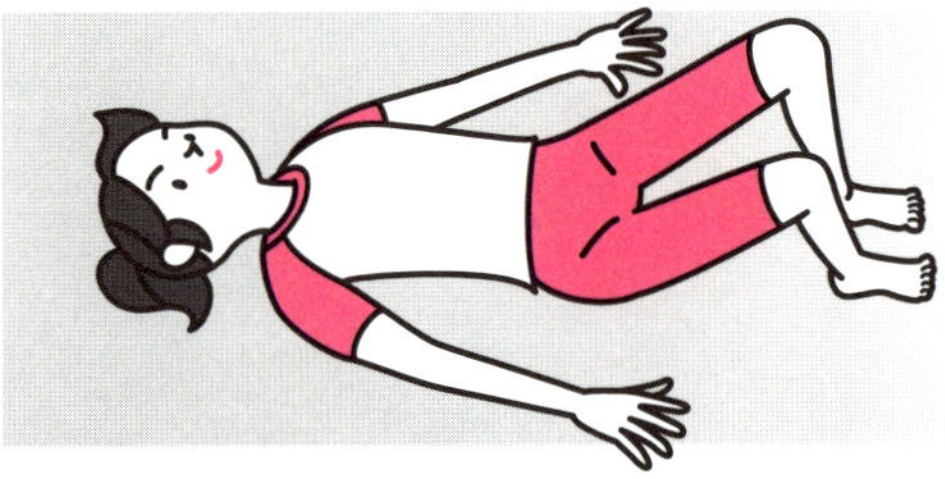

1 仰向けになり、膝を立てる

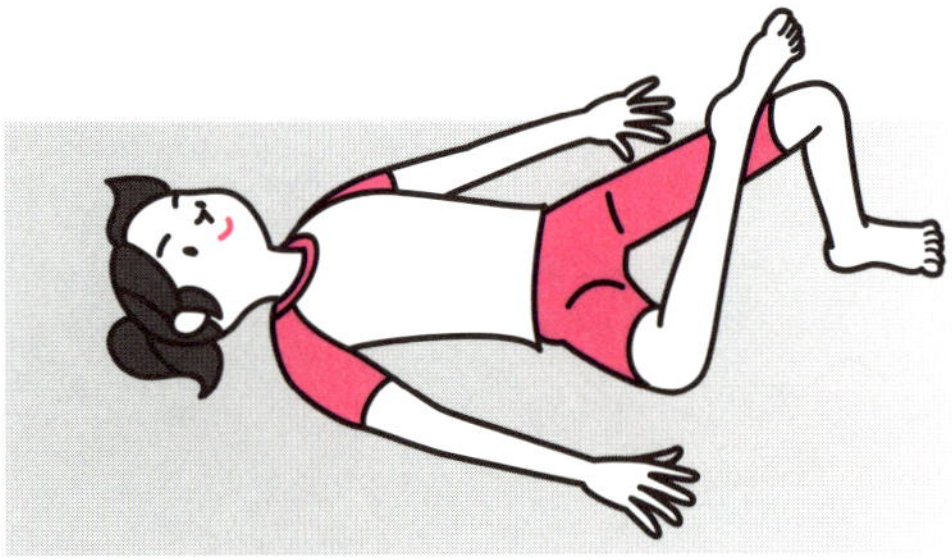

2 左膝の上に、右足首をかける

ワンポイント

両手で太ももの
裏側を支えて
バランスをとる

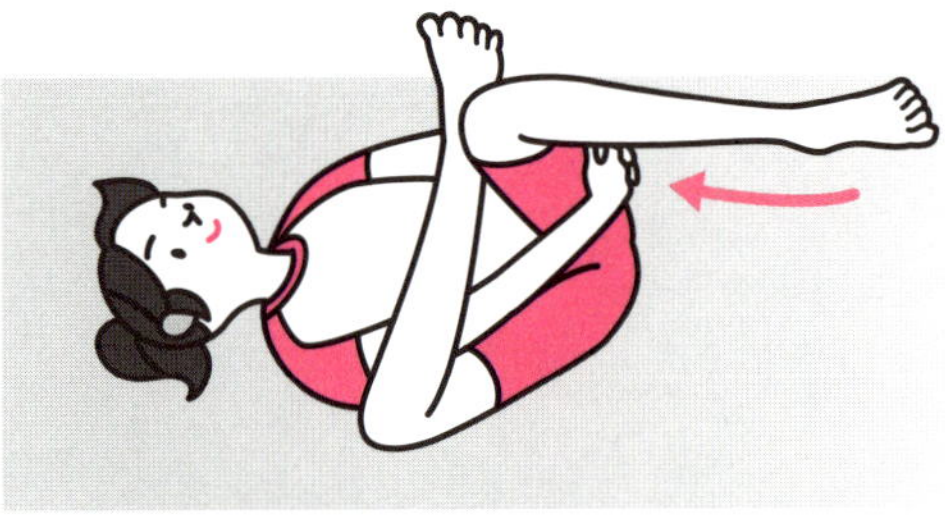

3 左太ももをゆっくり
胸に近づける

※左右、同様に行う

脚を横に上げる①（一般）

1セット10回を3セット

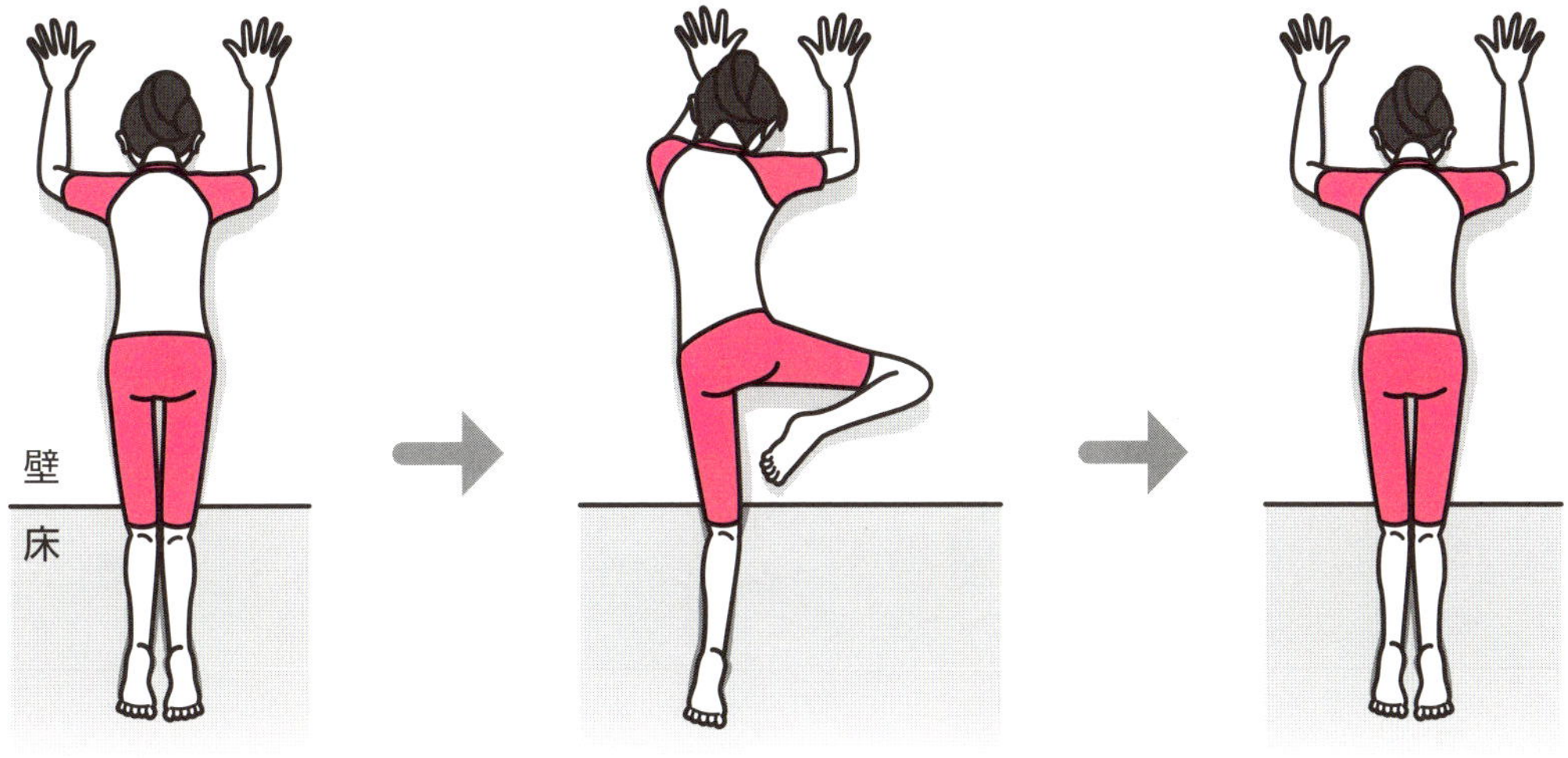

1 膝立ちで壁に手をつく

2 右膝を曲げて横に開く

3 ゆっくり元に戻す

ワンポイント

上体はできるだけ真っすぐに

※左右、同様に行う

脚を横に上げる②（一般）

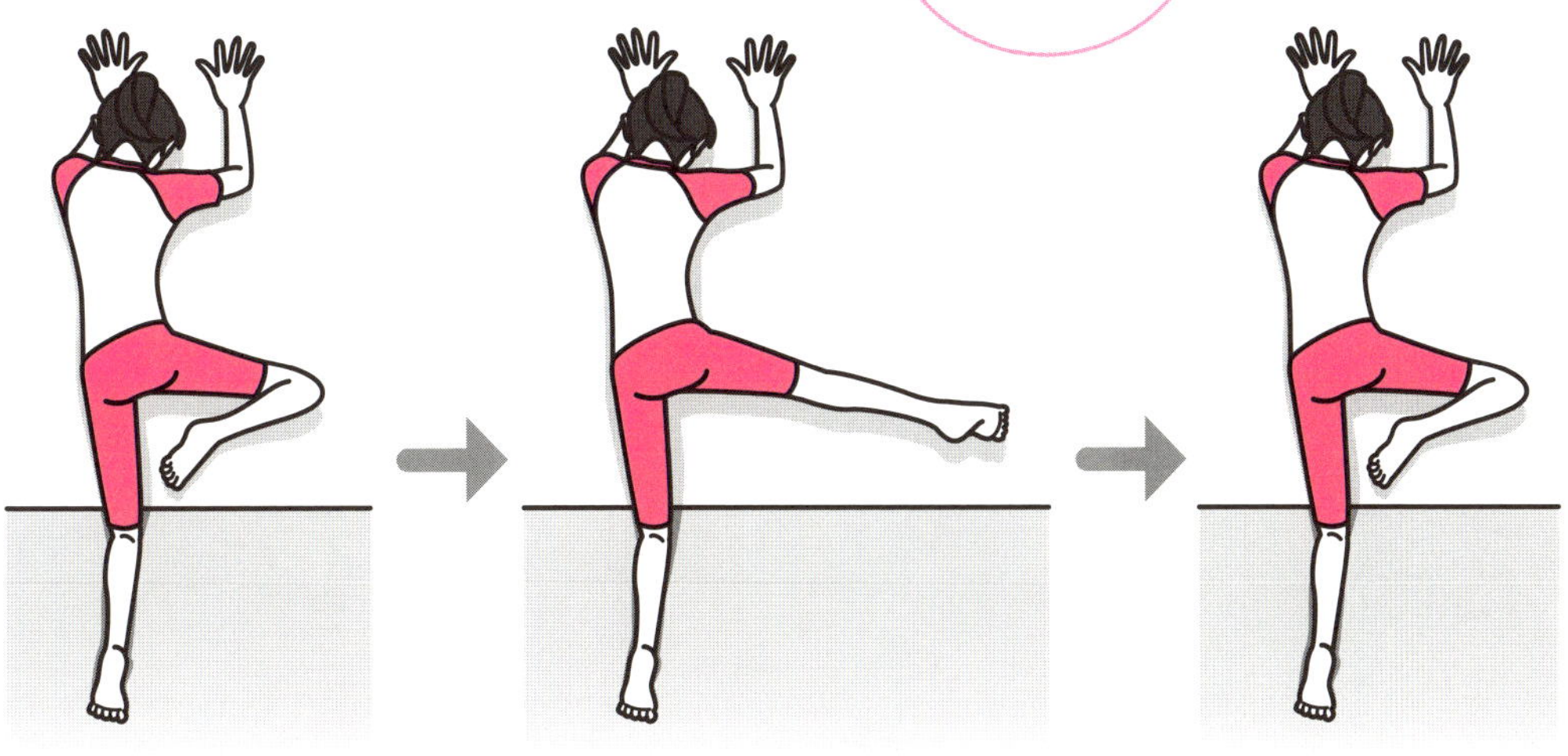

1 膝立ちで壁に手をつき、右膝を曲げて横に開く

2 右の膝先を曲げ伸ばしする

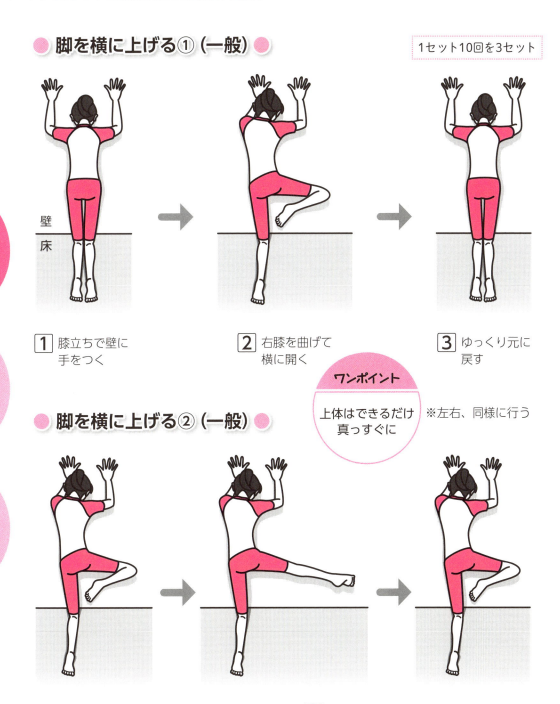

脚の運動

レジスタンス運動

～歩行の安定をめざす～

太もも後ろのストレッチ（初級）

1セット3秒間保持5回を1セット

1 右のかかとを台に乗せる

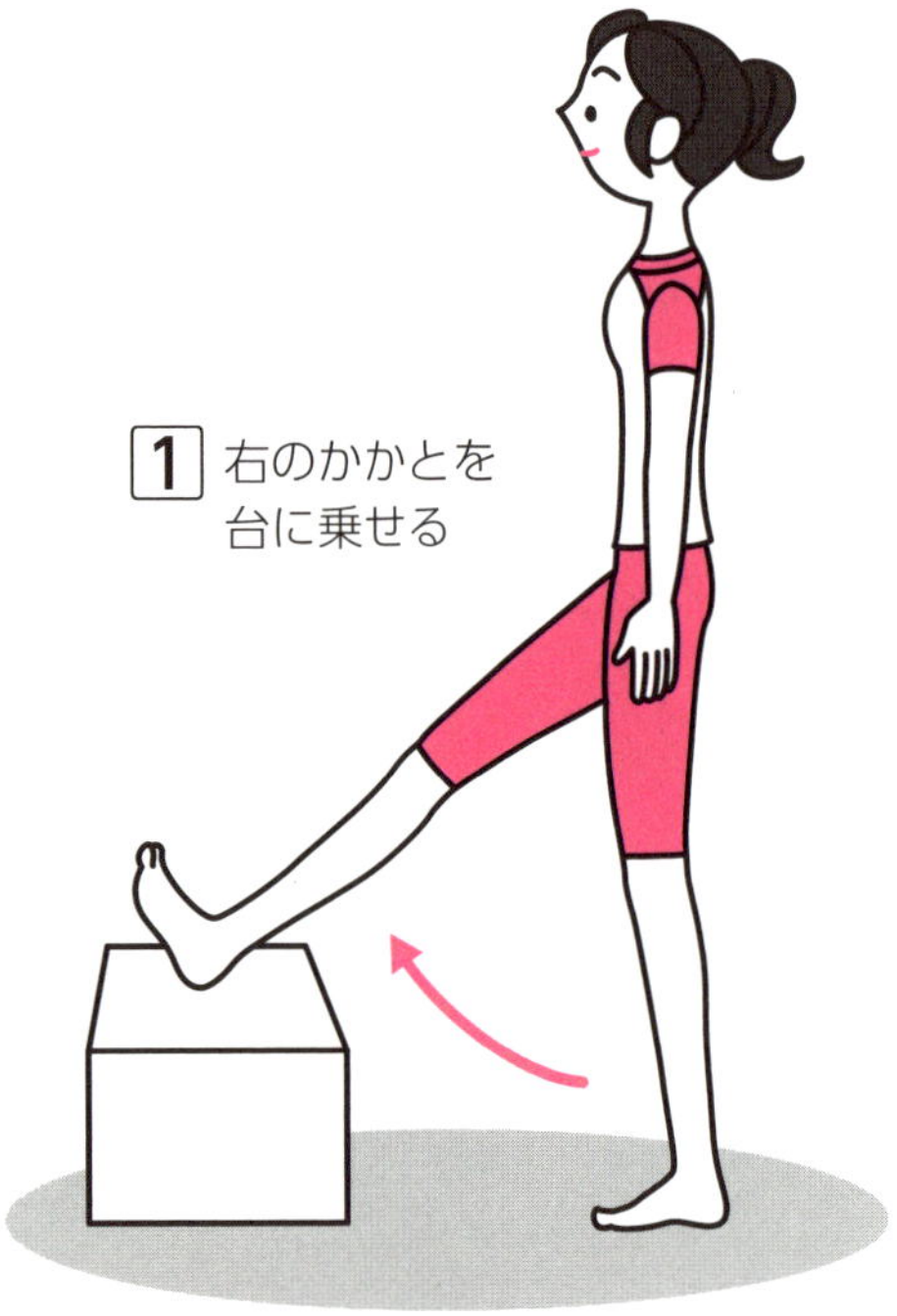

ワンポイント

慣れてきたら、つま先を天井に向ける

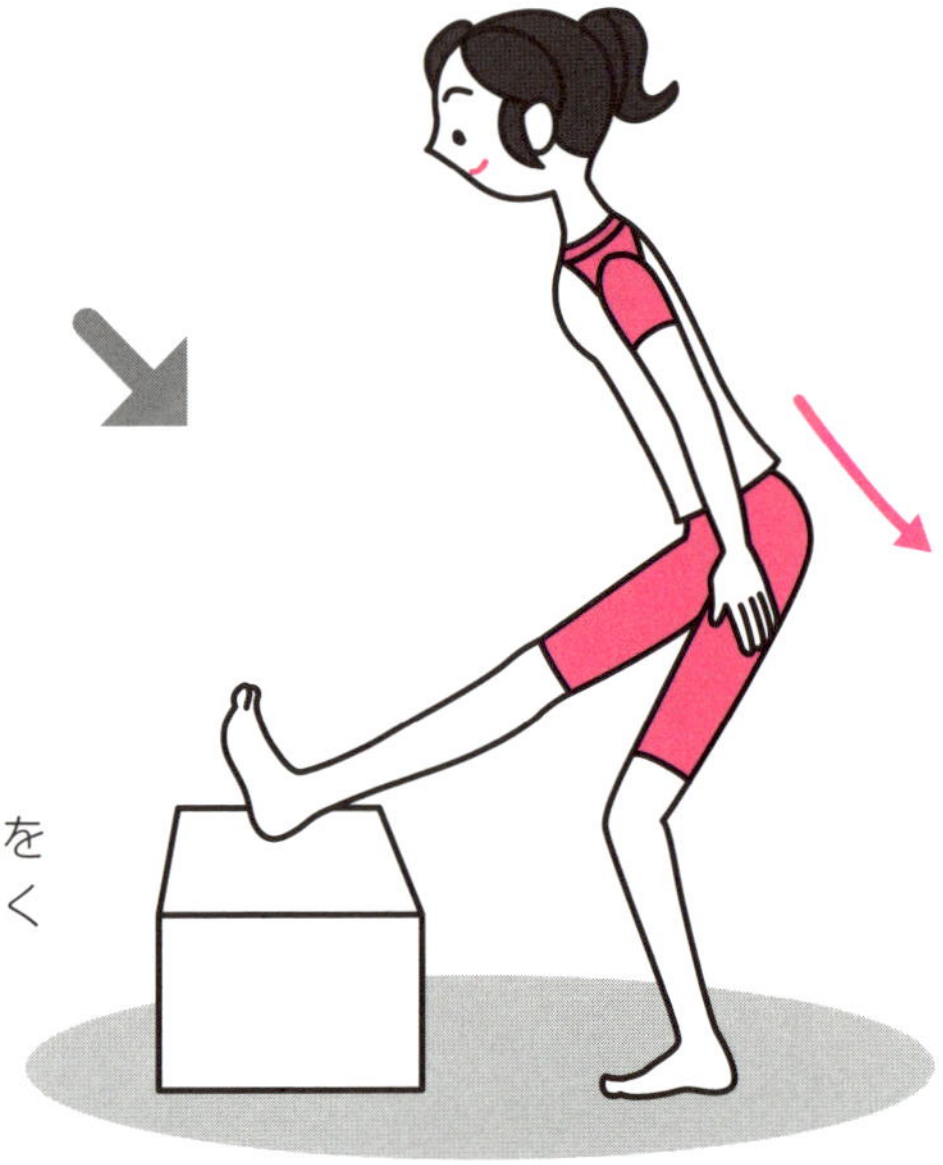

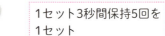

2 骨盤が横に向かないよう気をつけながら、腰を後ろに引く

※左右、同様に行う

ランジ（一般）

足やお尻の筋肉を鍛える運動

1セット10回を3セット

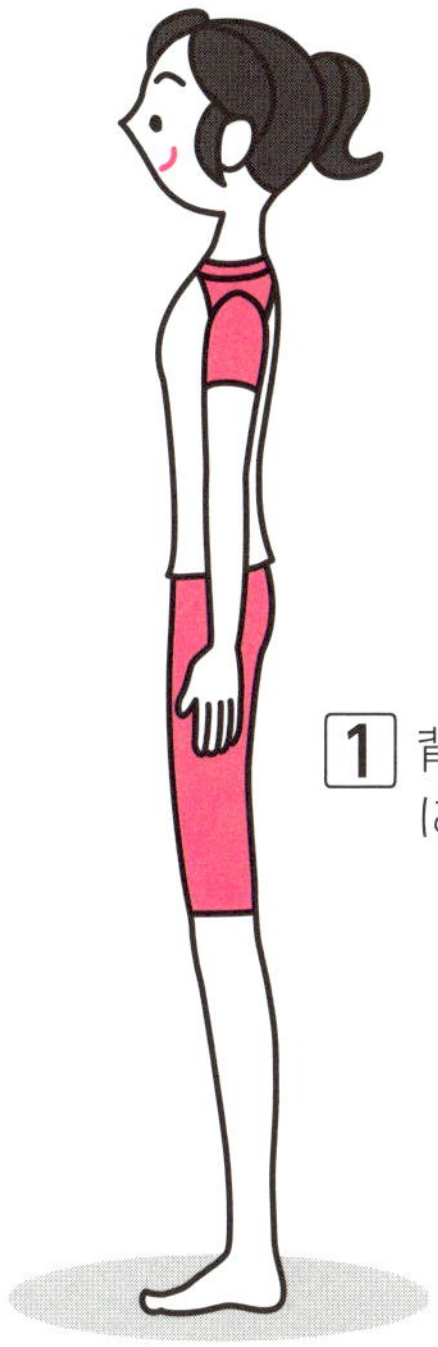

1 背筋を真っすぐにして立つ

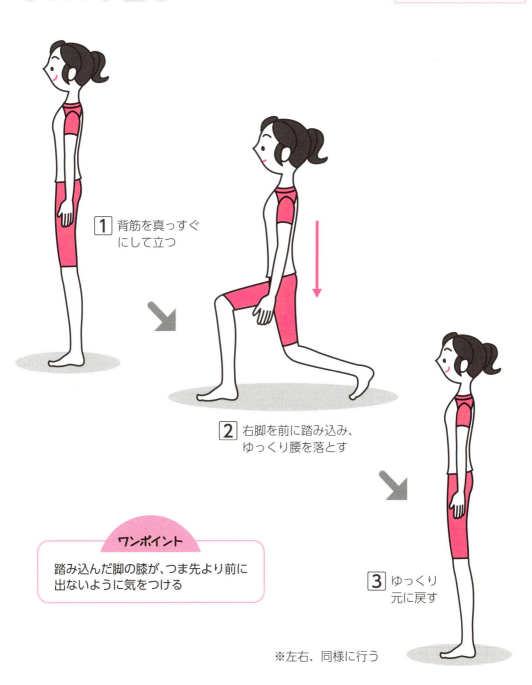

2 右脚を前に踏み込み、ゆっくり腰を落とす

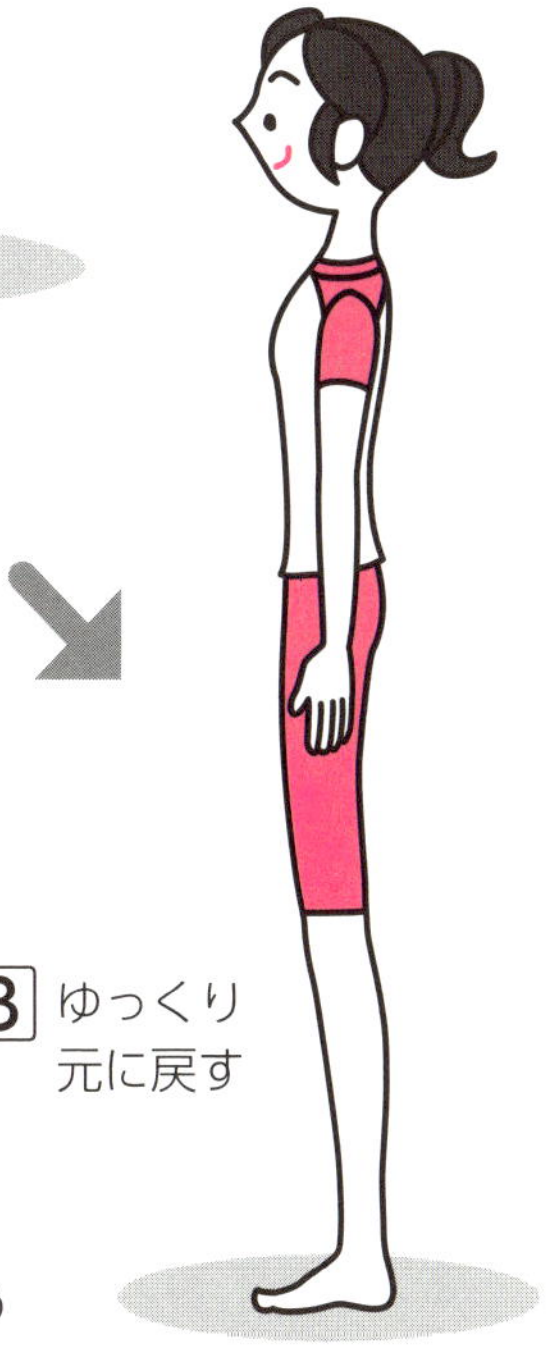

3 ゆっくり元に戻す

※左右、同様に行う

ワンポイント

踏み込んだ脚の膝が、つま先より前に出ないように気をつける

保存期慢性腎臓病（CKD）患者
透析導入患者
糖尿病を改善させる

脂肪燃焼運動

レジスタンス運動 ＋ 有酸素運動

～脂肪燃焼、心肺機能・基礎代謝をアップ～

● スクワットの姿勢で30秒キープ ●

1セット30秒間保持を
3セット

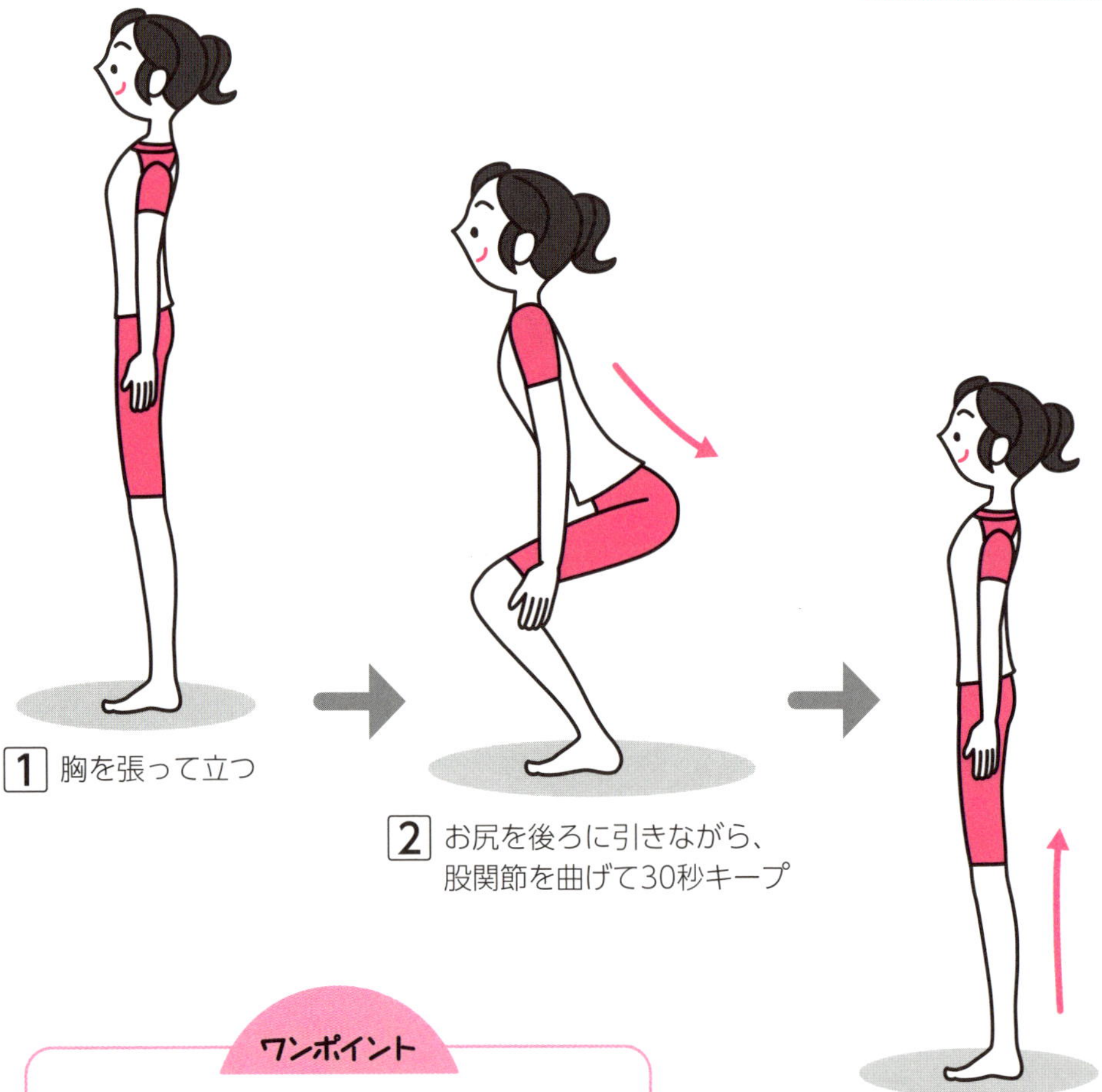

1 胸を張って立つ

2 お尻を後ろに引きながら、
股関節を曲げて30秒キープ

3 足の裏全体を使い
ながら、立ち上がる

ワンポイント

慣れてきたら、腰を下ろしたときに、ももが
床と平行になるようにするとより効果的

ニーアップ30秒キープ　太ももや背筋を鍛える運動

1セット3回を3セット

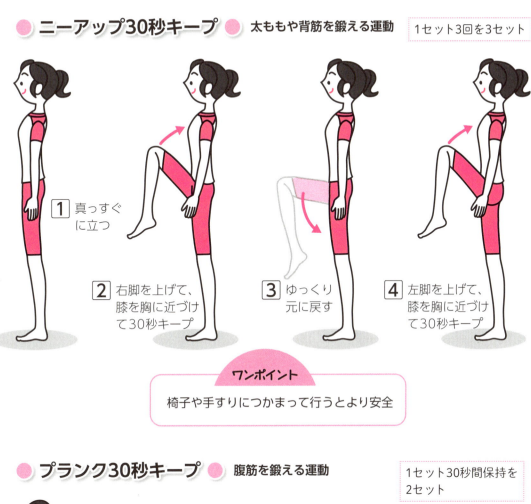

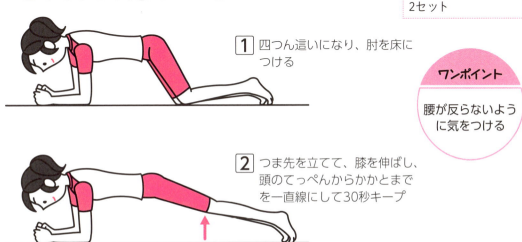

1 真っすぐに立つ

2 右脚を上げて、膝を胸に近づけて30秒キープ

3 ゆっくり元に戻す

4 左脚を上げて、膝を胸に近づけて30秒キープ

ワンポイント

椅子や手すりにつかまって行うとより安全

プランク30秒キープ　腹筋を鍛える運動

1セット30秒間保持を2セット

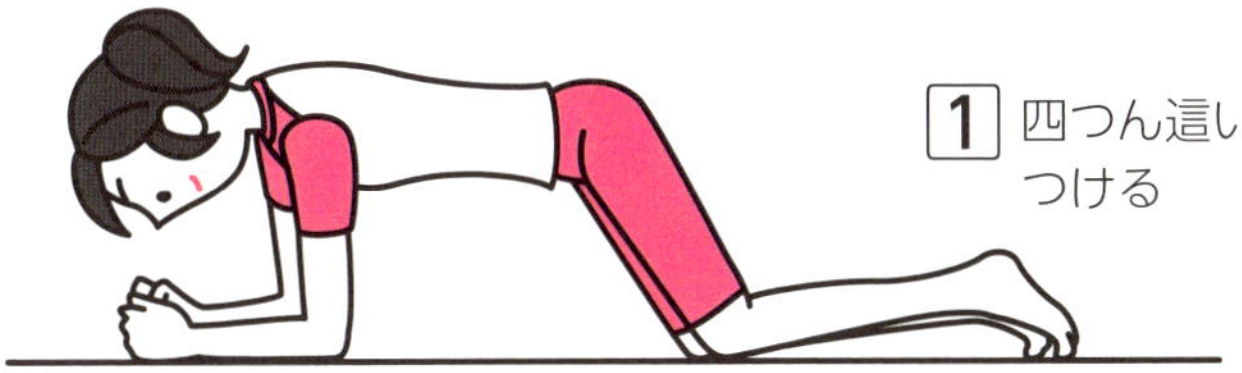

1 四つん這いになり、肘を床につける

ワンポイント

腰が反らないように気をつける

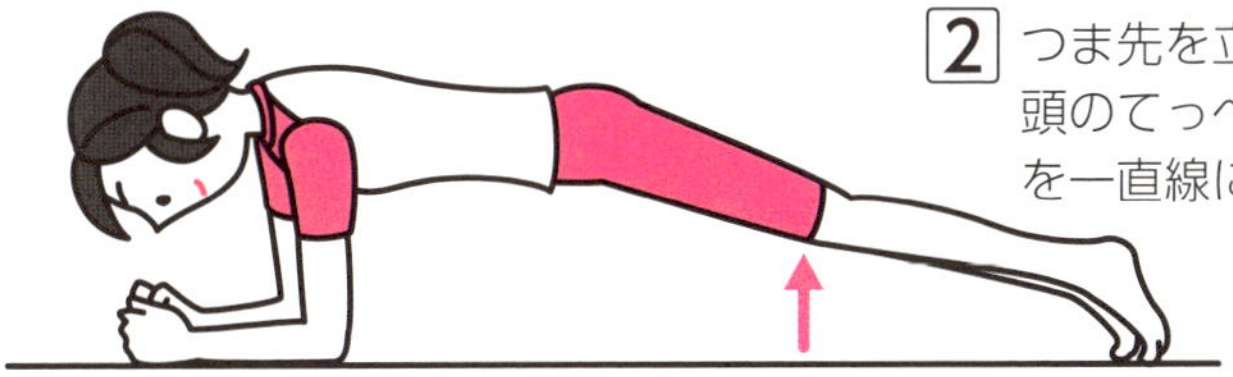

2 つま先を立てて、膝を伸ばし、頭のてっぺんからかかとまでを一直線にして30秒キープ

英雄のポーズ①

1セット10回を3セット

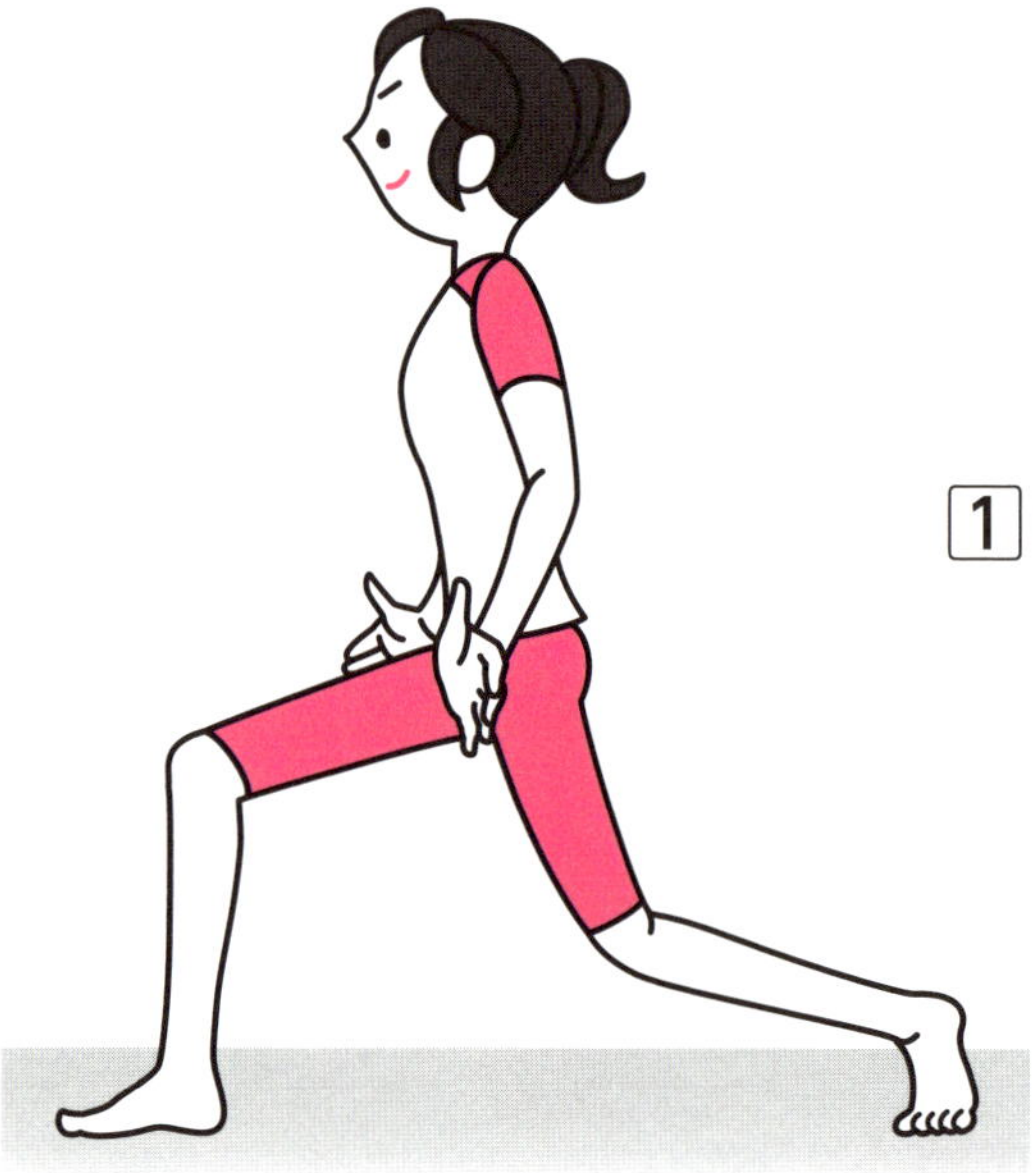

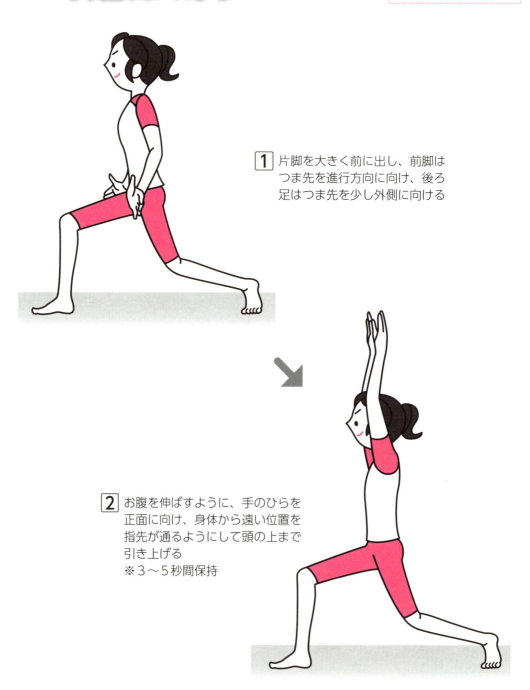

1 片脚を大きく前に出し、前脚はつま先を進行方向に向け、後ろ足はつま先を少し外側に向ける

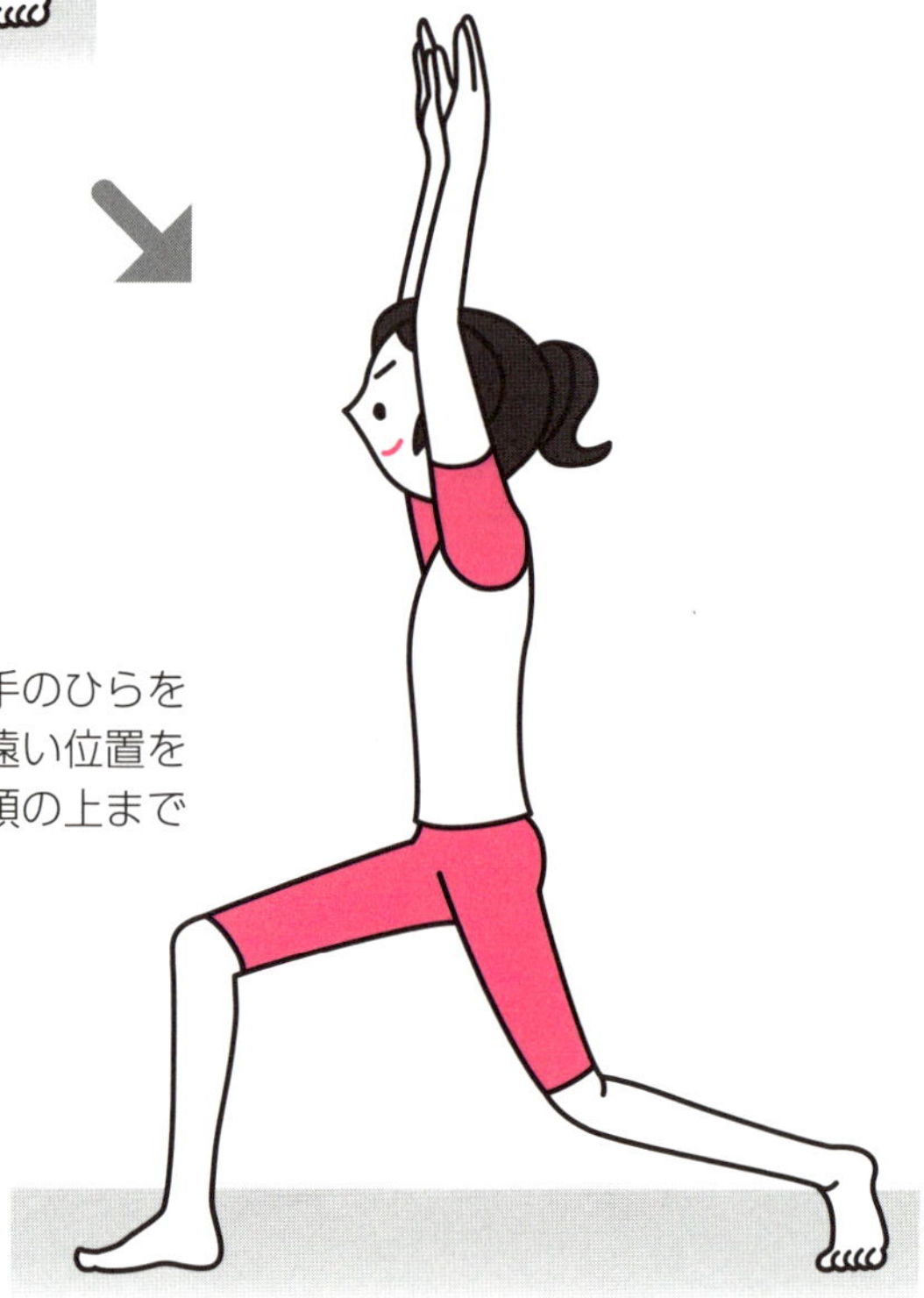

2 お腹を伸ばすように、手のひらを正面に向け、身体から遠い位置を指先が通るようにして頭の上まで引き上げる
※3～5秒間保持

英雄のポーズ②

1セット10回を3セット

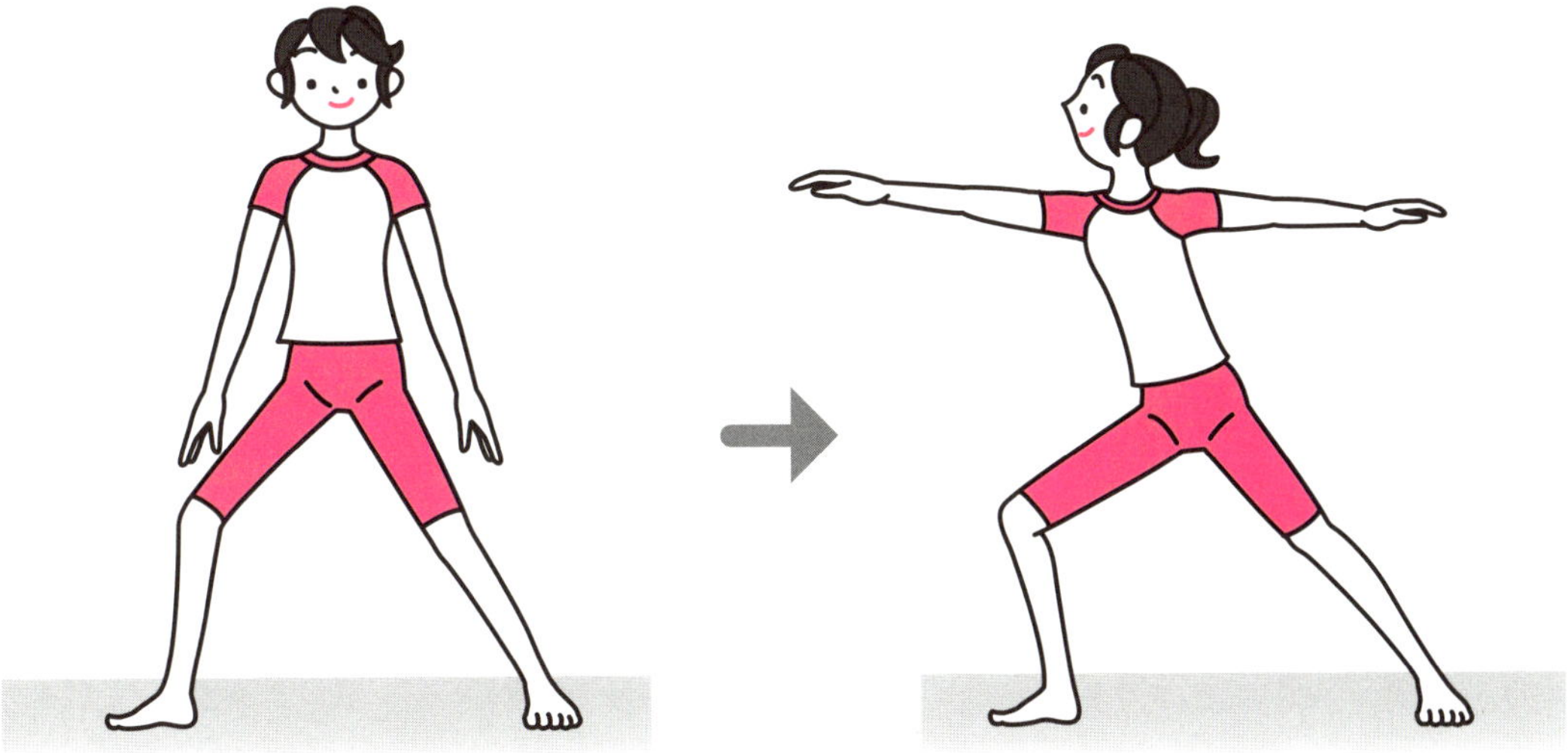

1 脚を大きく開いて立ち、右脚はつま先を進行方向（右側）に向け、左脚はつま先を正面に向ける

2 左右の脚は左右に反発し、右手を前に伸ばすと同時に、右脚に重心を移動する
※3〜5秒間保持

英雄のポーズ③

1セット5回を3セット

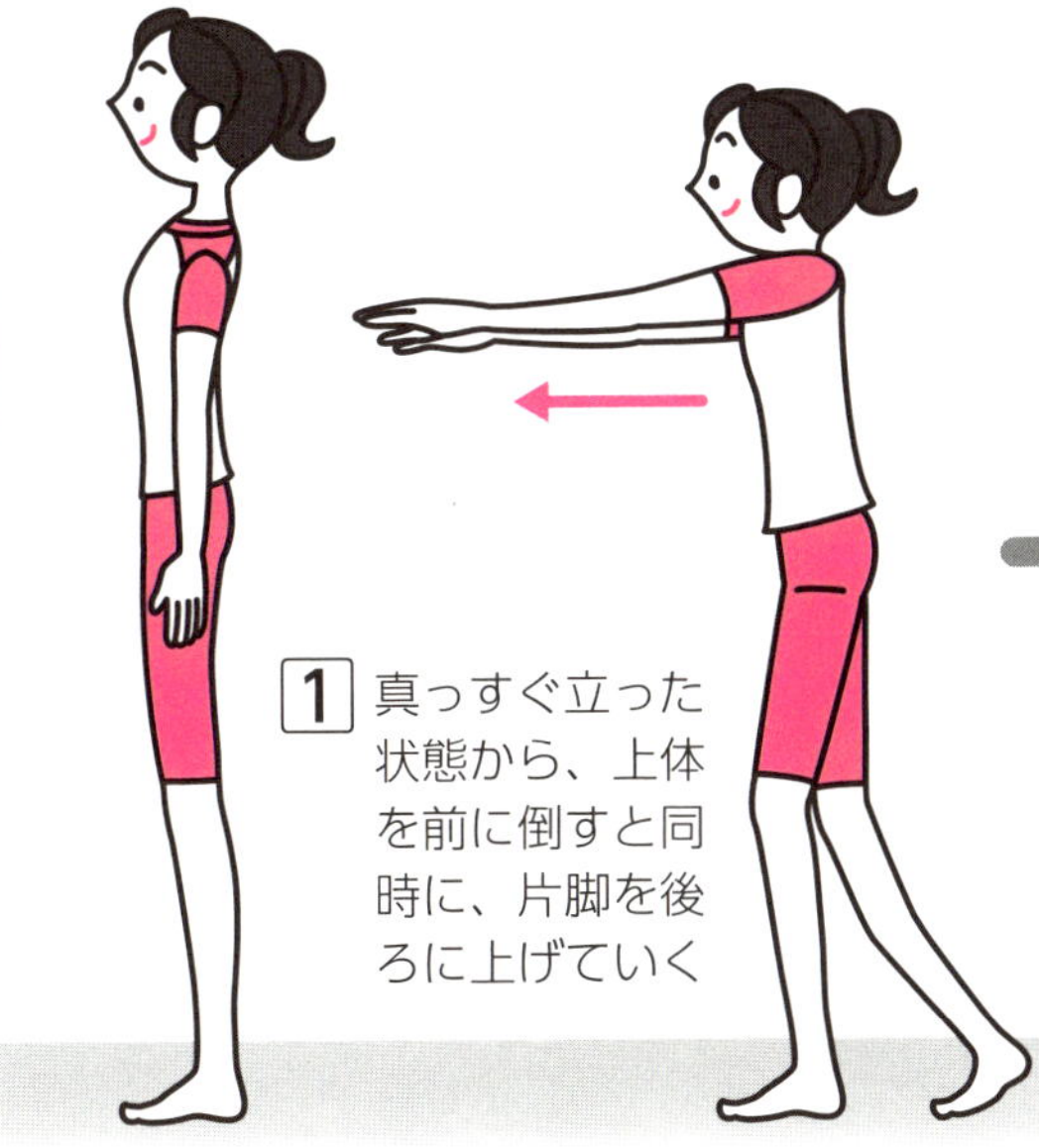

1 真っすぐ立った状態から、上体を前に倒すと同時に、片脚を後ろに上げていく

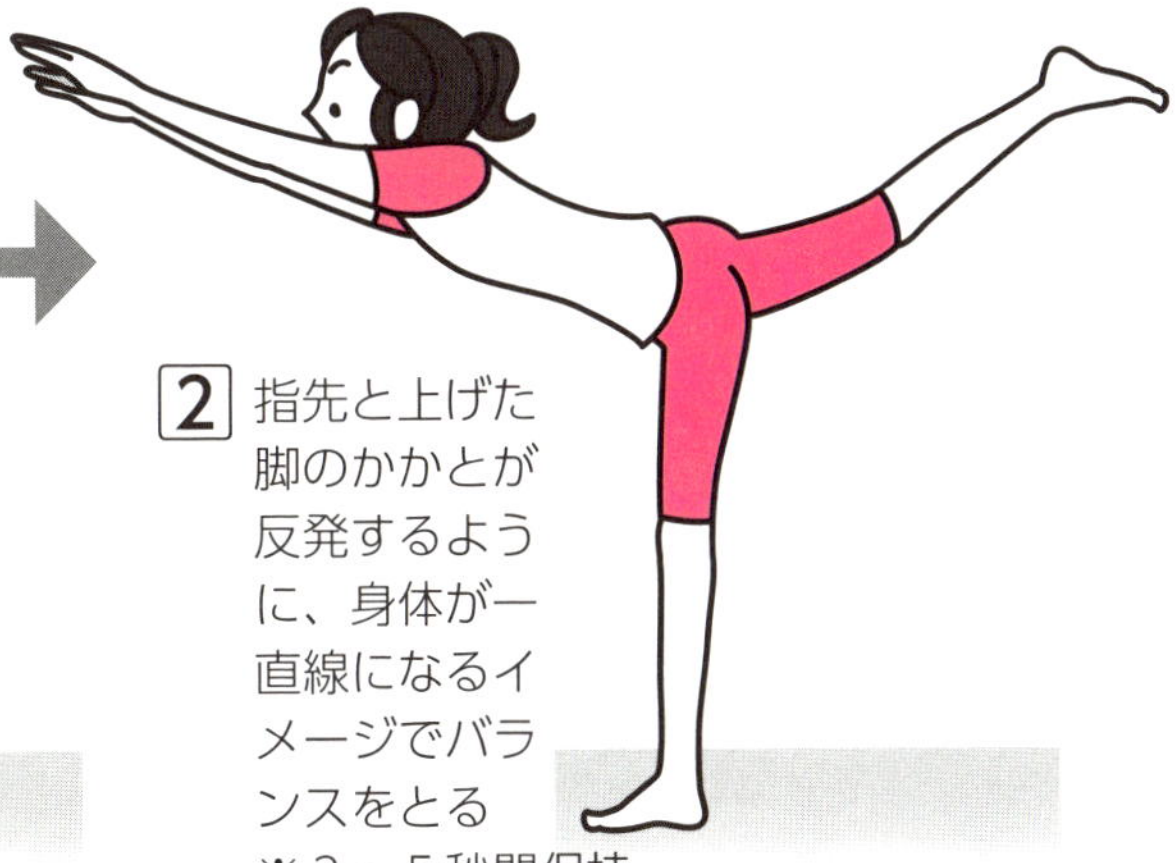

2 指先と上げた脚のかかとが反発するように、身体が一直線になるイメージでバランスをとる
※3〜5秒間保持

保存期慢性腎臓病（CKD）患者
透析導入患者
糖尿病を改善させる

階段運動　～踏み込んでお尻

1セット10回を3セット

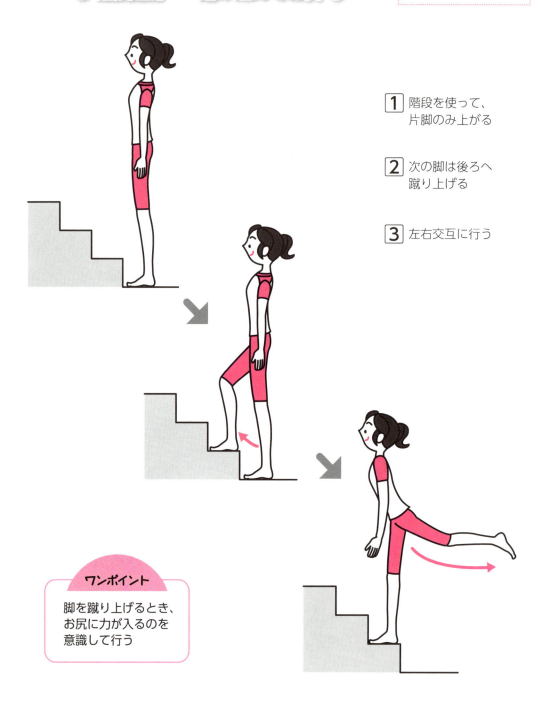

1 階段を使って、片脚のみ上がる

2 次の脚は後ろへ蹴り上げる

3 左右交互に行う

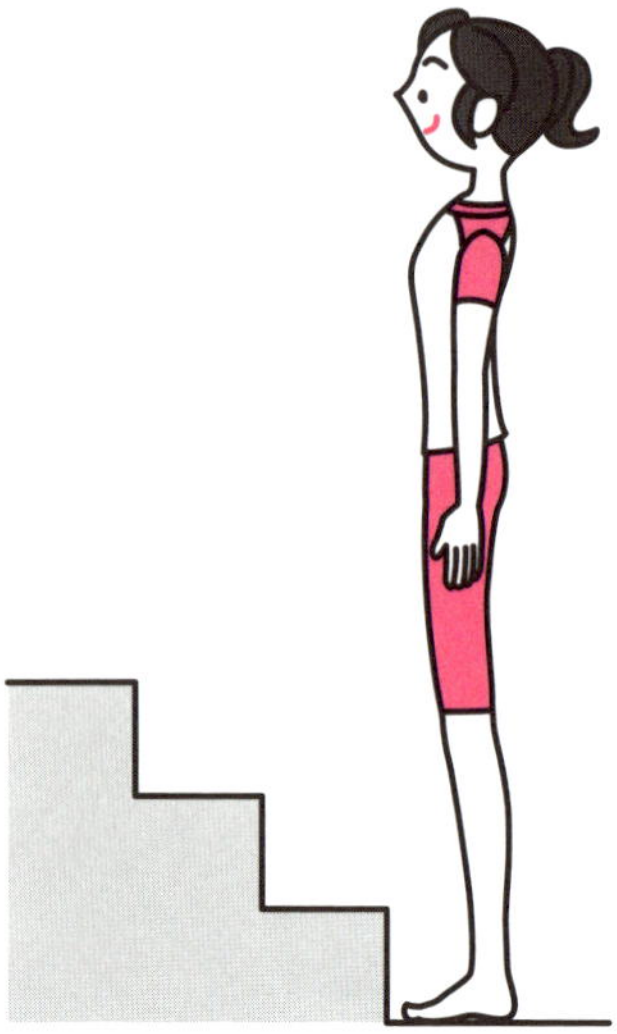

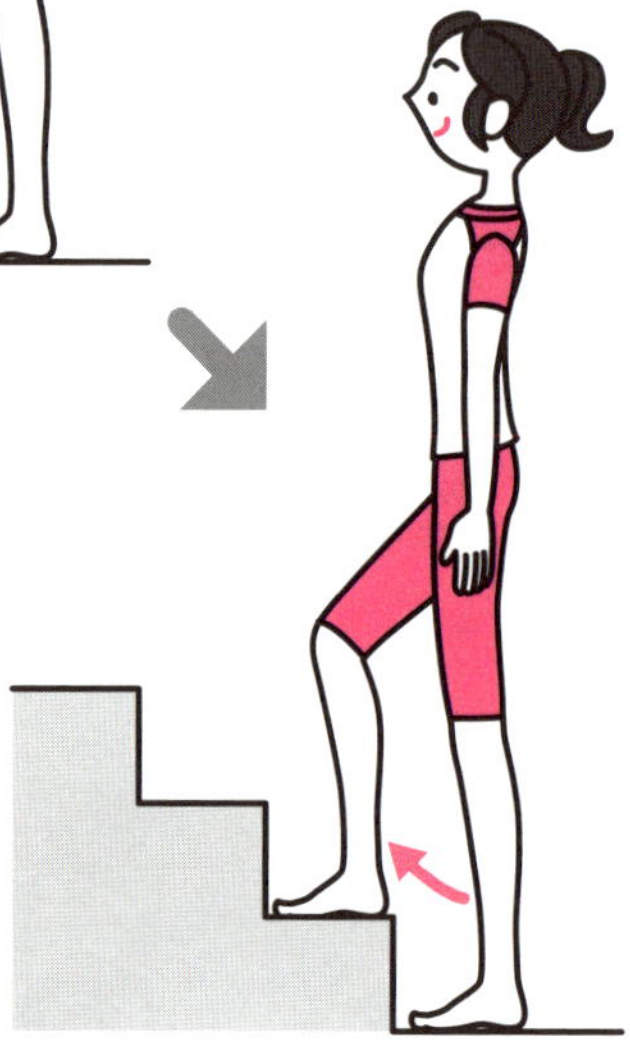

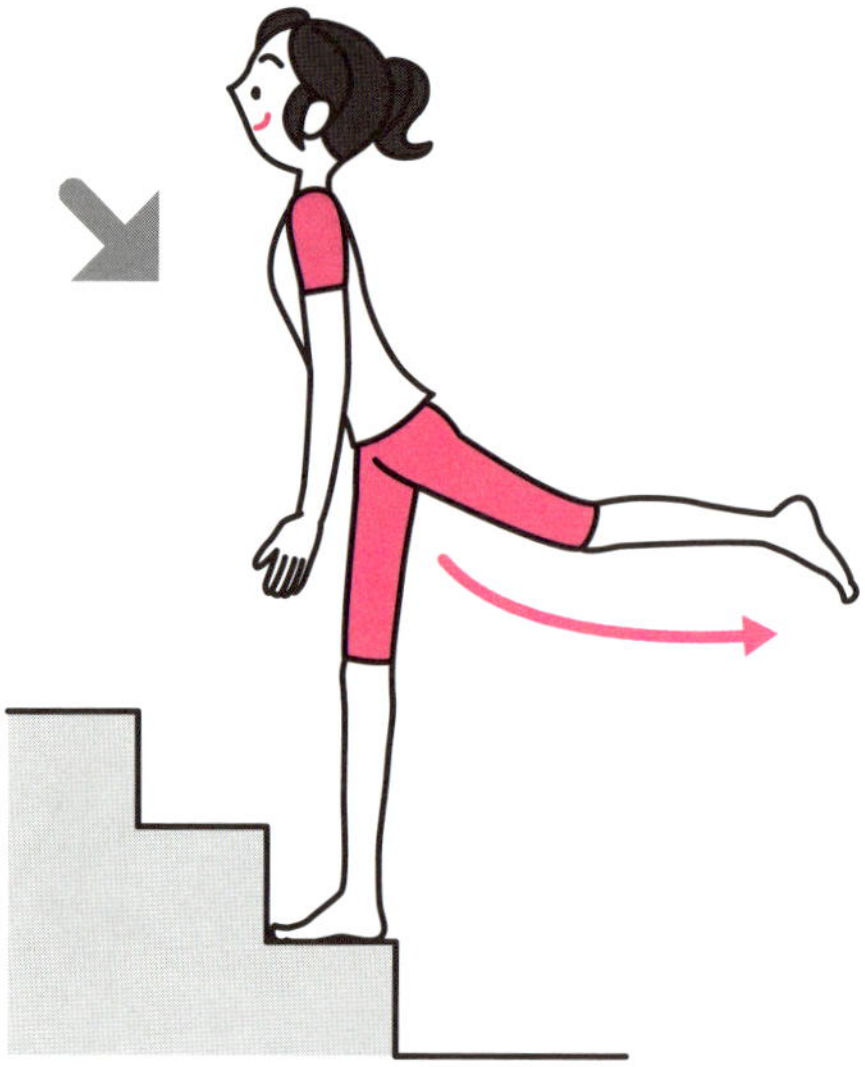

ワンポイント

脚を蹴り上げるとき、お尻に力が入るのを意識して行う

階段運動　～踏み込んでニーアップ

1セット10回を3セット

1. 階段を使って、片脚のみ上がる
2. 次の脚はももを上げて胸に近づける
3. 左右交互に行う

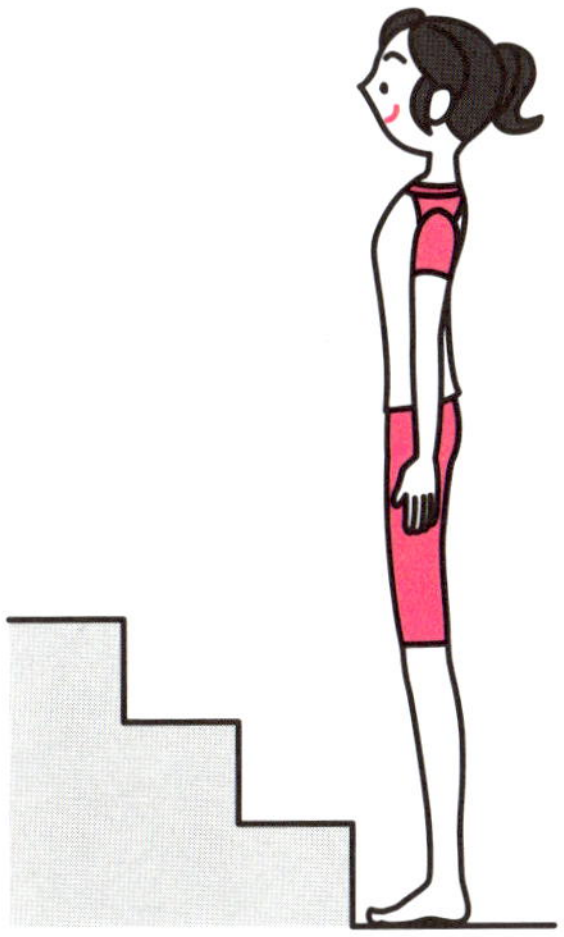

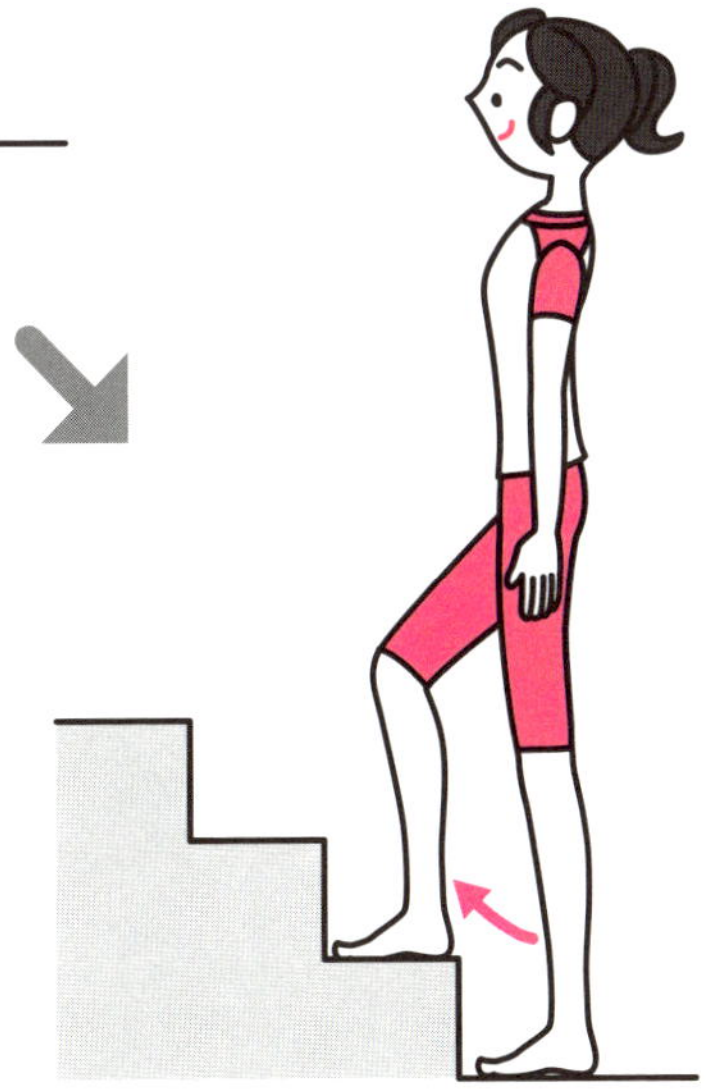

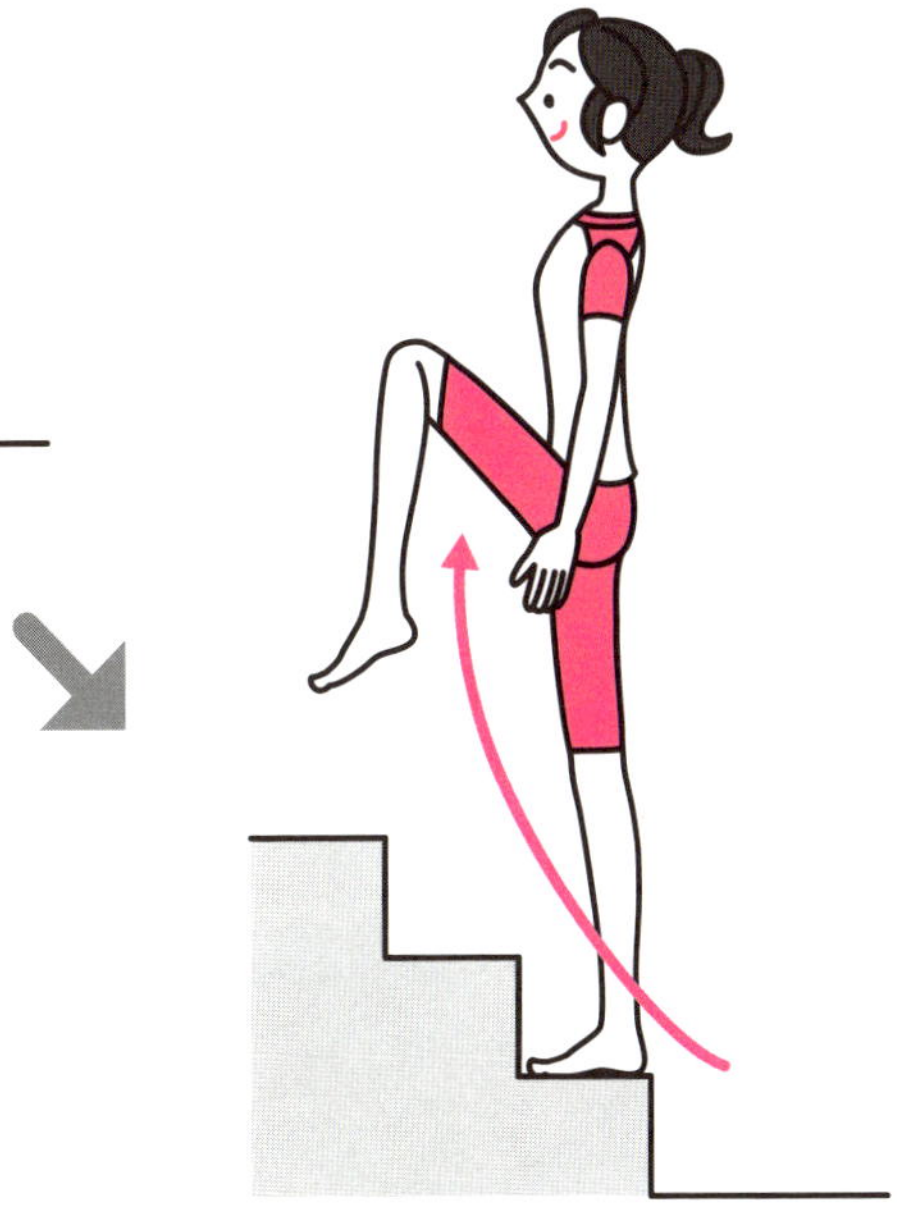

ワンポイント

上体は真っすぐにしたまま、ももを胸に近づける

透析療法を受けていると、体を動かす機会が減るため、腎機能が低下しやすくなります。QOLを保つためにも、軽めの運動を継続的に行いましょう。

呼吸の運動

～1日２万回行う呼吸が運動に！～

腹式呼吸

1セット5回を1セット

1 仰向けになり、膝を立てて、腰が浮かないように身体を床に預ける

2 鼻から息を吸って、お腹を横に膨らませる

3 口から蜘蛛《くも》の糸を天井に吹きつけるようなイメージで、ゆっくり息を吐き、お腹を中央に寄せる

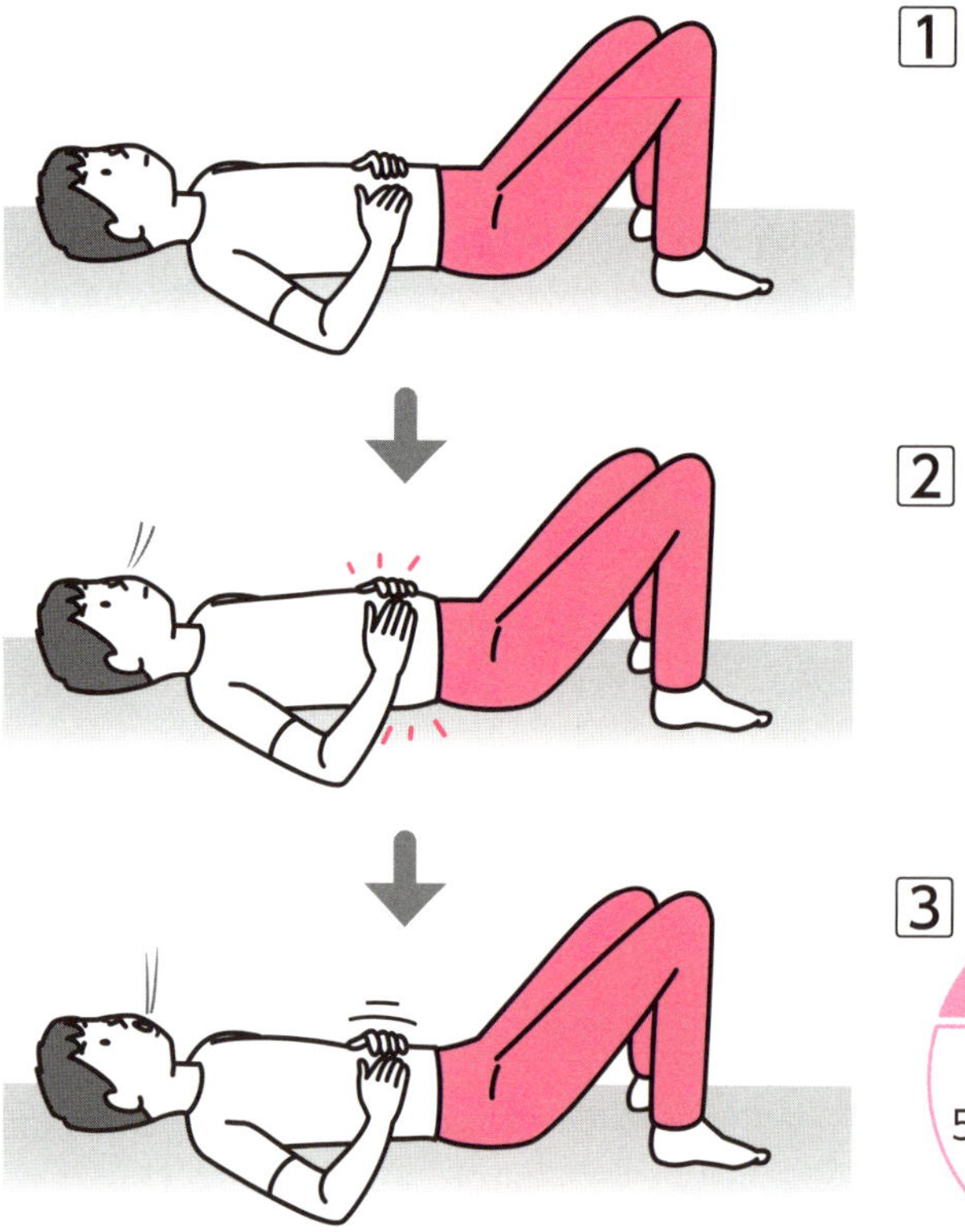

ワンポイント

慣れてきたら、5秒かけて吸って、7秒かけて吐く

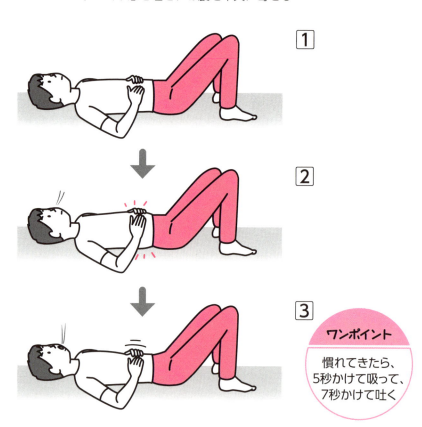

保存期慢性腎臓病（CKD）患者
透析導入患者
糖尿病を改善させる

胸の呼吸

1セット10回を1セット

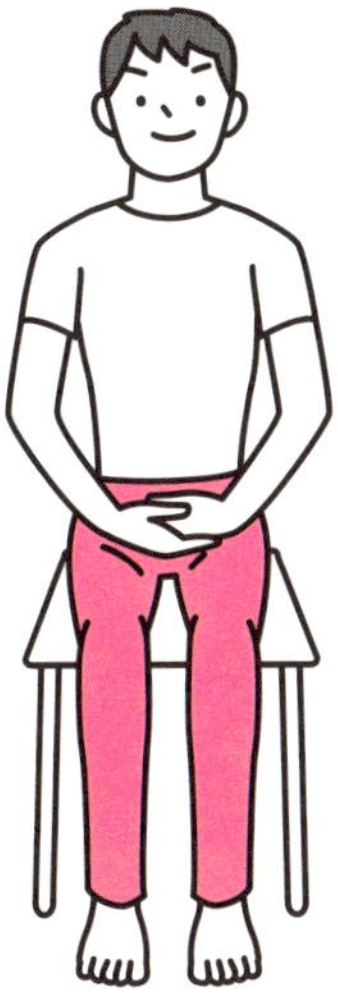

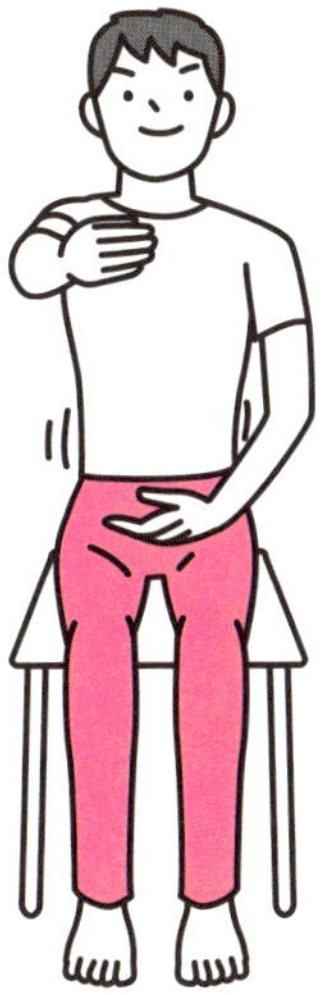

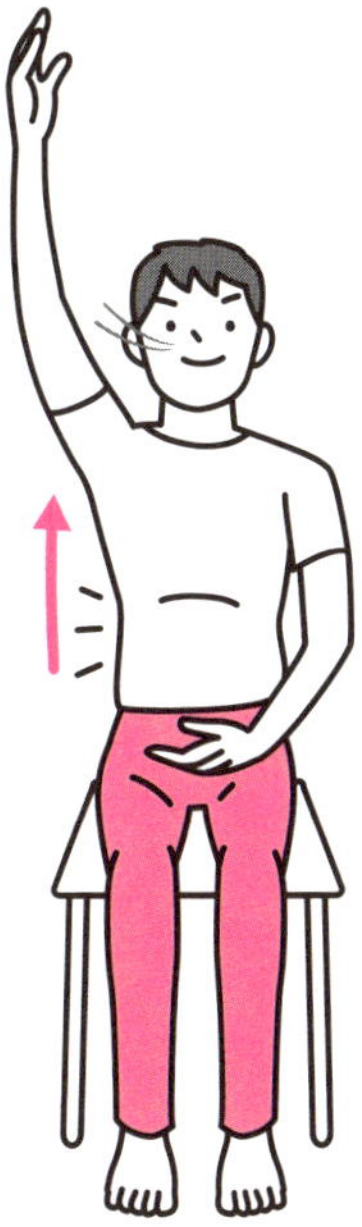

1 背筋を真っすぐにして姿勢を整える

2 片方の腕を上げると同時に鼻から息を吸い、腕を真っすぐ上に伸ばして脇腹を伸ばす

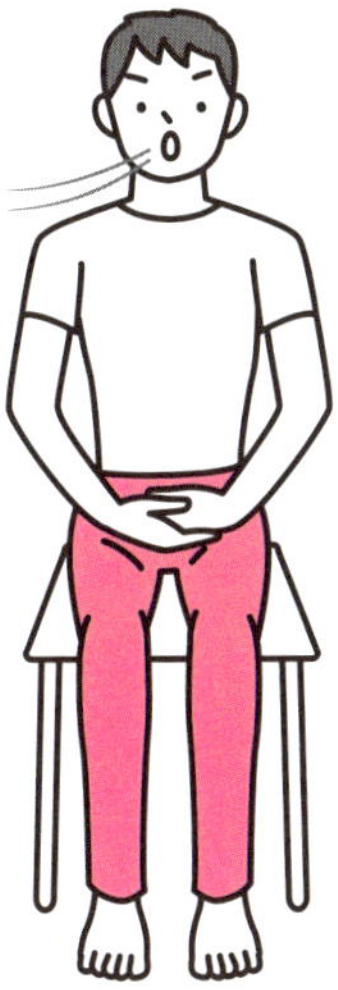

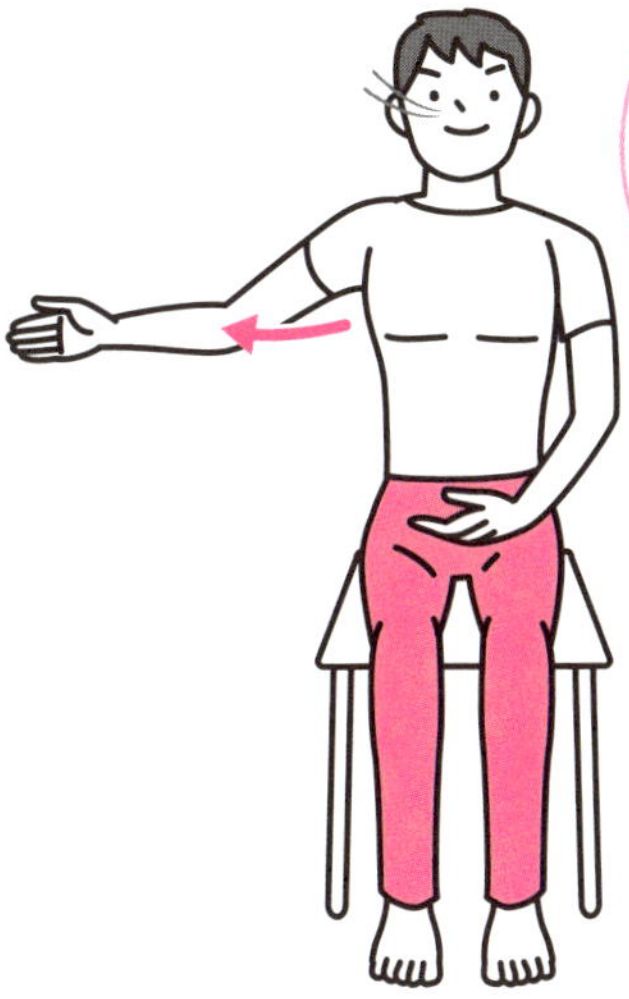

ワンポイント

慣れてきたら、両手で行う

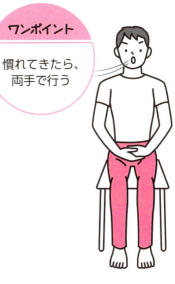

3 口から息を遠くに吐くようなイメージで、ゆっくり息を吐きながら、背筋を伸ばしたまま腕を元に戻す

4 片方の腕を横に広げると同時に、鼻から息を吸って、胸を開く

5 口から息を遠くに吐くようなイメージで、ゆっくり息を吐きながら、背筋を伸ばしたまま腕を元に戻す

※反対の腕も同様に行う

からだ伸ばし運動

～運動の前後に行うストレッチ～

肩甲帯の可動域回復体操①

1セット10回を3セット

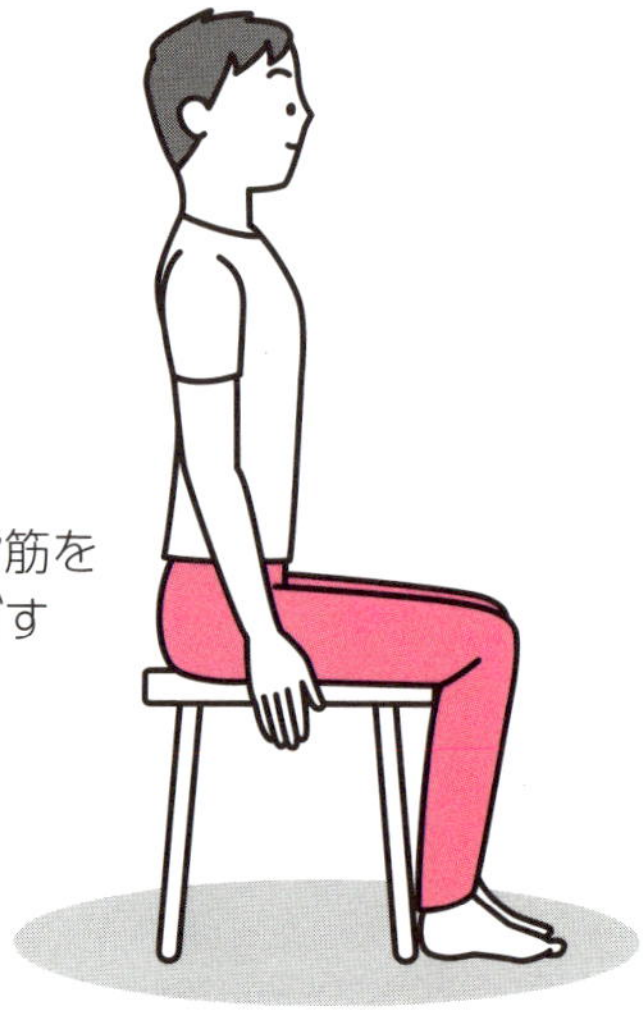

1 椅子に座り、背筋を真っすぐに伸ばす

ワンポイント

首をすくめないようにして行う

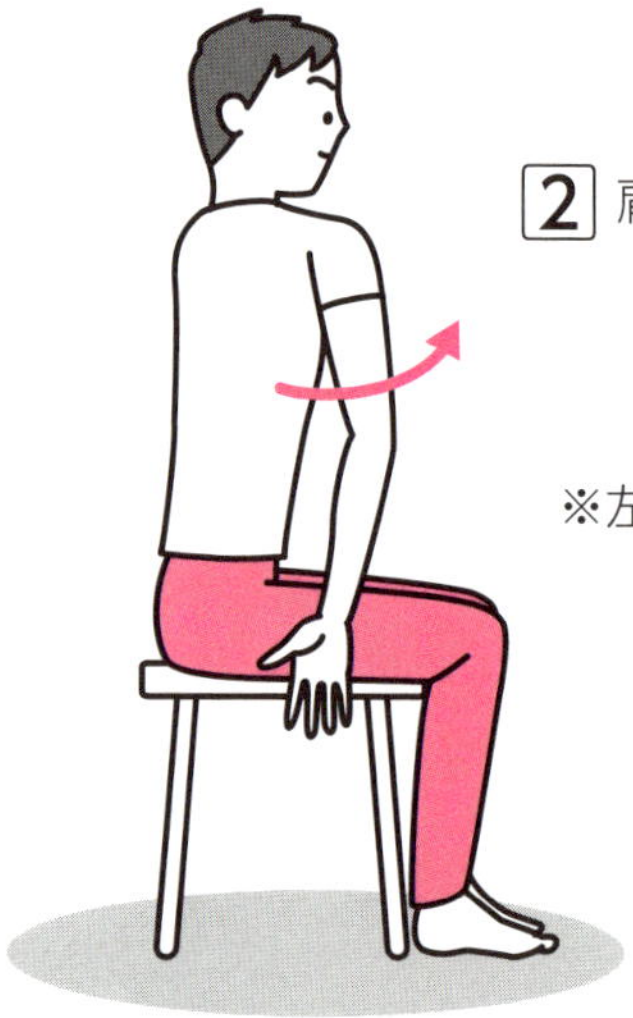

2 肩を前後に動かす

※左右、同様に行う

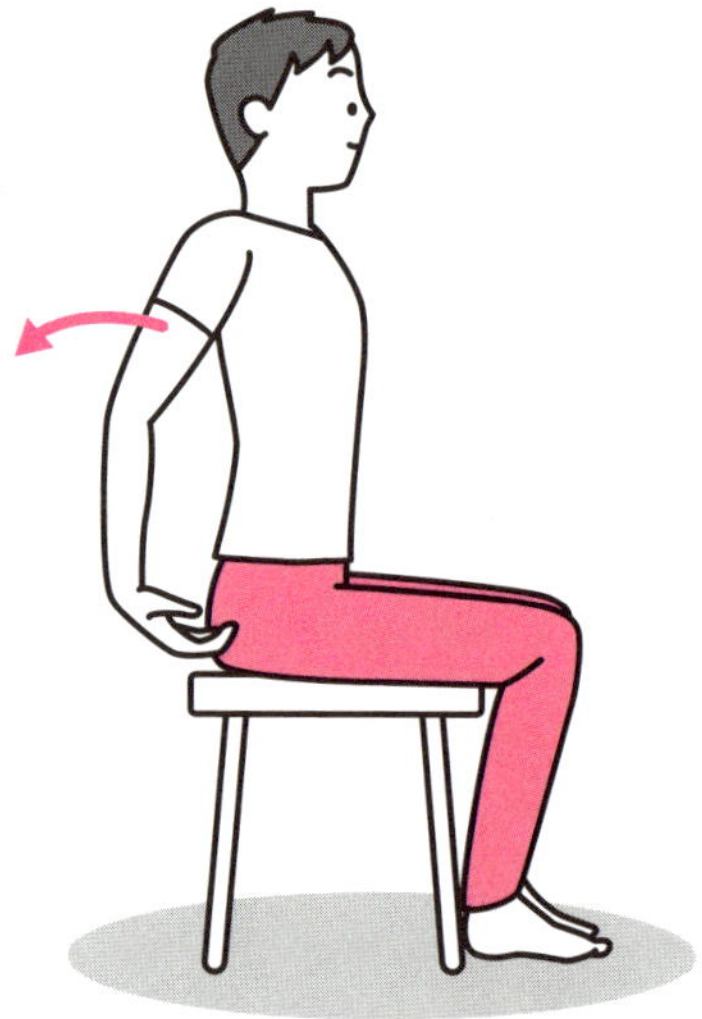

肩甲帯の可動域回復体操②

1セット10回を3セット

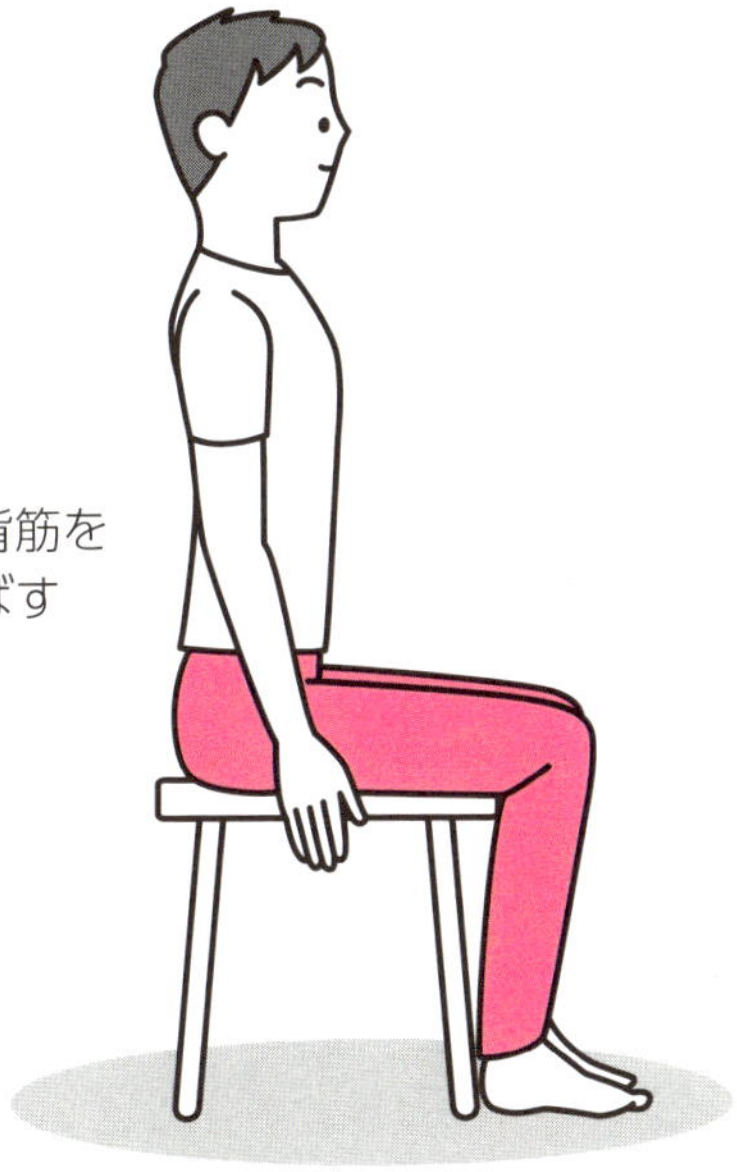

1 椅子に座り、背筋を真っすぐに伸ばす

ワンポイント

上体は動かさずに行う

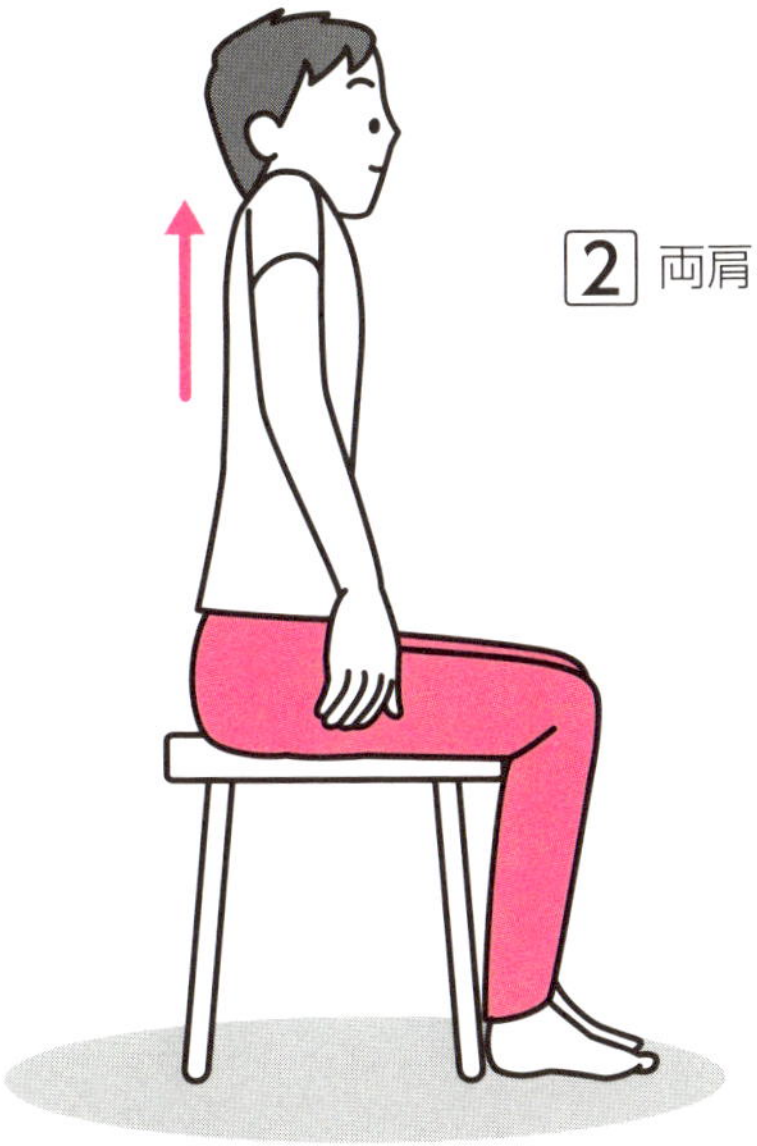

2 両肩を上下に動かす

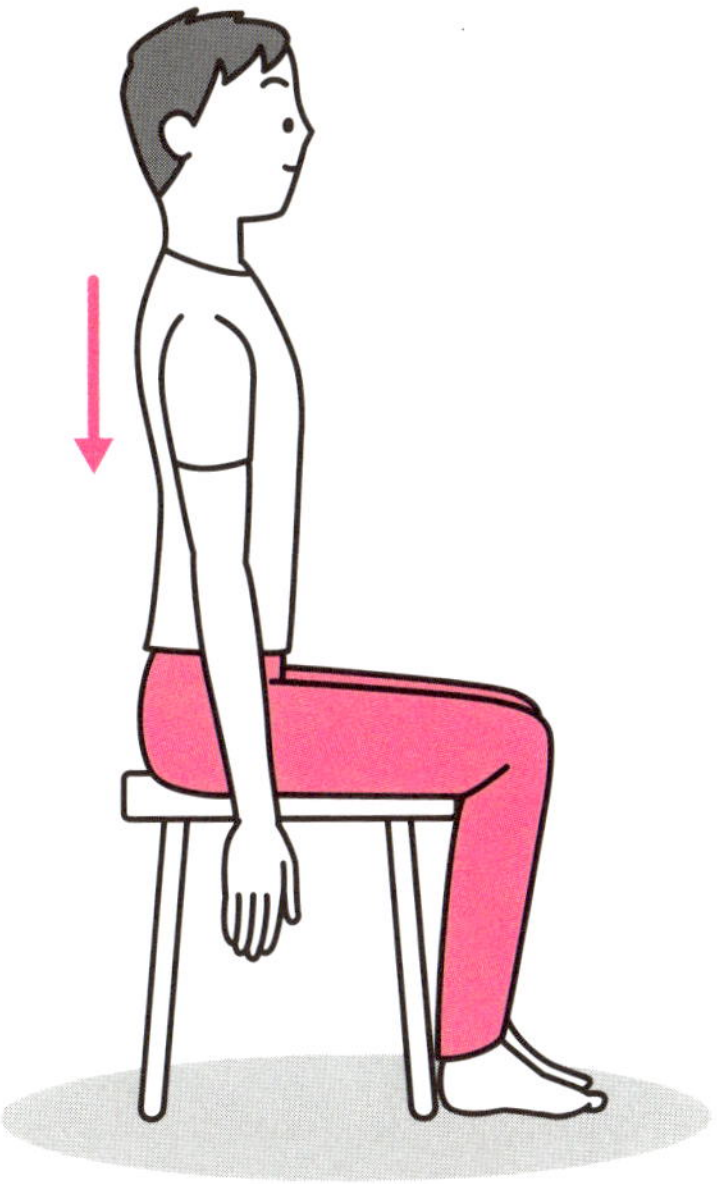

足の関節可動域回復体操

1セット10回を1セット

●足関節の可動域

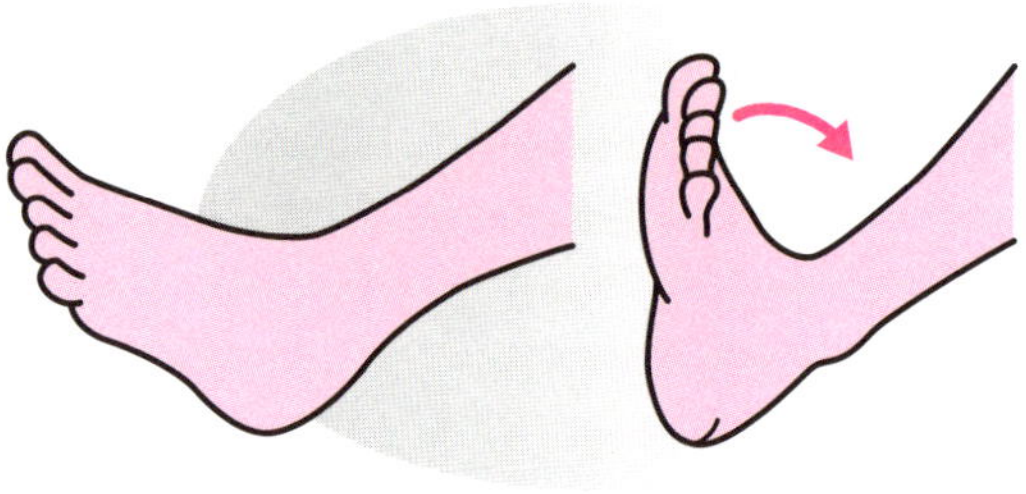

1 足のつま先をすねに近づける

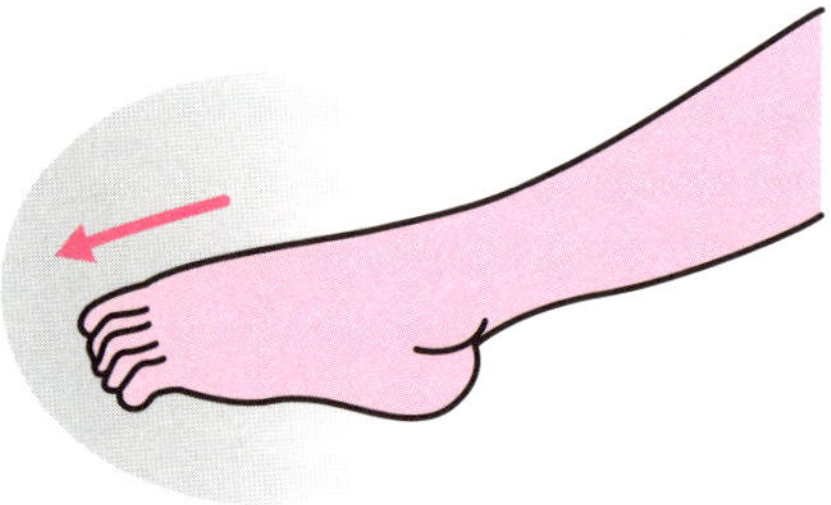

2 足のつま先を伸ばす

●足趾《そくし》関節《かんせつ》の可動域

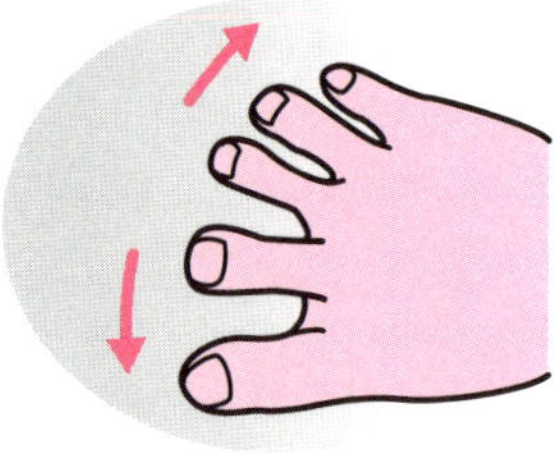

1 足の指を大きく広げる

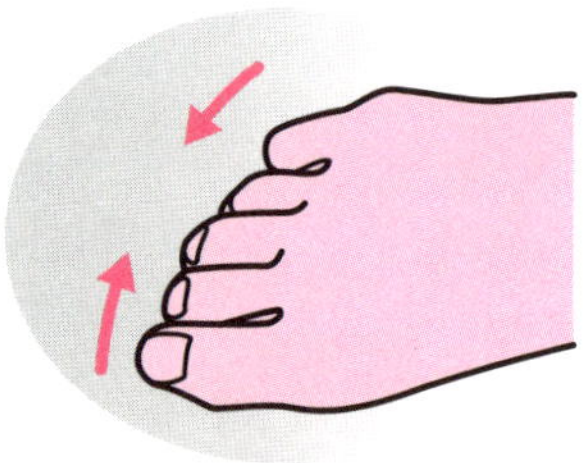

2 足の指を閉じる

※左右、同様に行う

ワンポイント

座っているときや横になっているときに、こまめに行うとよい

● 手首の関節可動域回復体操① ●

1セット10回を1セット

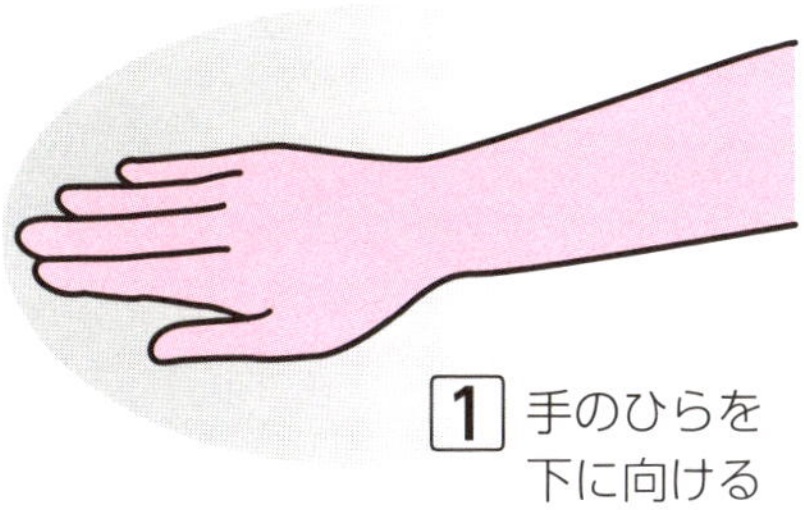

1 手のひらを下に向ける

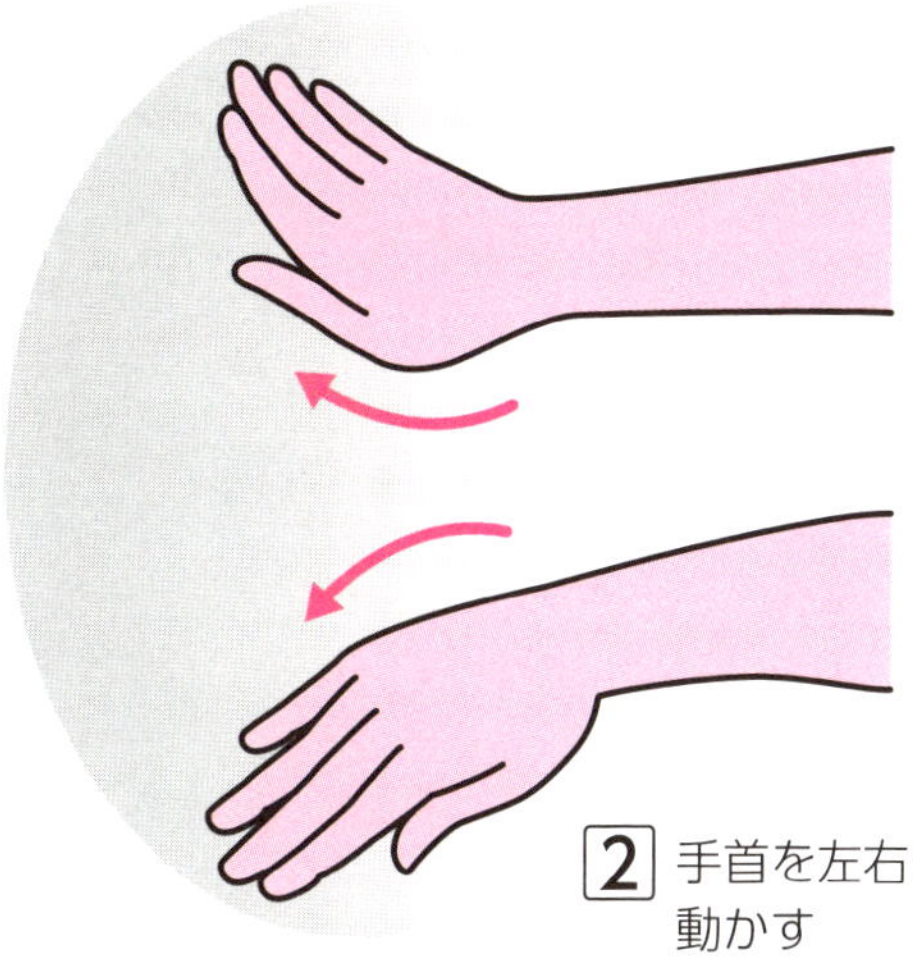

2 手首を左右に動かす

※左右、同様に行う

● 手首の関節可動域回復体操② ●

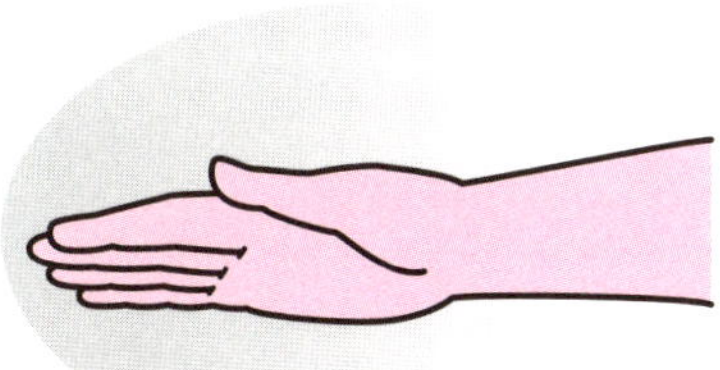

1 手のひらを横に向ける

2 手首を上下に動かす

ワンポイント
肘は動かさずに行う

※左右、同様に行う（反対の手で補助）

保存期慢性腎臓病（CKD）患者

透析導入患者

糖尿病を改善させる

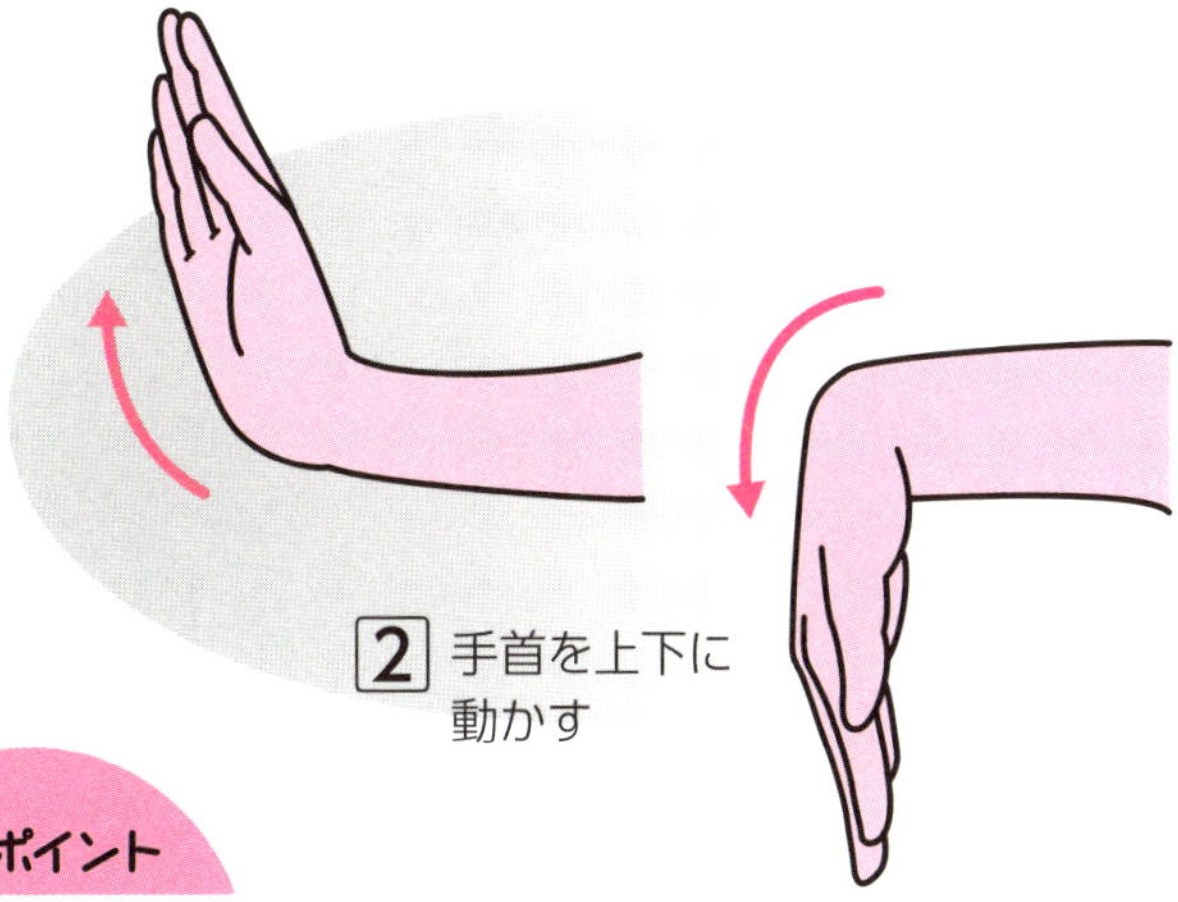

指の運動

レジスタンス運動

～握る、つかまる力を維持する～

グー・パー体操

1セット10回を1セット

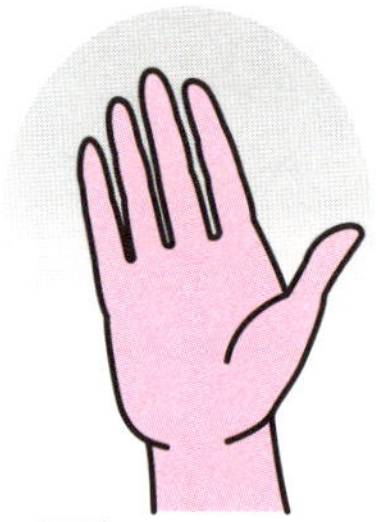

1 手のひらを上に向ける

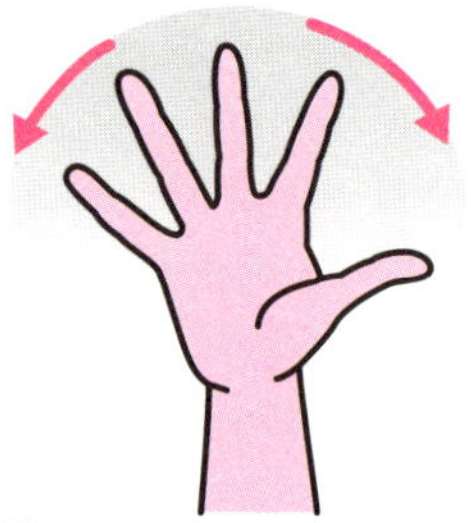

2 指先を真っすぐ伸ばして大きく広げる

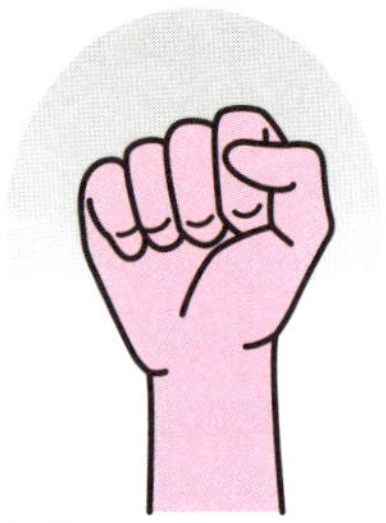

3 指先を曲げて強く握る

※左右、同様に行う

指折り数える

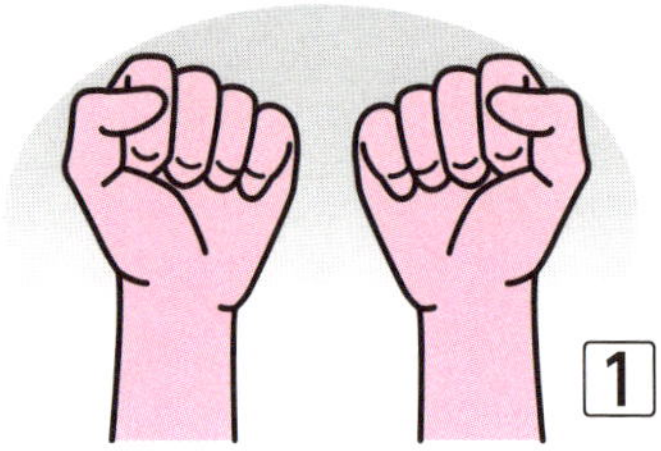

1 指を握る

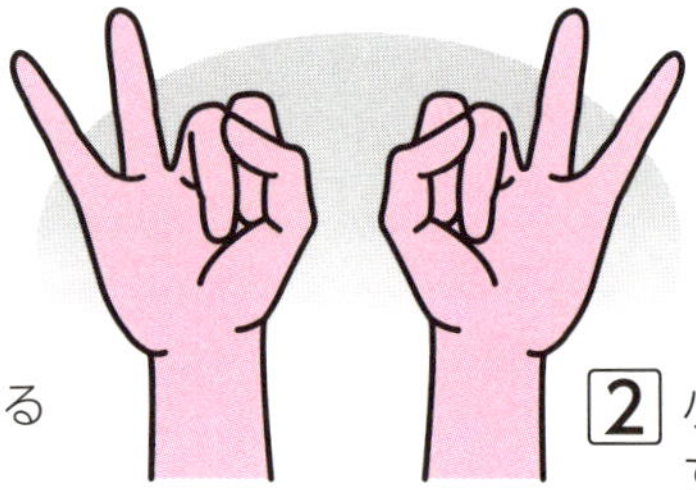

2 小指から１本ずつ指を開く

ワンポイント

慣れてきたら、リズムよく行う

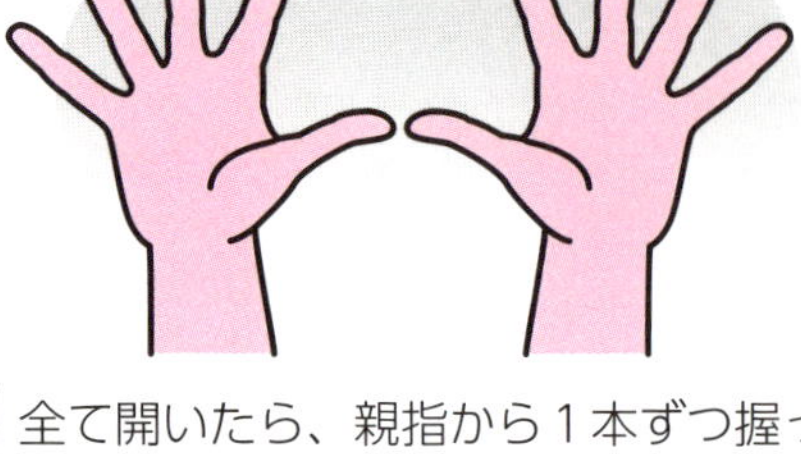

3 全て開いたら、親指から１本ずつ握っていく

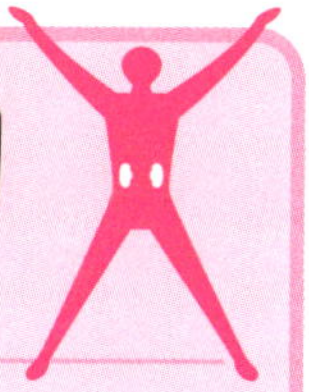

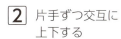

胸・肩甲骨の運動

レジスタンス運動

～肩こりを予防・改善～

保存期慢性腎臓病（CKD）患者
透析導入患者
糖尿病を改善させる

肩のはにわストレッチ

1セット10回を1セット

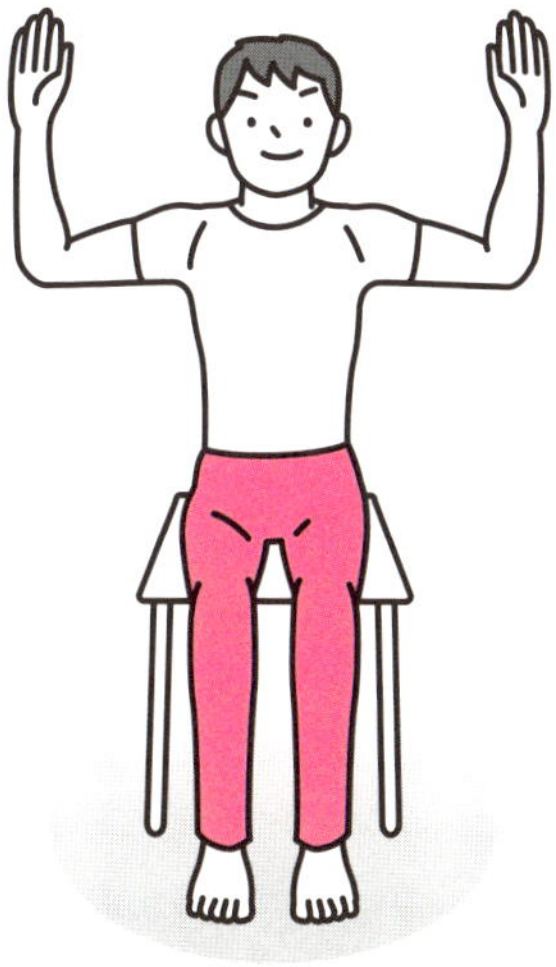

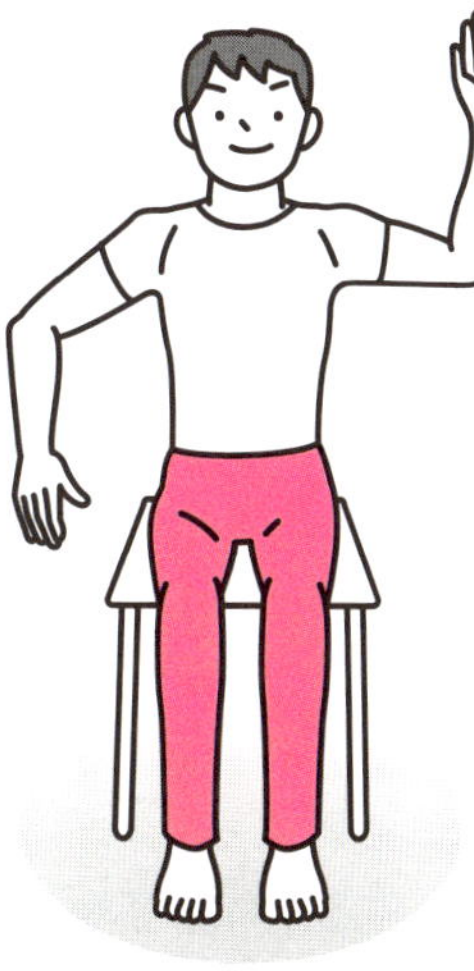

1 肘を曲げた状態で両腕を上げる

2 片手ずつ交互に上下する

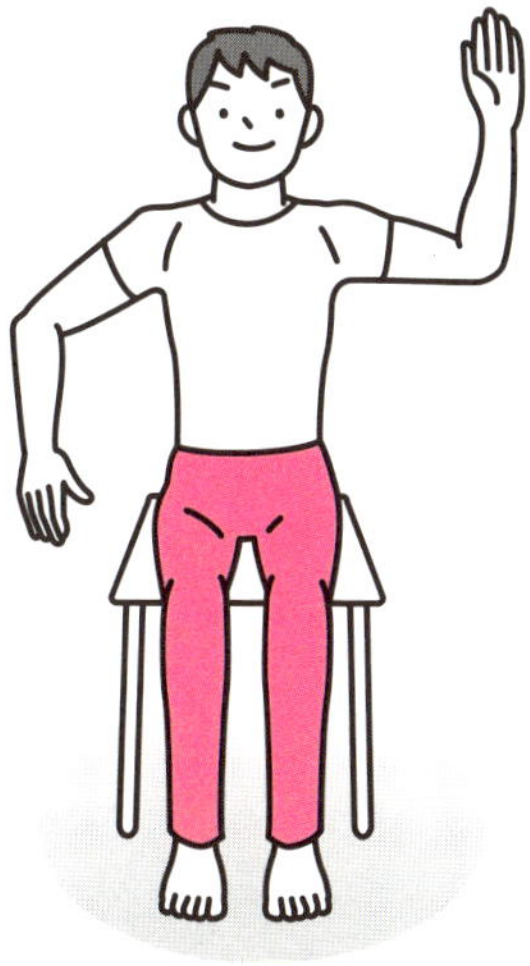

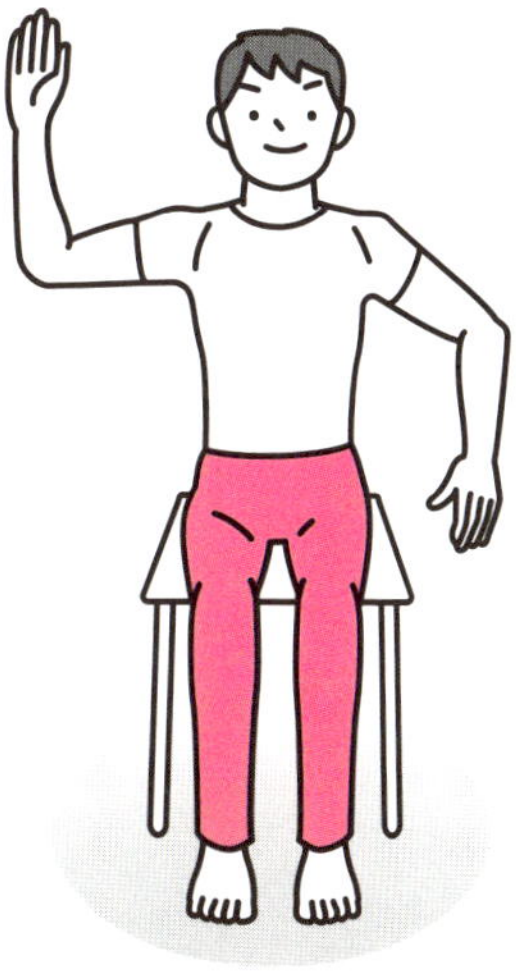

ワンポイント

肩甲骨が動いていることを意識する

お腹の運動

レジスタンス運動

～便秘を予防・改善～

仰向けで足踏み

1セット10回を3セット

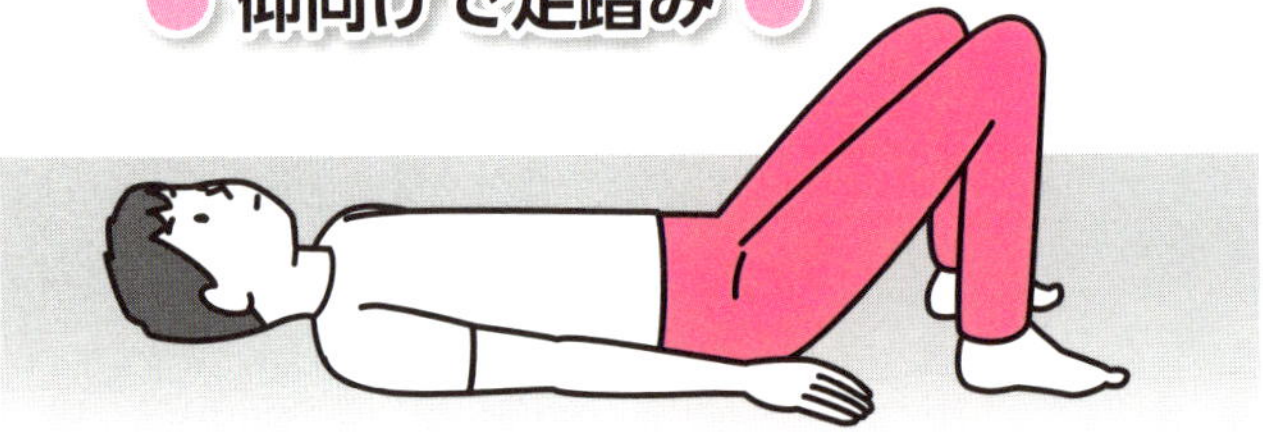

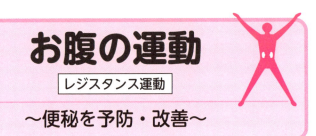

1 仰向けになり、膝を曲げる

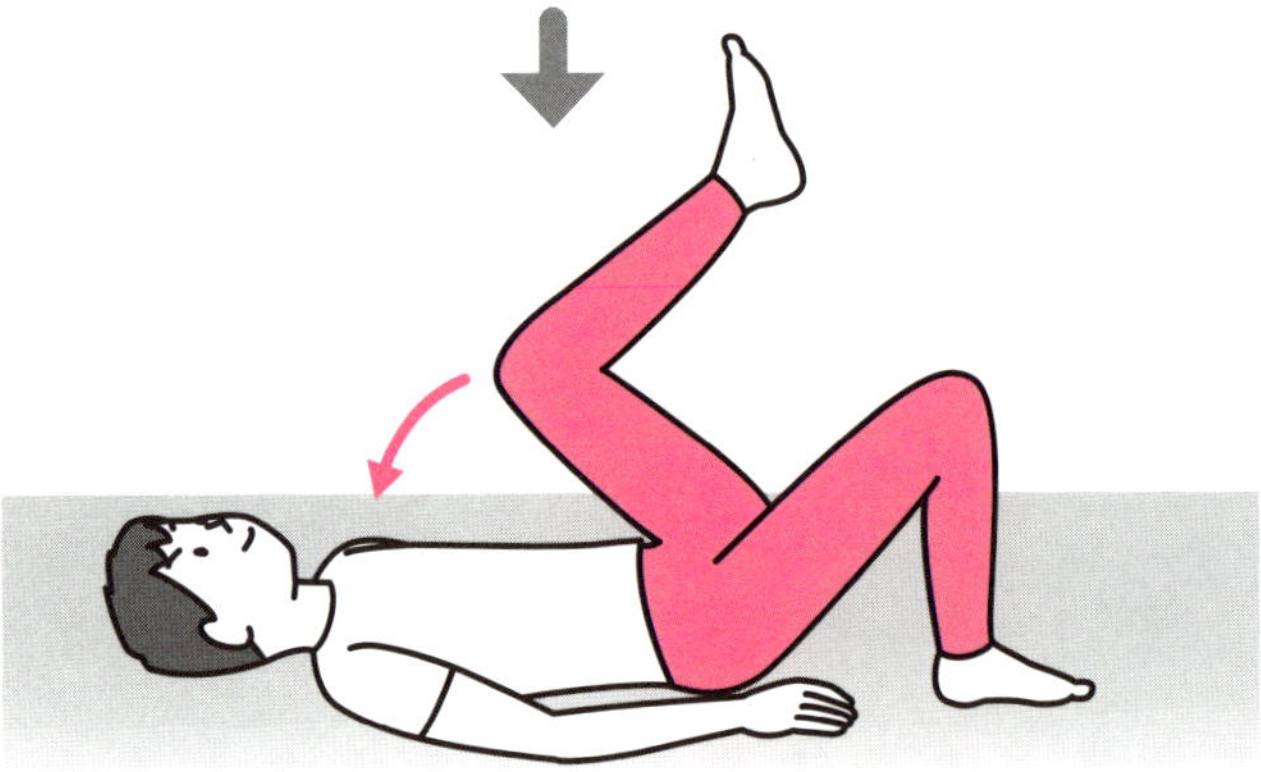

2 片脚を上げて、胸に近づける

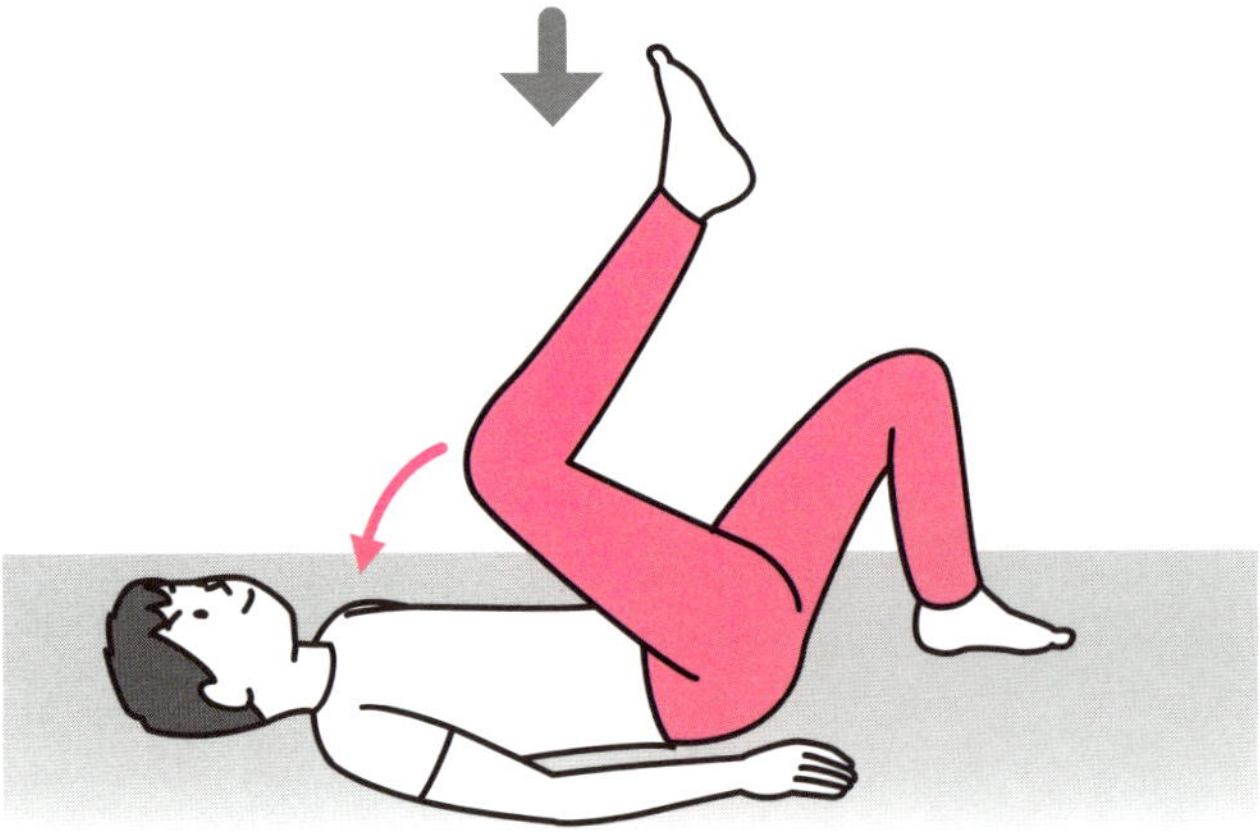

3 左右、交互に行う

ワンポイント

慣れてきたら、リズムよく行う

腰・骨盤の運動

レジスタンス運動

〜いくつになっても自分の足で歩くをめざす〜

🌸 骨盤の上げ下げ 🌸

1セット10回を3セット

1 仰向けになり、両手を腰に置く

ワンポイント
骨盤が上下に動くのを意識して行う

2 かかとを左右交互に押し出すようにする

（左側タブ）
- 保存期慢性腎臓病（CKD）患者

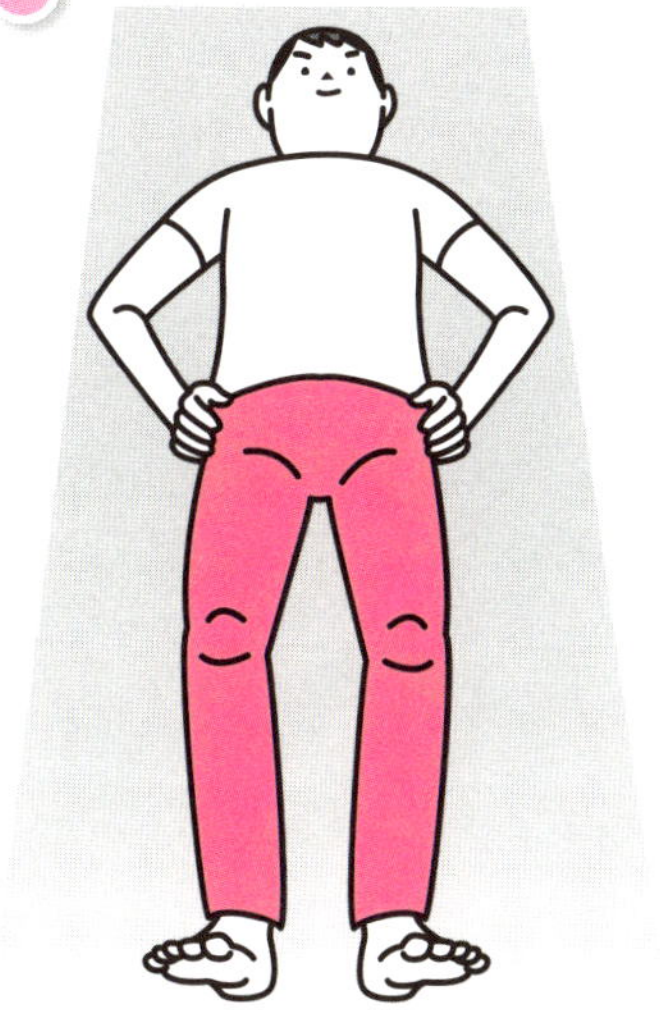

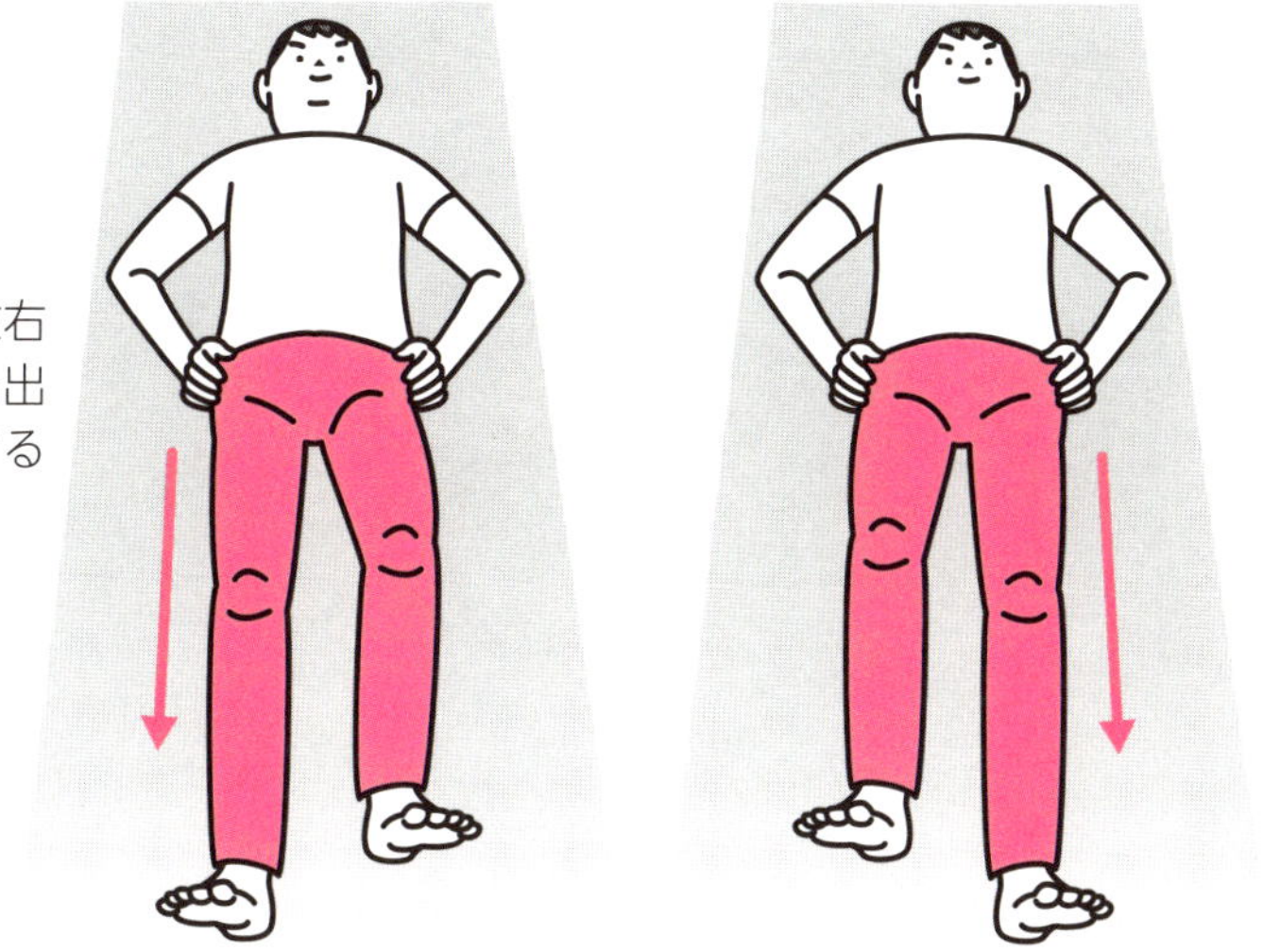

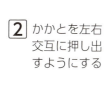

脂肪燃焼運動

レジスタンス運動 ＋ 有酸素運動

～脂肪燃焼、心肺機能・基礎代謝をアップ～

階段運動　～1歩ずつ上がる

1セット10回を
3セット

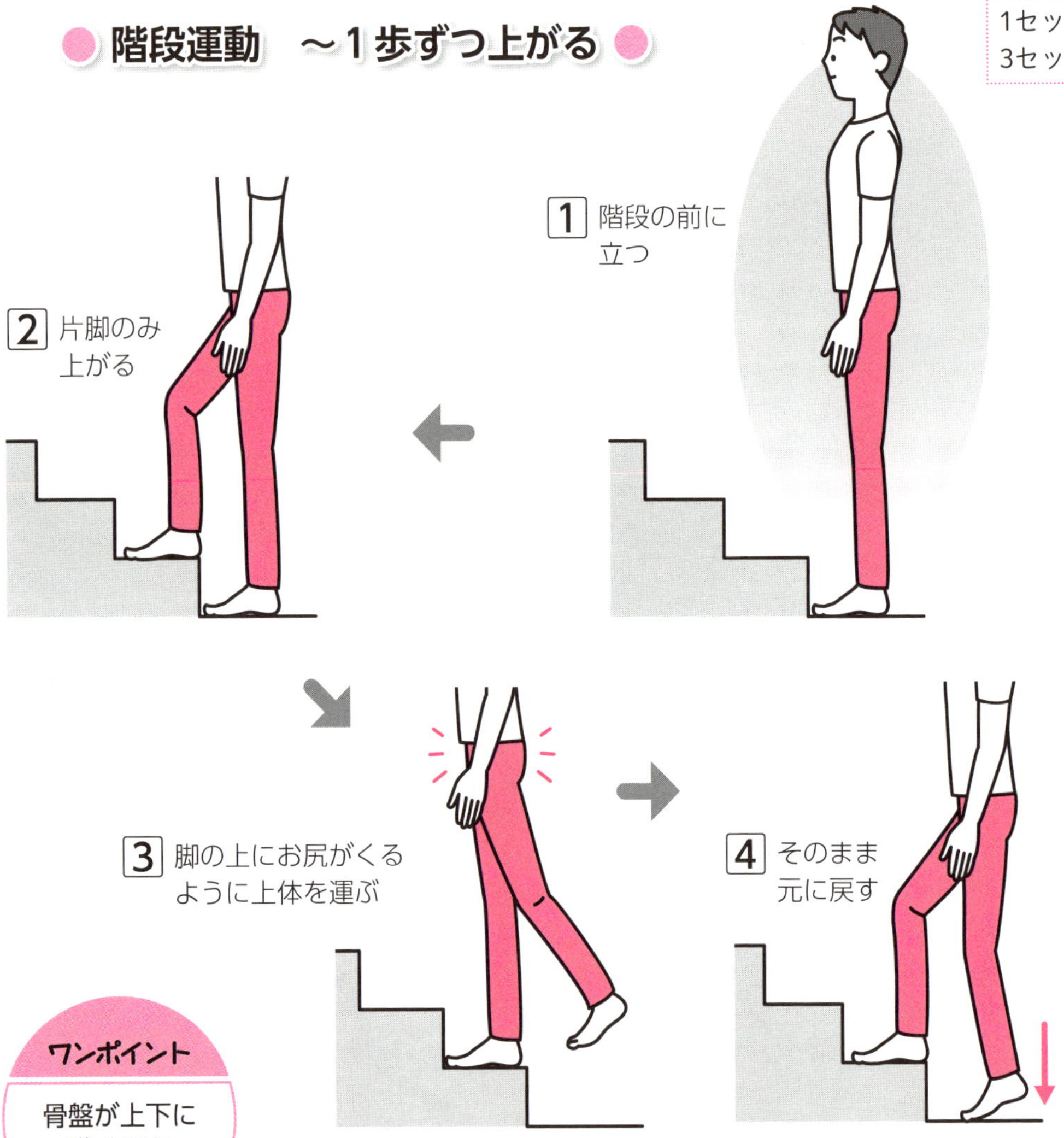

ワンポイント

骨盤が上下に動くのを意識して行う

※左右、交互に行う

階段運動　～昇り降り

1セット10回を3セット

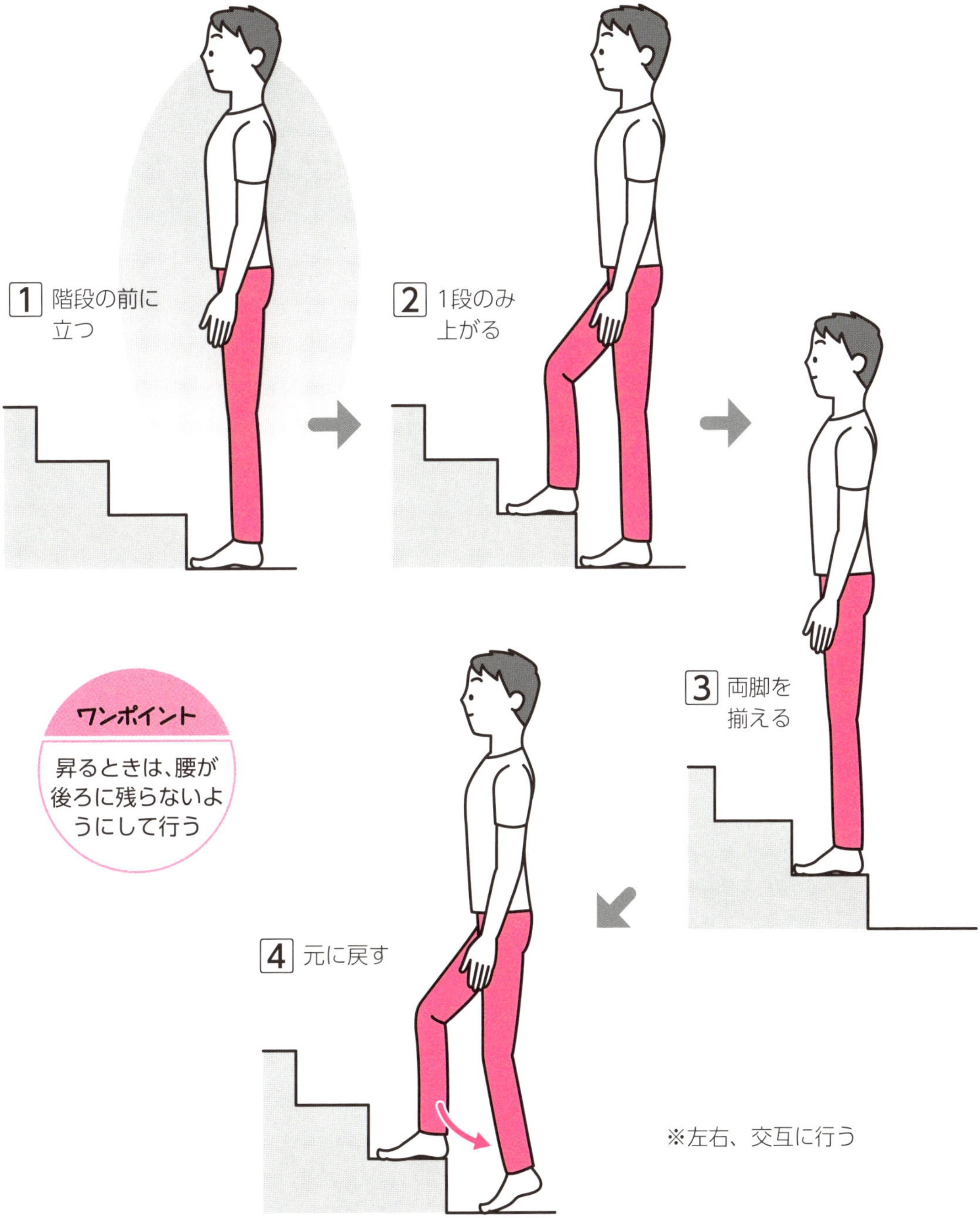

ワンポイント

昇るときは、腰が後ろに残らないようにして行う

※左右、交互に行う

１分間マッサージ

〜血流改善、冷え・むくみを解消する〜

● ふくらはぎ→ひざ裏へのマッサージ ●

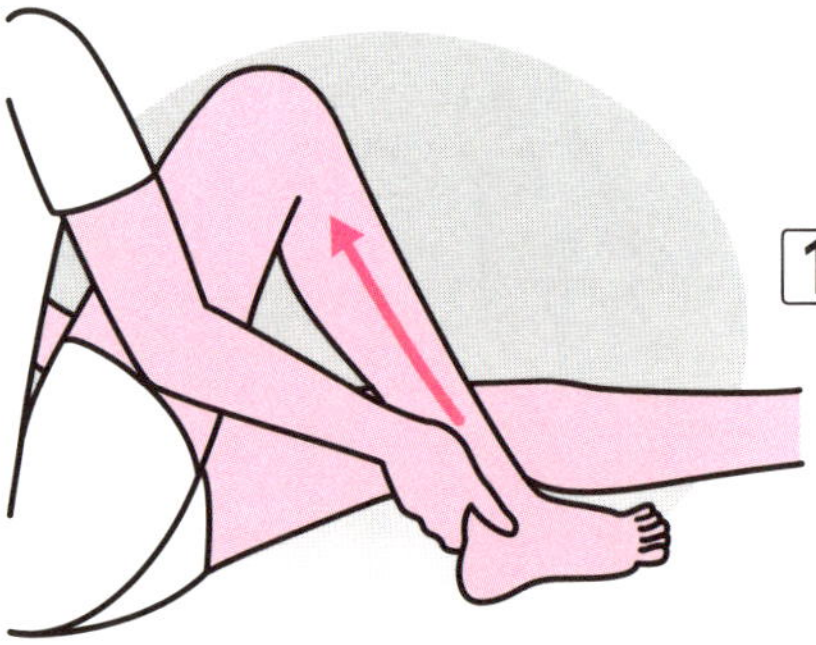

1 足首の裏に片手を当てる

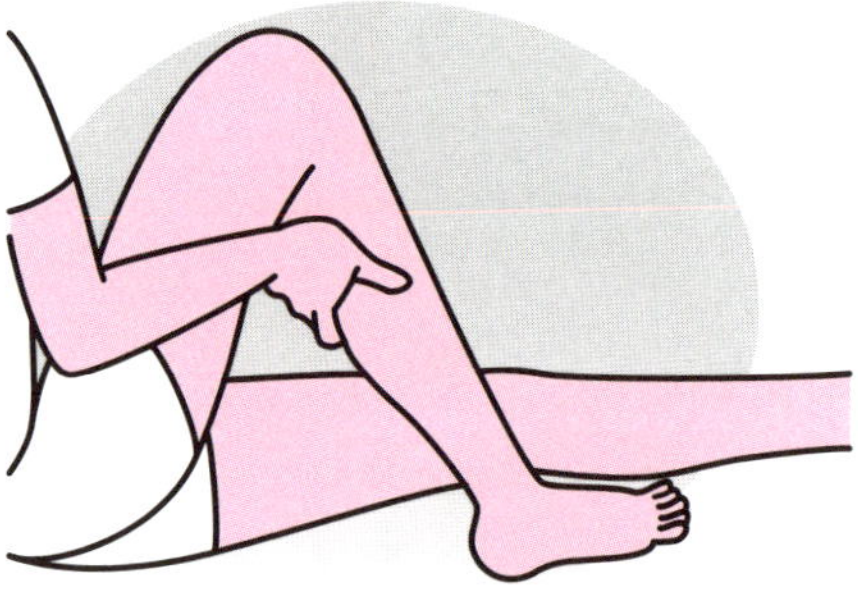

2 片手でふくらはぎを包み込むようにしながら、膝裏に向かってゆっくりとさすり上げる

※左右、それぞれ１分ずつ行う

運動制限のある人は血流を促す「マッサージ」を

慢性腎臓病（ＣＫＤ）のステージが重度のＧ４・５の患者さんや、透析療法を受けている患者さんは、運動で体を動かす機会が減るため、全身の血流が滞り、腎機能も低下しやすくなります。軽めの運動で筋肉を刺激し、血流を促すのがベストですが、運動制限のある人は、下肢のマッサージを行うだけでも一定の効果が期待できます。

ふくらはぎや太ももの大きな筋肉をマッサージすると、筋肉のポンプ作用が働き、下半身にたまった血液が心臓に押し戻され、全身の血流がアップします。１日１回、３種類のマッサージをそれぞれ１分ずつ行いましょう。

太もも→脚のつけ根へのマッサージ

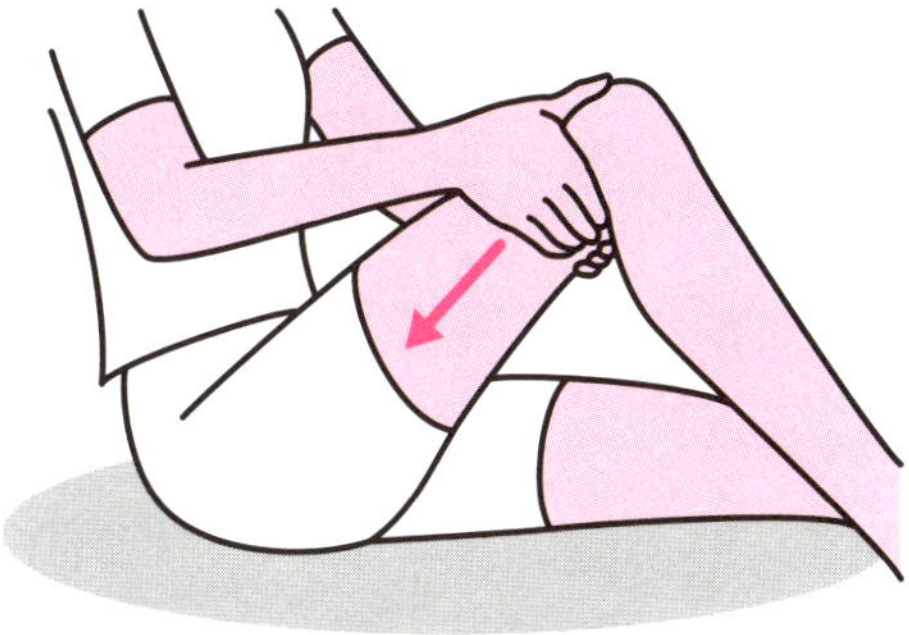

1 膝の横に両手を当てる

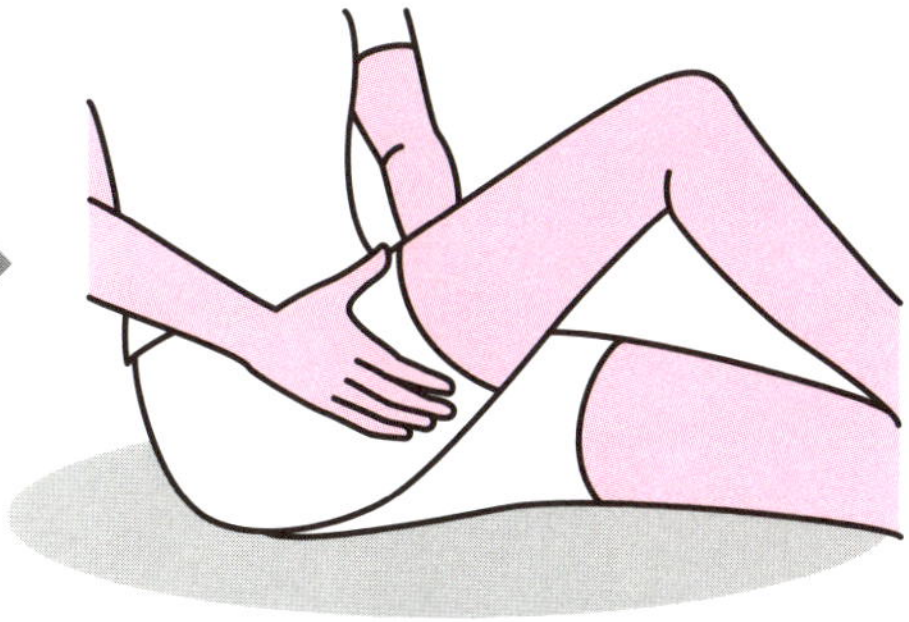

2 両手で太ももを軽く押しながら、脚のつけ根に向かってゆっくりとさすり上げる

※左右、それぞれ１分ずつ行う

足指→足首へのマッサージ

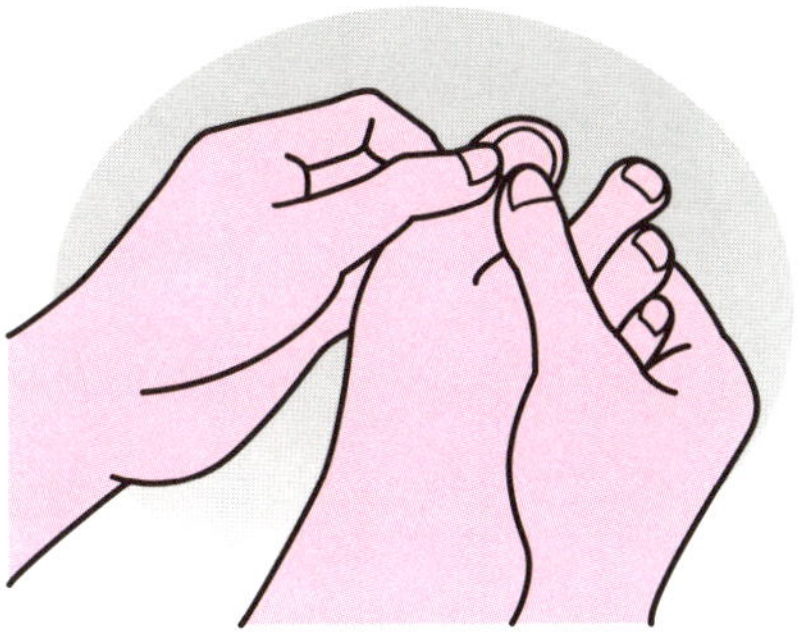

1 両手の親指と人差し指で、足指を１本ずつ、つま先からつけ根まで軽く押しながらさすり上げる

※左右、それぞれ１分ずつ行う

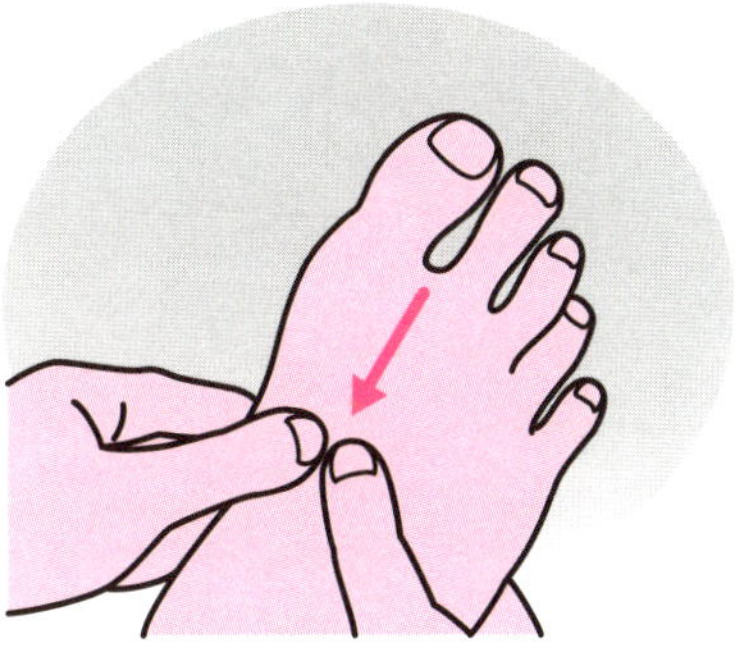

2 両手の親指を足の指と指の間に当てて足を軽く握り、足指のつけ根から足首に向かってさすり上げる（片足で計４ヵ所）

※左右、それぞれ１分ずつ行う

運動には、インスリンの効果を高めて血糖値を低下させる作用があります。
ただし、運動を止めてしまうとその効果も失われるので、継続することが大切です。

腕の運動

レジスタンス運動

～バランスを崩したときに
さっと手が出る！をめざす～

力こぶの運動

1セット10回を3セット

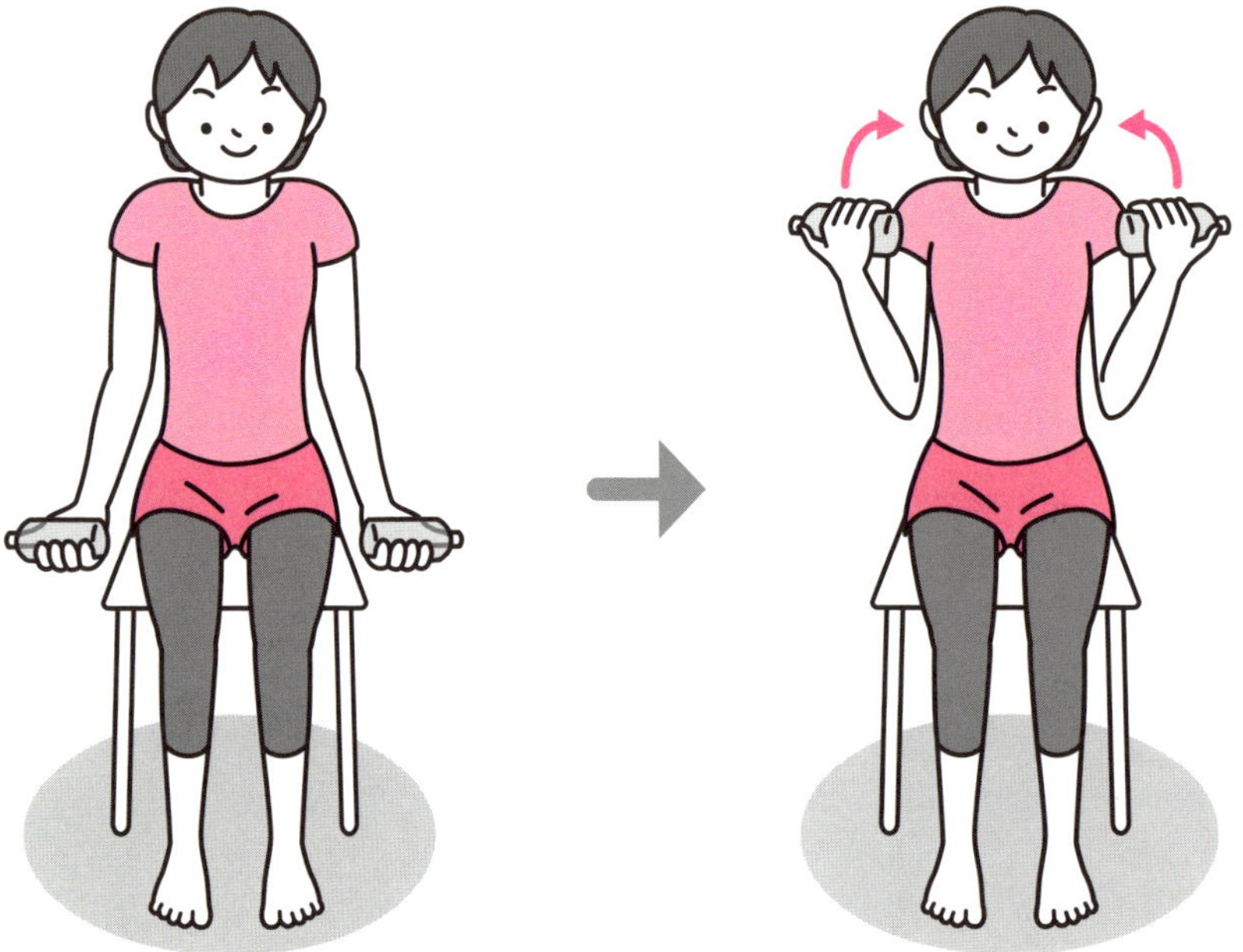

1 手のひらを上に向けて、両腕を下ろす

2 肘を脇につけた状態で、力こぶを意識して手首を肩に近づける

3 戻すときは、二の腕の裏側を意識してゆっくり下ろす

ワンポイント

慣れてきたら、ペットボトルなどを持って行うとより効果的

お腹の運動
レジスタンス運動

～ポッコリお腹を解消～

● 腹筋 ●

1セット10回を3セット

1 仰向けになり、膝を立てる

↓

2 ももの上に手を置き、手が脚の上を滑るようにしてお腹を丸める

ワンポイント

お腹を丸めるとき、戻すときは、反動をつけずゆっくりと

保存期慢性腎臓病（CKD）患者

透析導入患者

糖尿病を改善させる

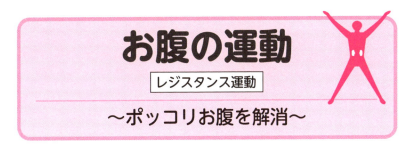

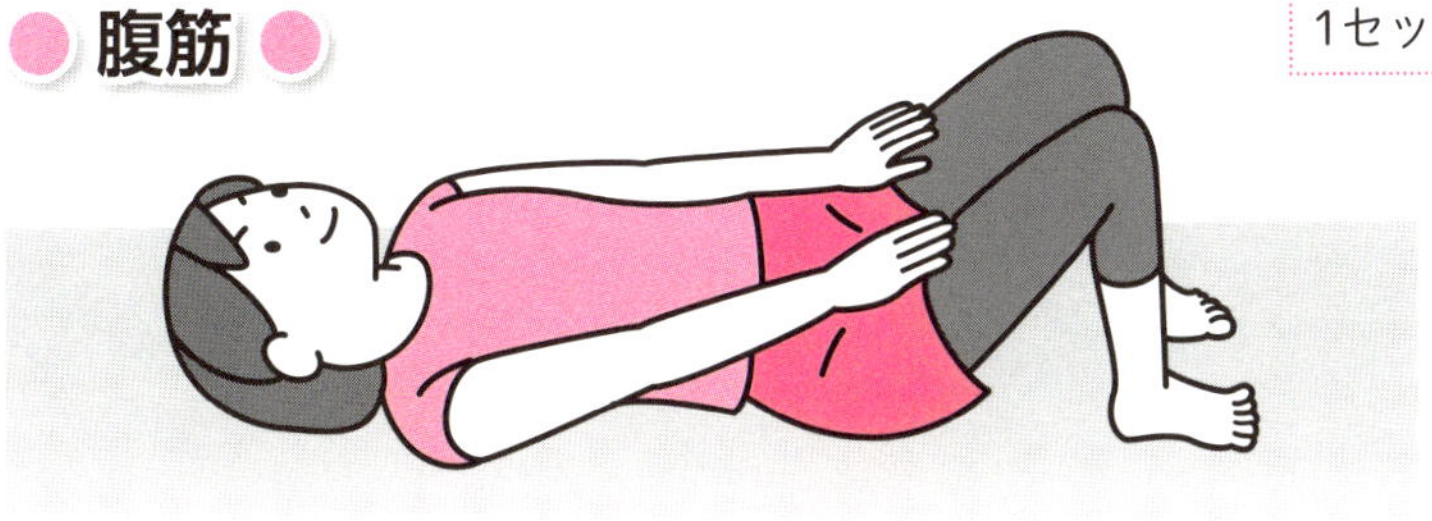

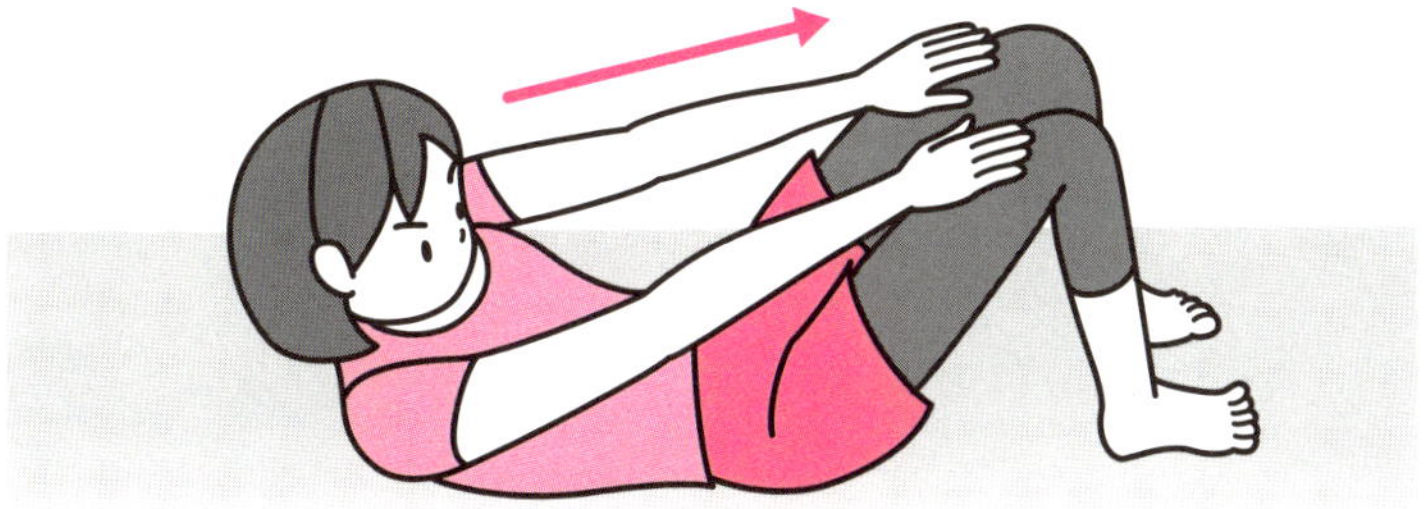

腰・骨盤の運動

レジスタンス運動

～正しい姿勢・歩行を維持する～

骨盤ウォーキング

2m × 3往復1セットを
3セット

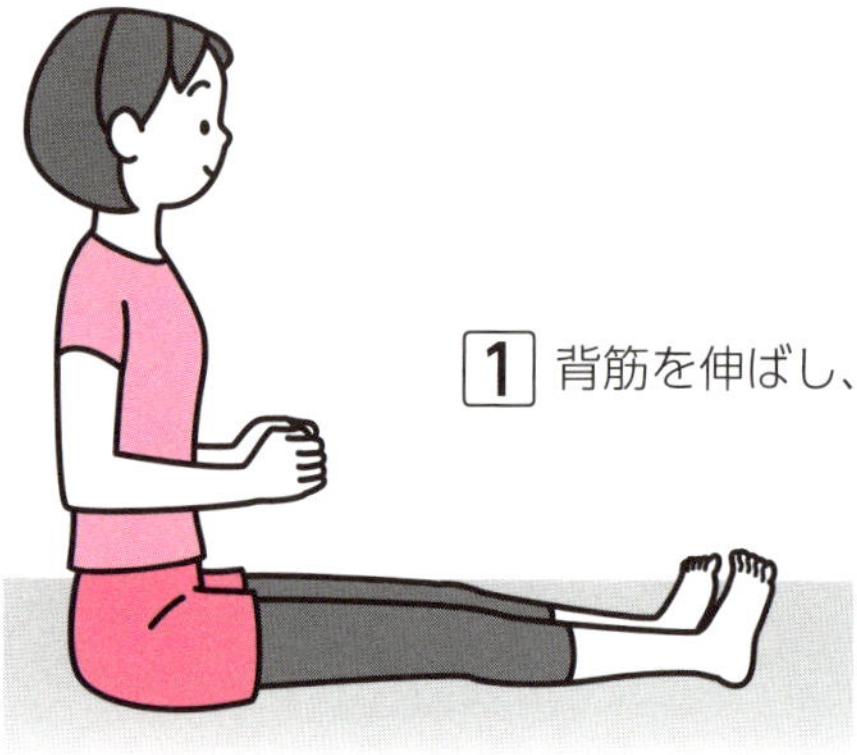

1 背筋を伸ばし、脚を伸ばして床に座る

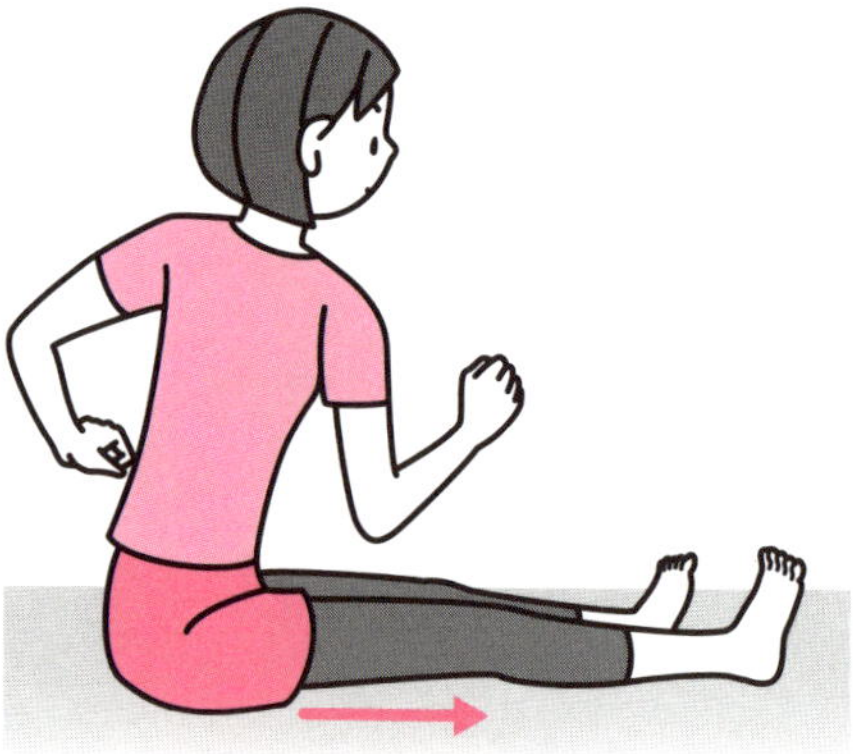

2 骨盤を左右交互に前に押し出し、１歩ずつ前に進む

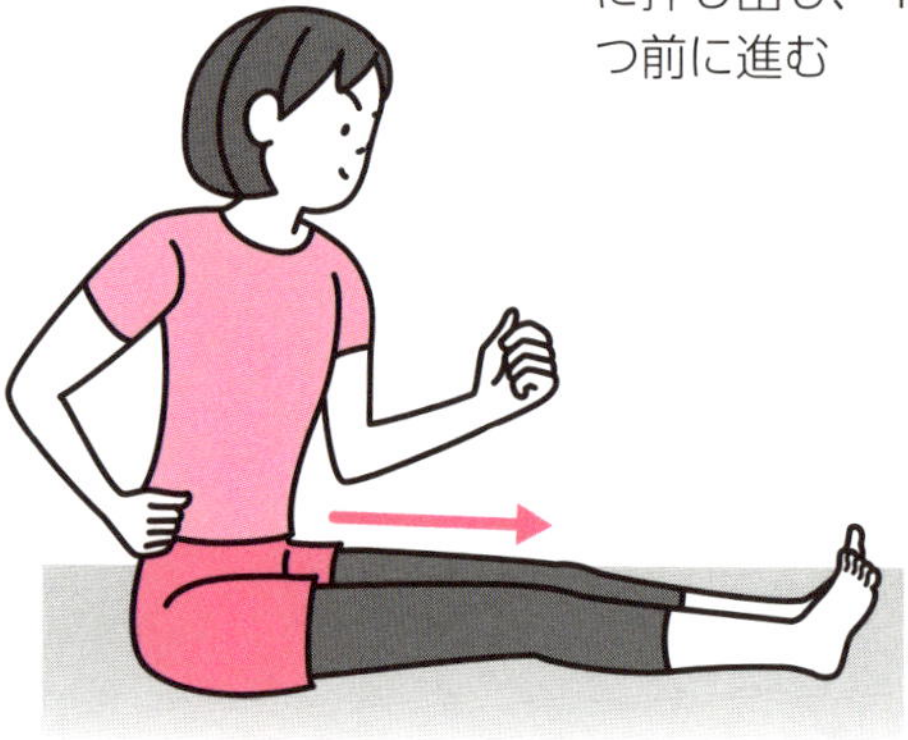

ワンポイント

- つま先は力を抜いて、骨盤が前後に動くイメージで行う
- 慣れてきたら、背中を丸めないように１歩ずつ後ろに下がる

保存期慢性腎臓病（CKD）患者
透析導入患者
糖尿病を改善させる

お尻の運動

レジスタンス運動

～腰痛の予防・改善～

ヒップリフト

1セット10回を3セット

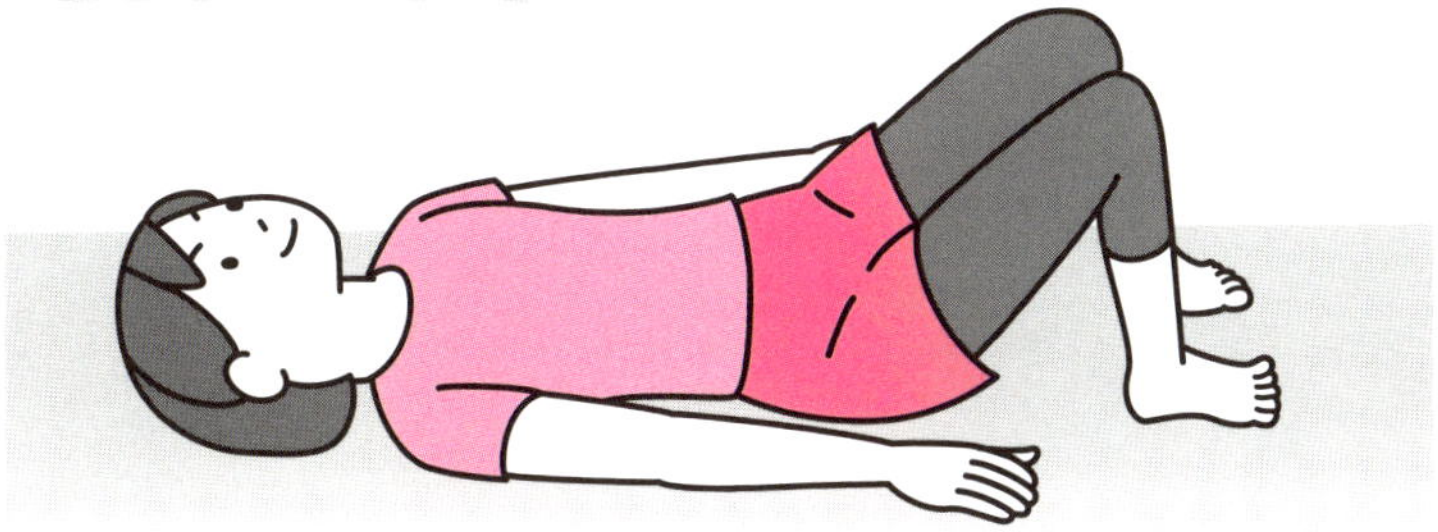

1 仰向けになり、膝を立てる

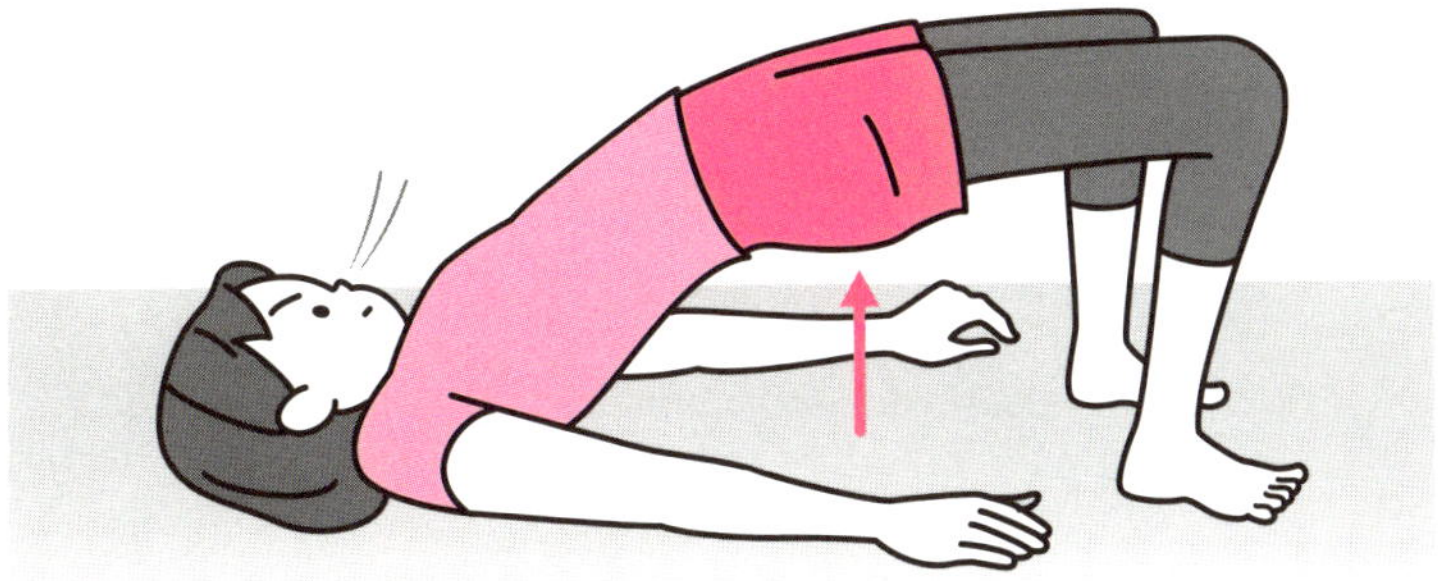

2 息を吸いながら、お尻に力を入れて身体を持ち上げる

3 息を吐きながら、背骨を１つずつ下ろすイメージでお尻を下ろす

ワンポイント

手のひらと足の裏でしっかりと床を押す

脚の運動

レジスタンス運動

～腰に負担をかけずに脚力をアップ～

座って足踏み（お腹の運動）

1セット10回を3セット

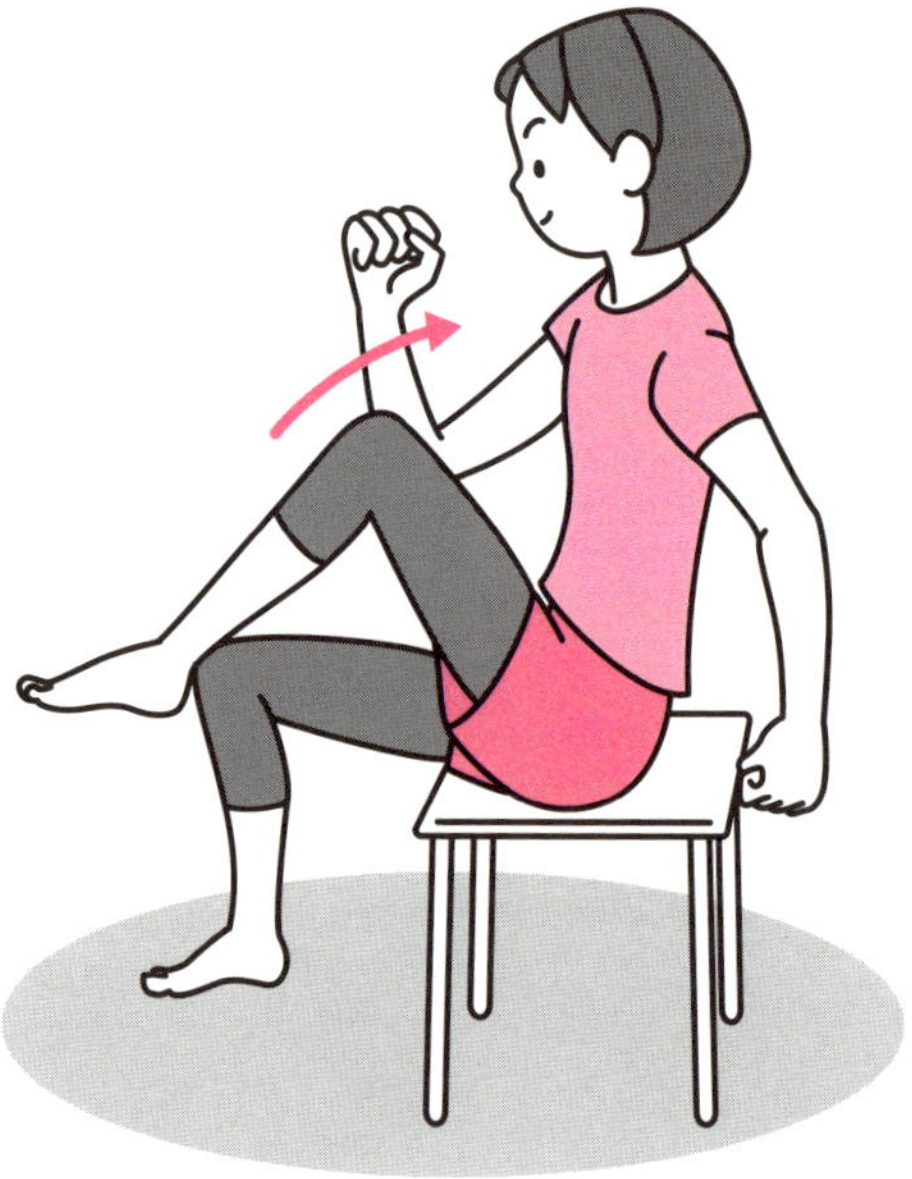

1 椅子に浅く腰かけて、左右交互に膝を胸に近づける

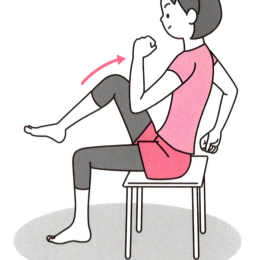

ワンポイント

脚に合わせて、胸も大きく後ろに引く

開いて閉じて

1セット10回を3セット

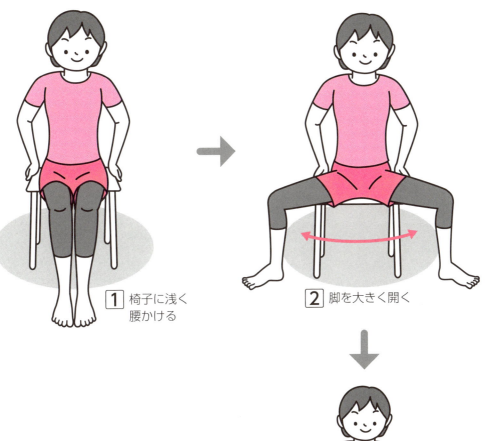

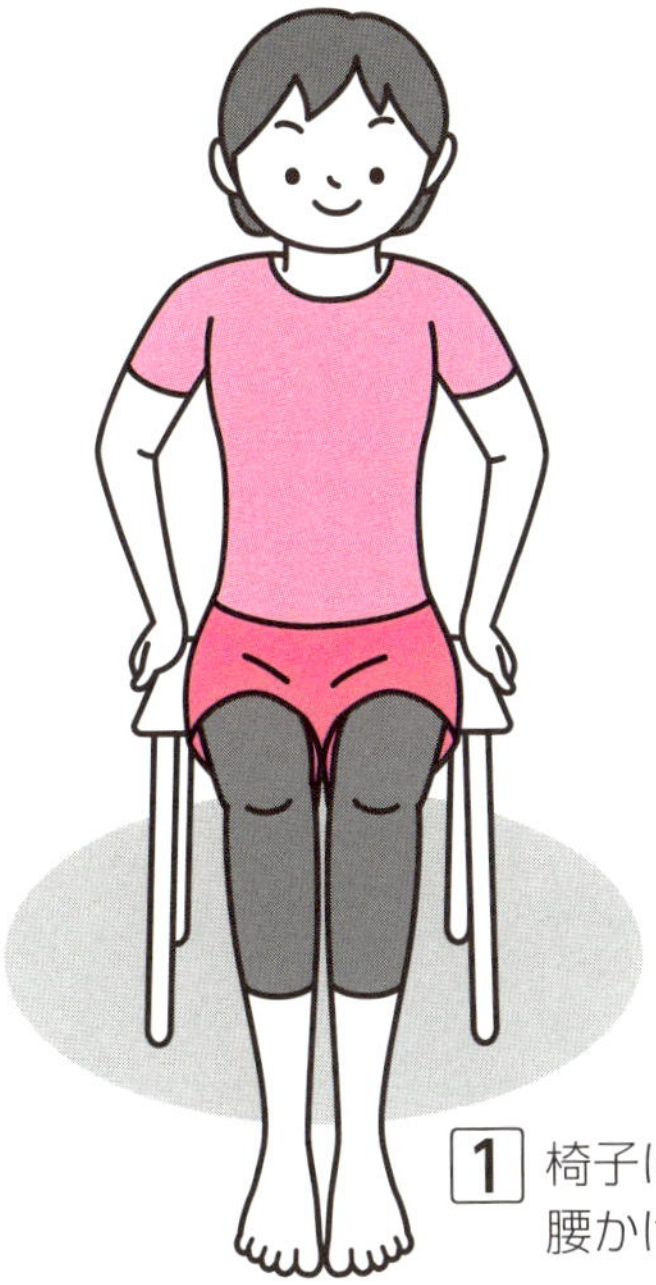

1 椅子に浅く腰かける

2 脚を大きく開く

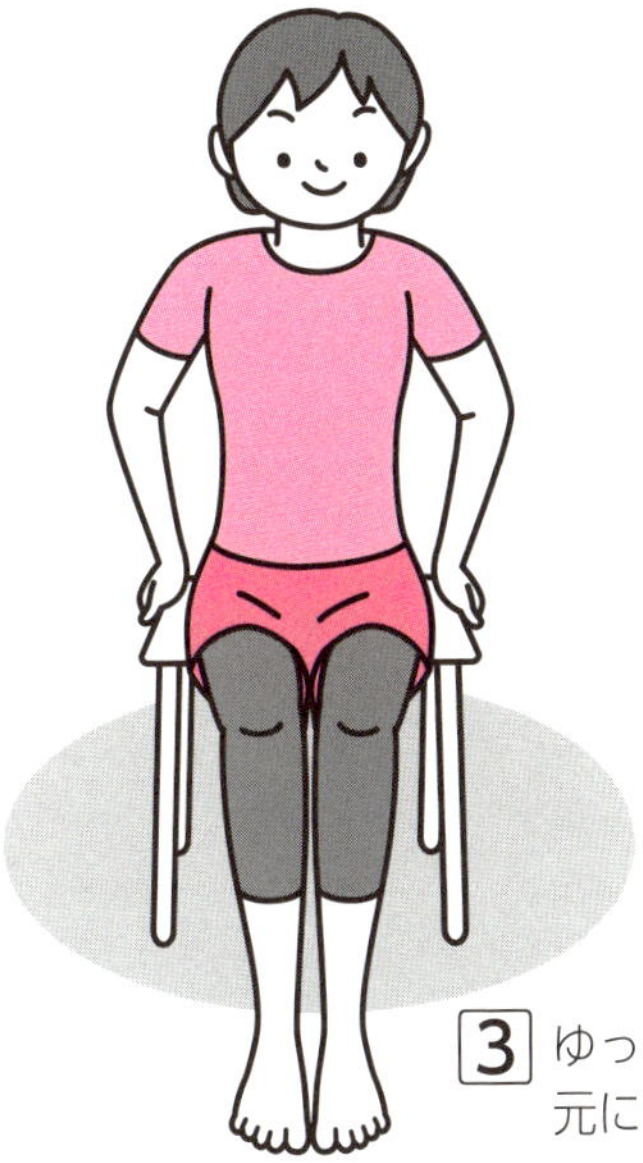

3 ゆっくり元に戻す

ワンポイント

内ももに力が入るのを意識しながら動かす

脂肪燃焼運動

レジスタンス運動 ＋ 有酸素運動

～脂肪燃焼、心肺機能・基礎代謝をアップ～

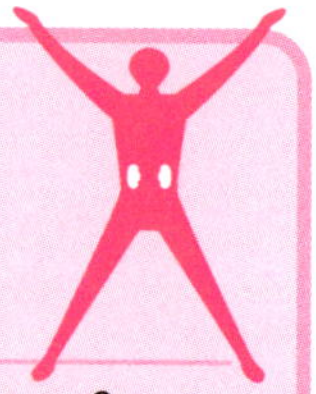

アクアウォーキング

○ まずは、普通歩行と大股歩行をそれぞれ２分間行ってから以下の運動を始める

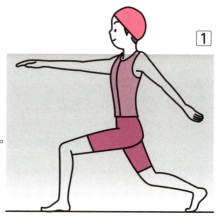

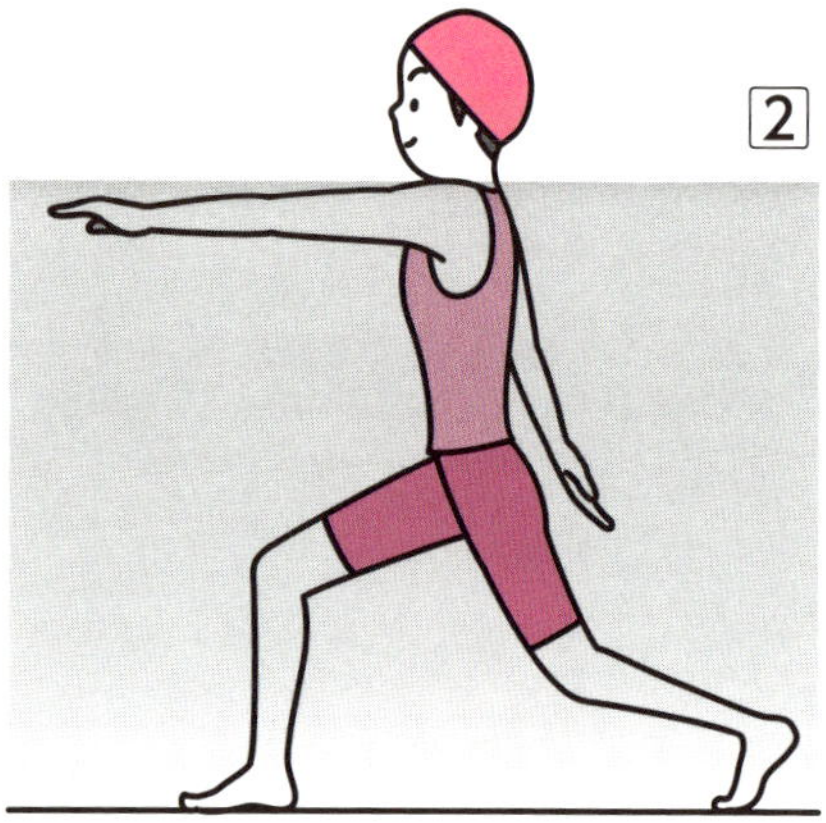

ゆっくり大股で歩く。踏み込む足に合わせて両手を前後に大きく伸ばす

※この運動を２分間くりかえし行う

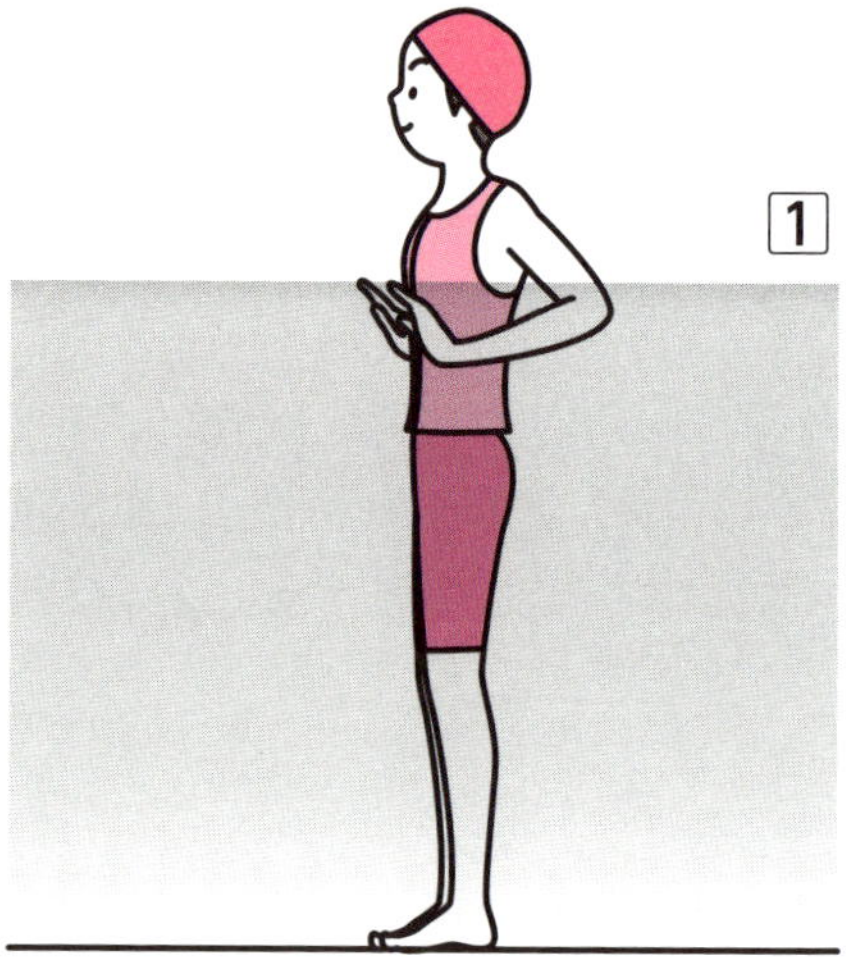

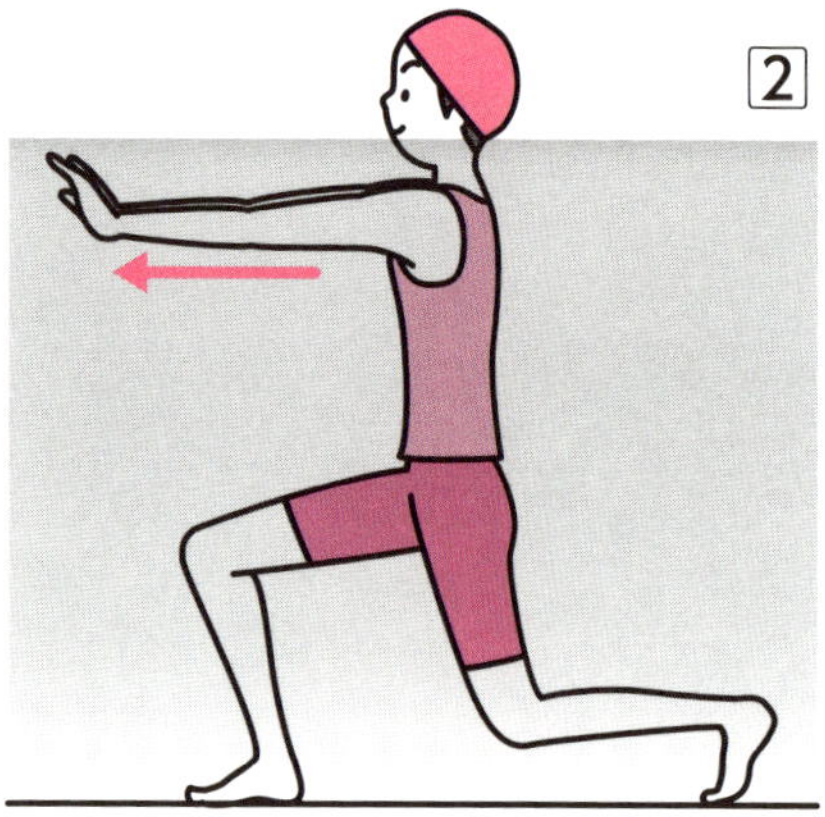

大股で歩く。踏み込む足に合わせて両手を前に押し出す

※この運動を２分間くり返し行う

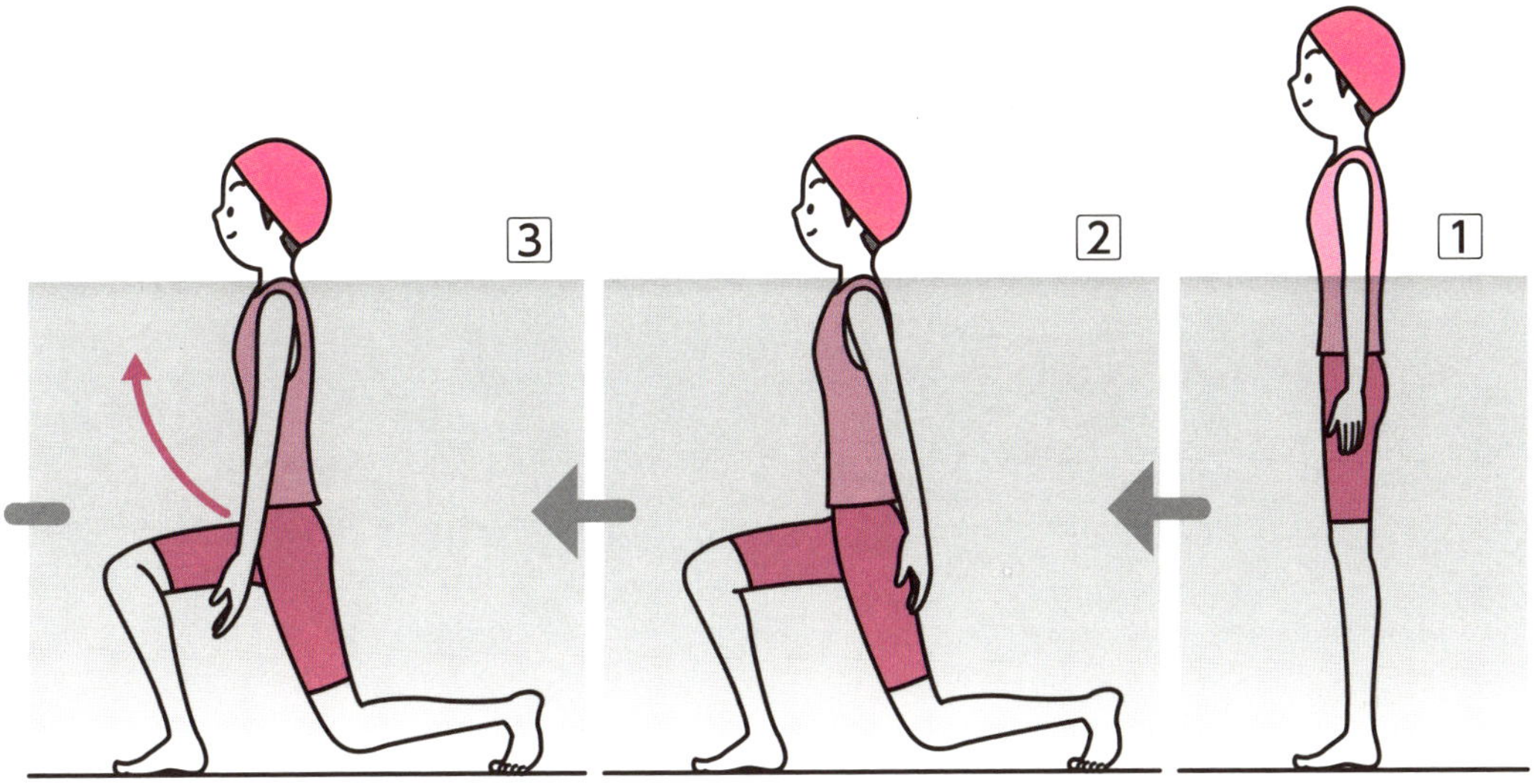

大股で歩く。踏み込む足に合わせて、両手で水をすくうように肘を曲げる

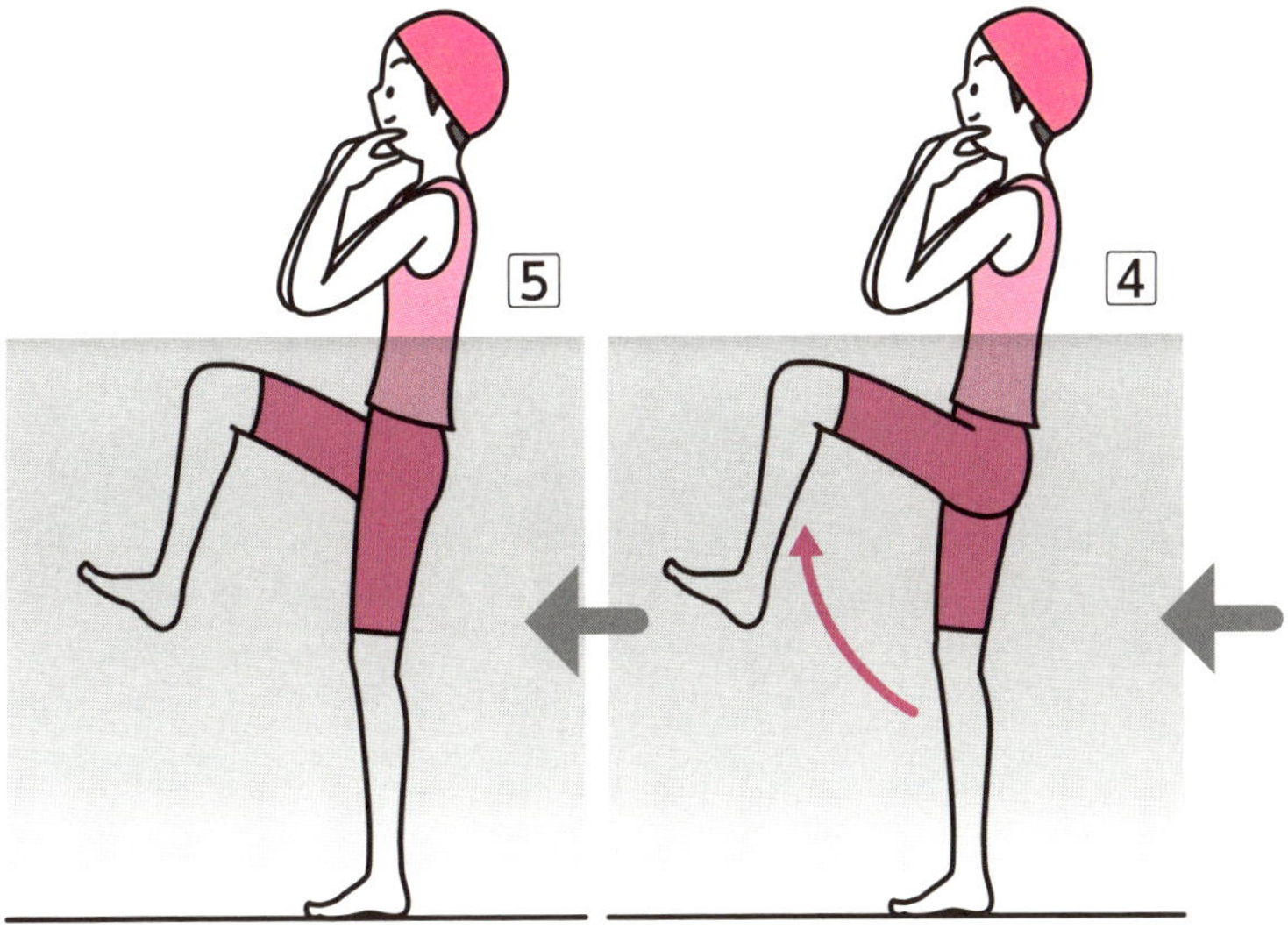

そのまま踏み込む足をかえ、同じ動作で前に進んでいく

※この運動を２分間くり返し行う

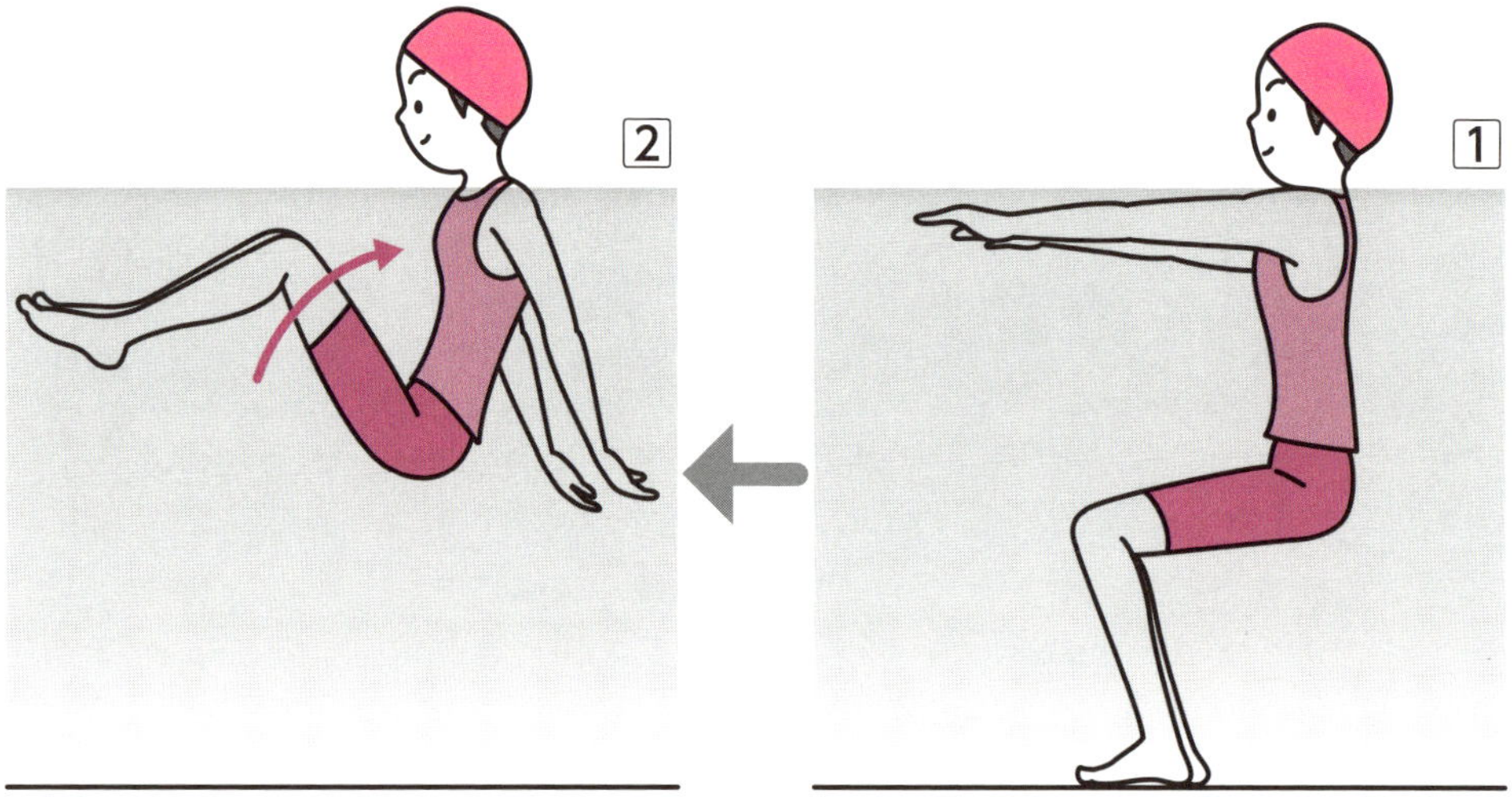

肩まで水に浸かり、縄跳びで飛ぶように両膝を胸に近づける
※この運動を２分間くり返し行う

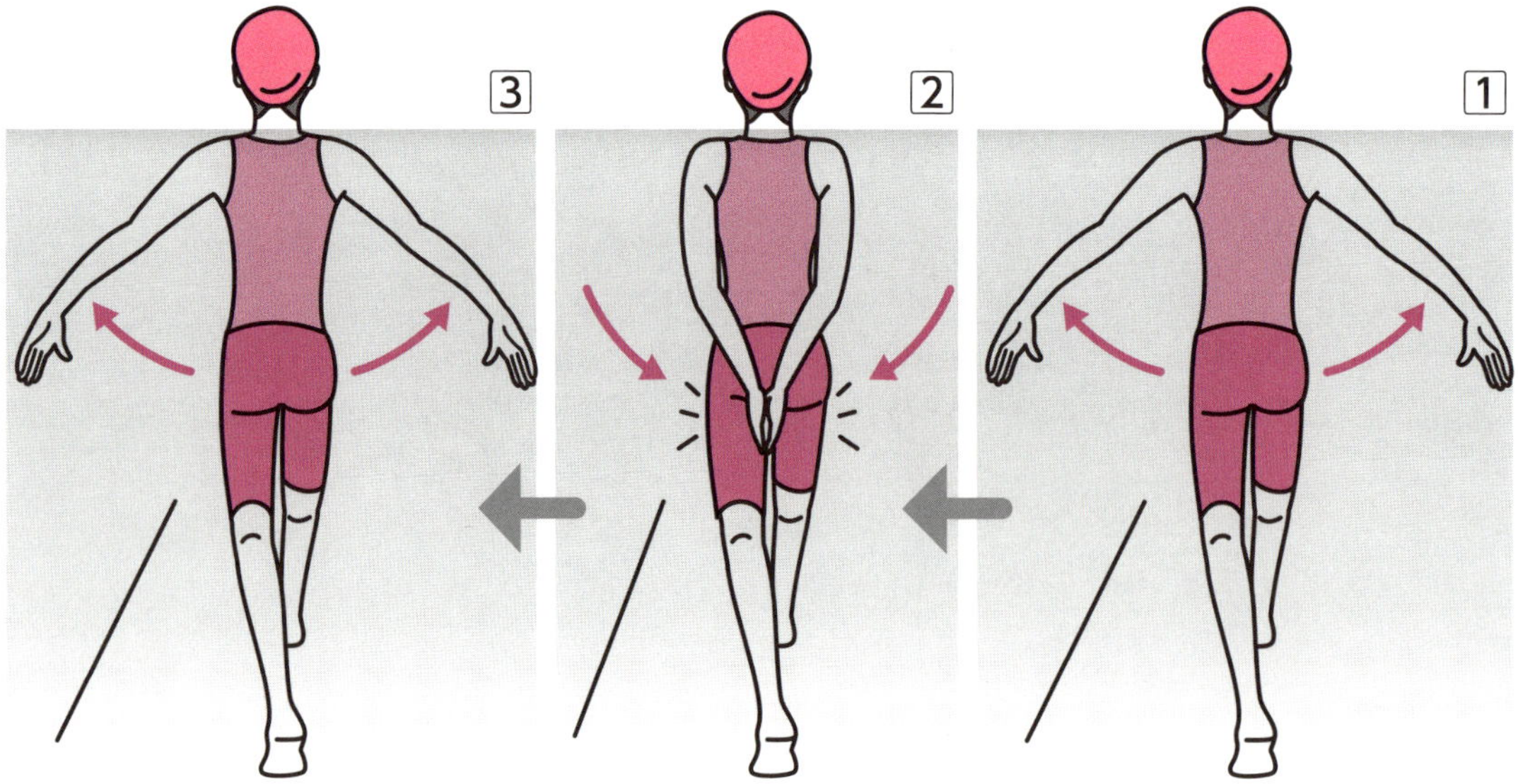

肩まで水に浸かり、鳥が羽を羽ばたかせるようにお尻の後ろで拍手をする
※この運動を２分間くり返し行う

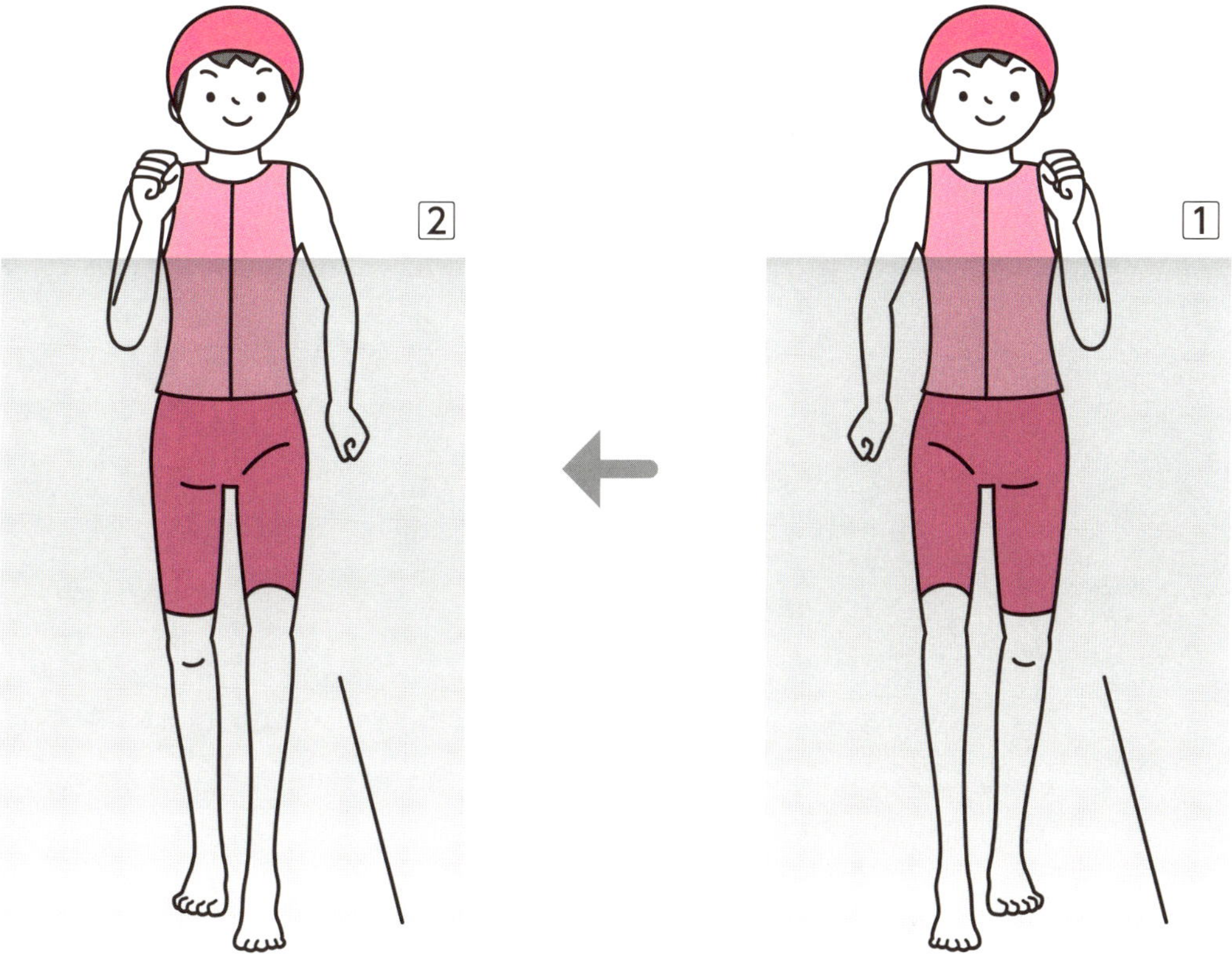

つま先歩きにならないよう、足裏全体を使って、ゆっくり駆け足をする
※この運動を２分間くり返し行う

○ 次に、速度をあげた駆け足を２分間する

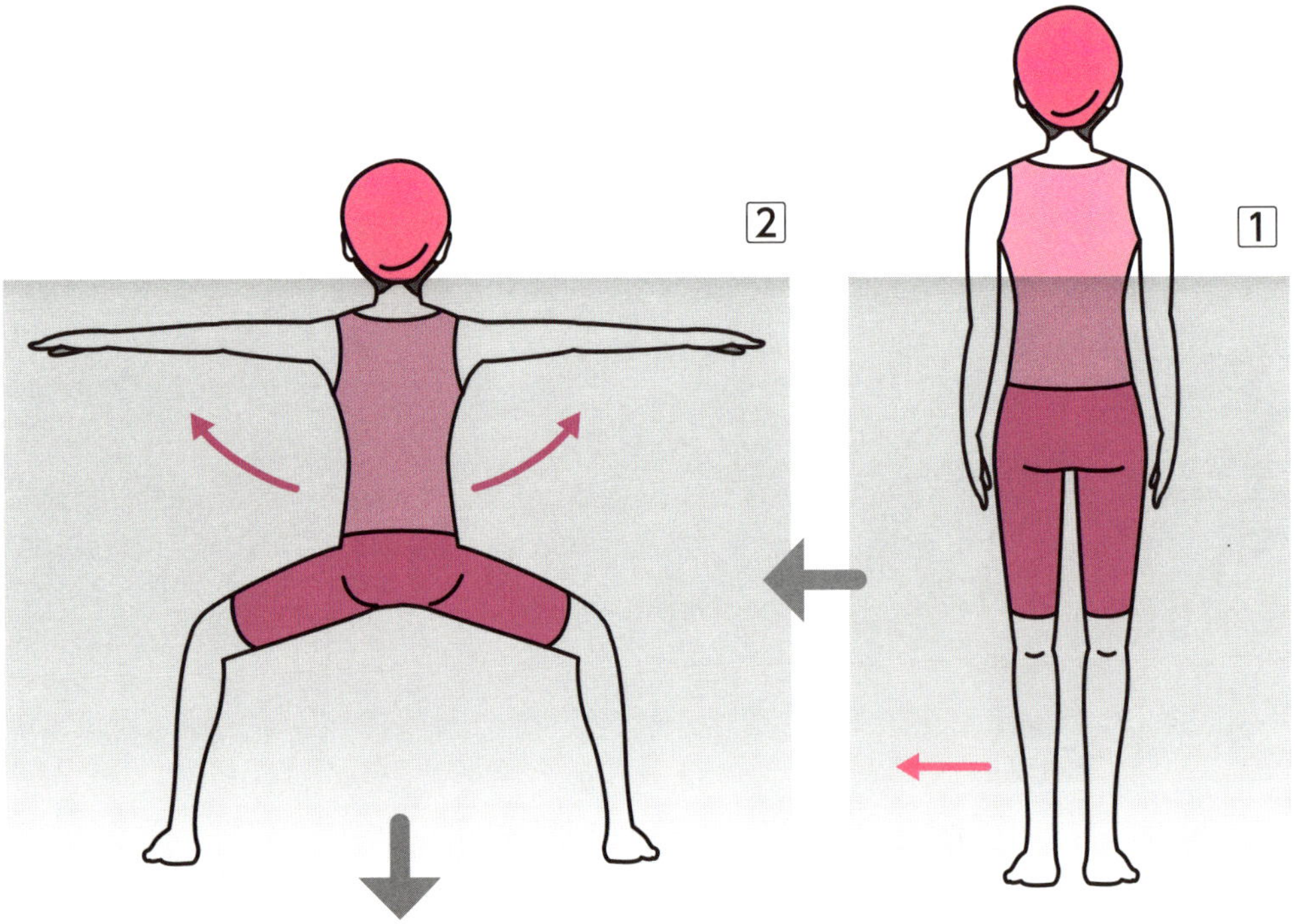

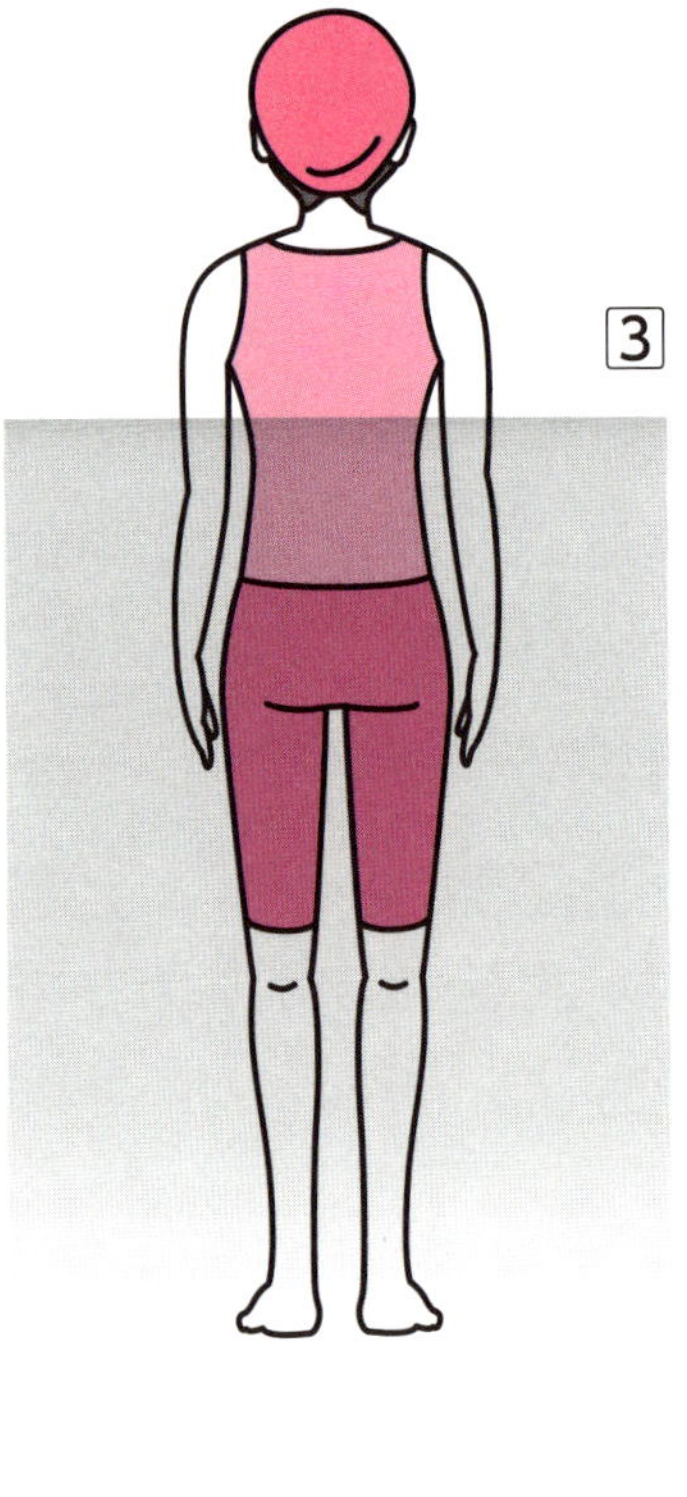

横歩きで、カニのように大の字と
起立をくり返す
※この運動を２分間くり返し行う

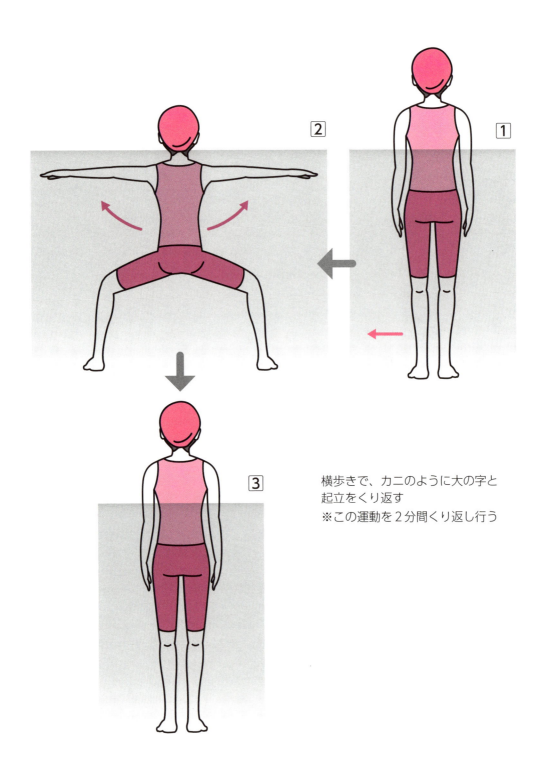

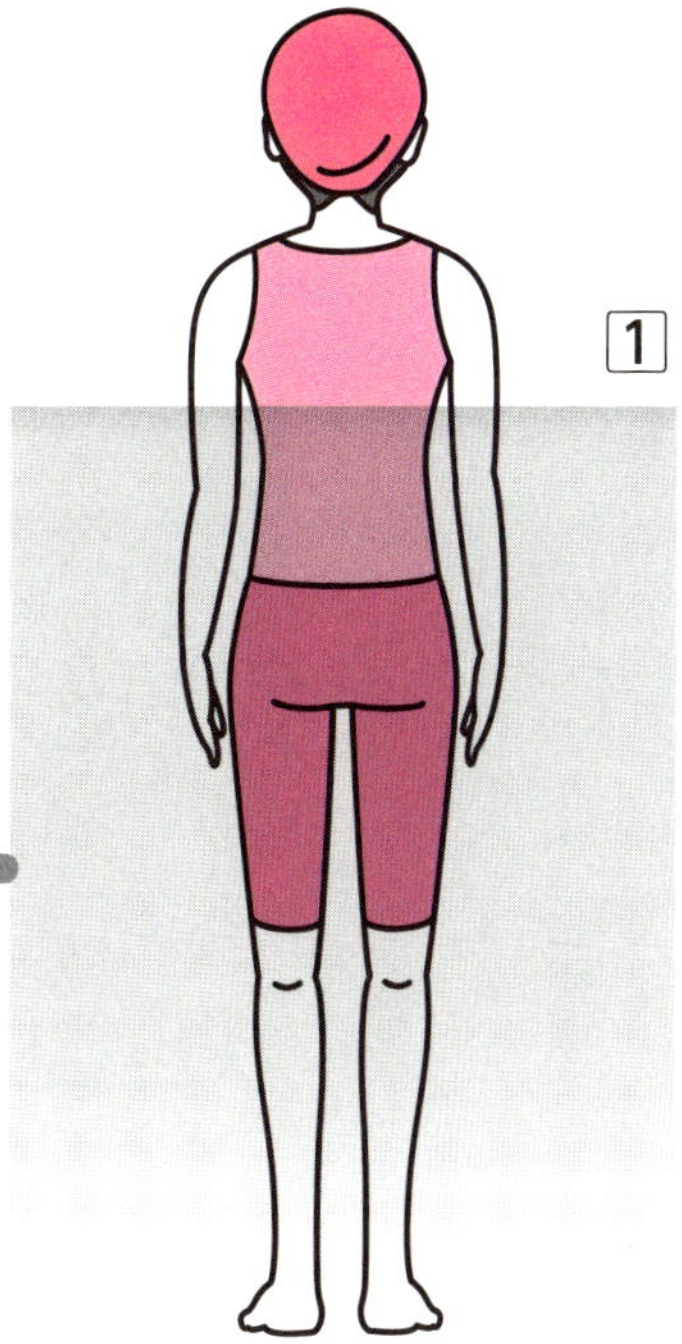

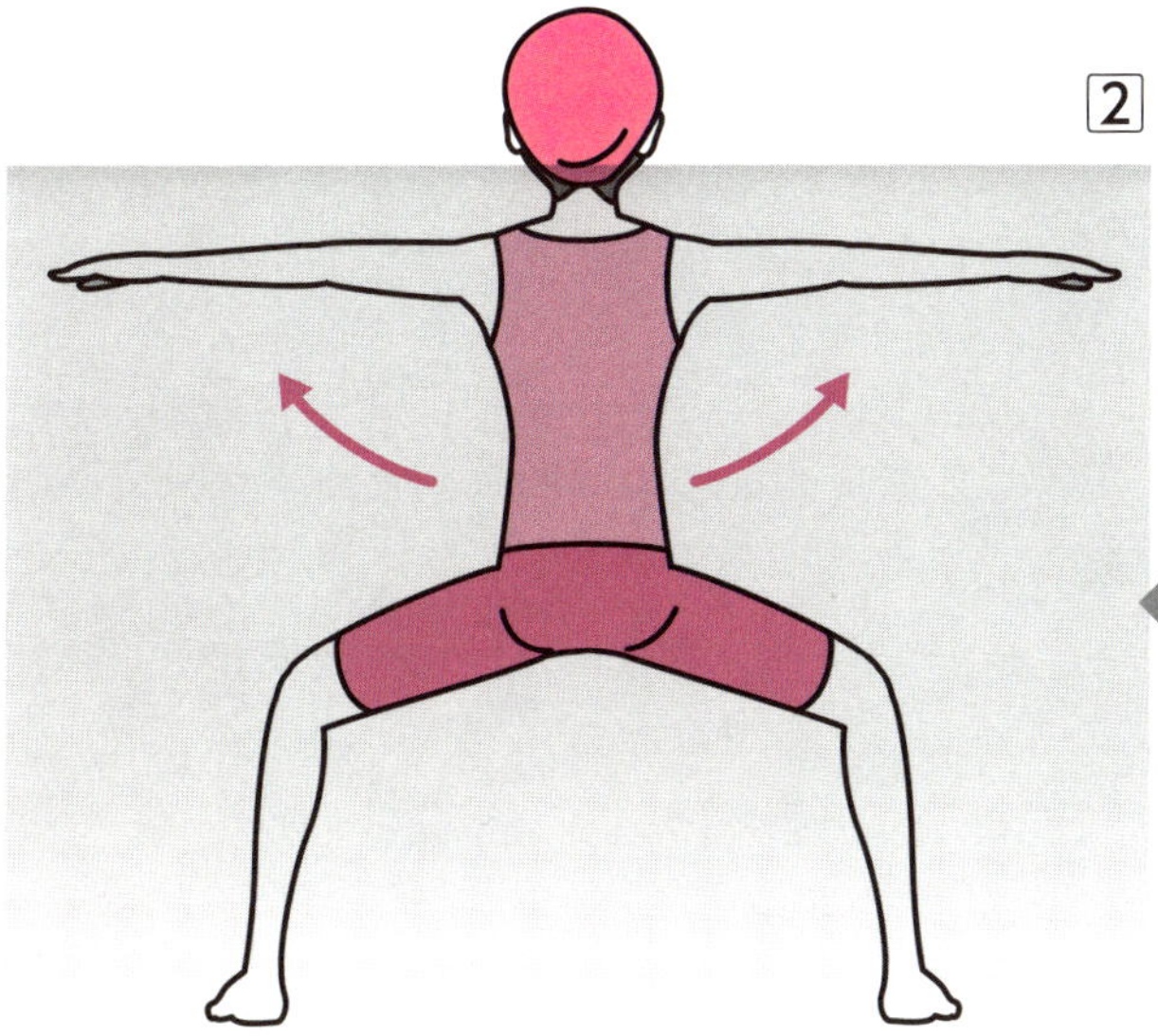

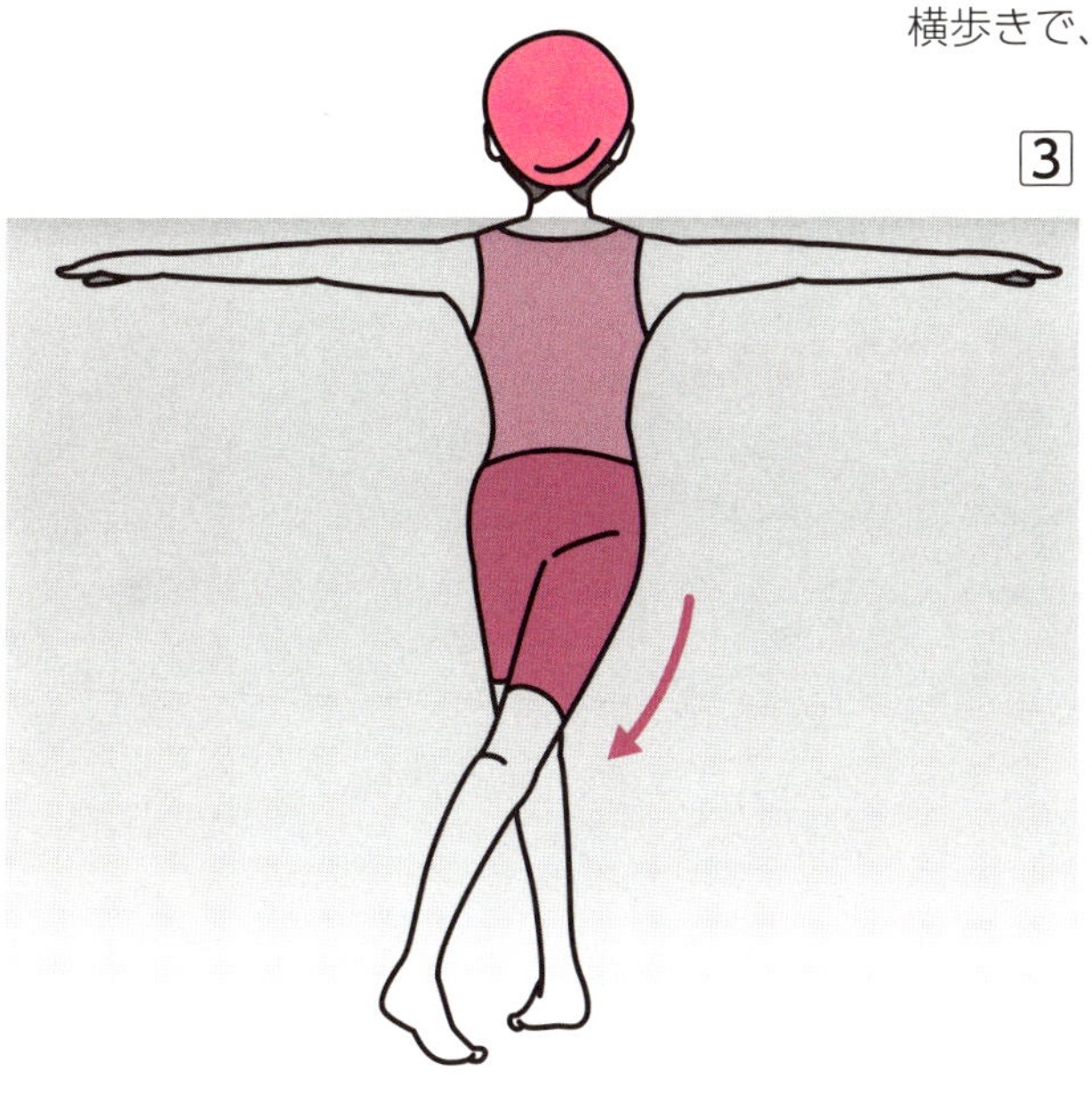

横歩きで、引きつける脚を軸足にクロスさせる
※左右足を入れかえて
2分間行う

○ 最後に、ぶつからないよう気をつけながら、後ろに2分間歩く

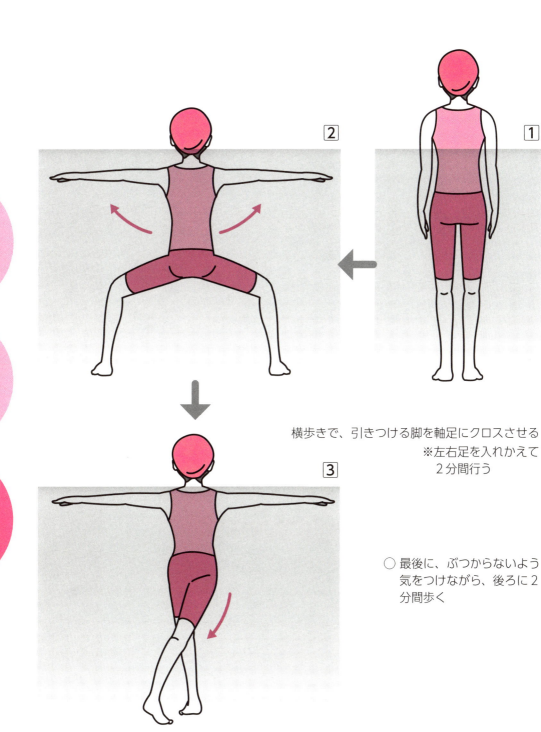

4章 運動のための準備と心得

家の中で1日じっとしていないで、体を動かすことを考える！

起きて過ごすこと、体を動かすことにまずは慣れよう

ひと昔前にくらべると、慢性腎臓病（ＣＫＤ）の運動や活動に対する考え方は、大きく変わっています。以前は、慢性腎臓病（ＣＫＤ）の患者さんが運動をすると、たんぱく尿が増えて腎障害が悪化すると考えられていたため、できるだけ安静にして過ごすよう勧められてきました。

しかし現在は、適度な運動は、むしろ腎機能の低下を防ぎ、透析への移行を遅らせること、さらには心血管疾患（ＣＶＤ）などによる死亡リスクを低下させることがわかってきました。

そうはいっても、これまで運動の習慣がなかった人が、いきなり「運動療法を！」と言われても不安もあることでしょう。そこでまずは、「安静にしなければ…」という意識をいったんリセットして、積極的に体を動かすことを考えてみましょう。

少しずつ体を動かすことに慣れていこう！

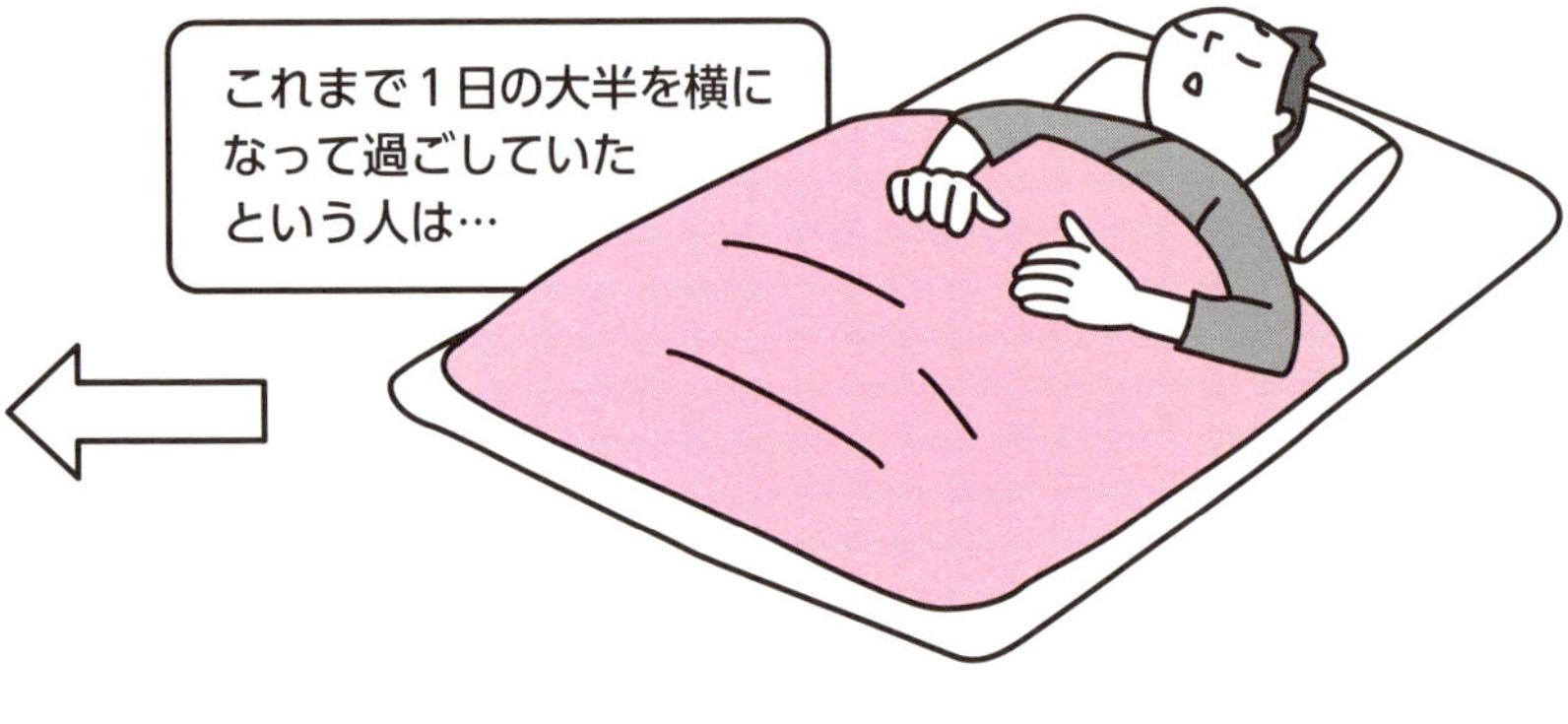
これまで１日の大半を横になって過ごしていたという人は…

● 体を起こして過ごす時間を増やしましょう

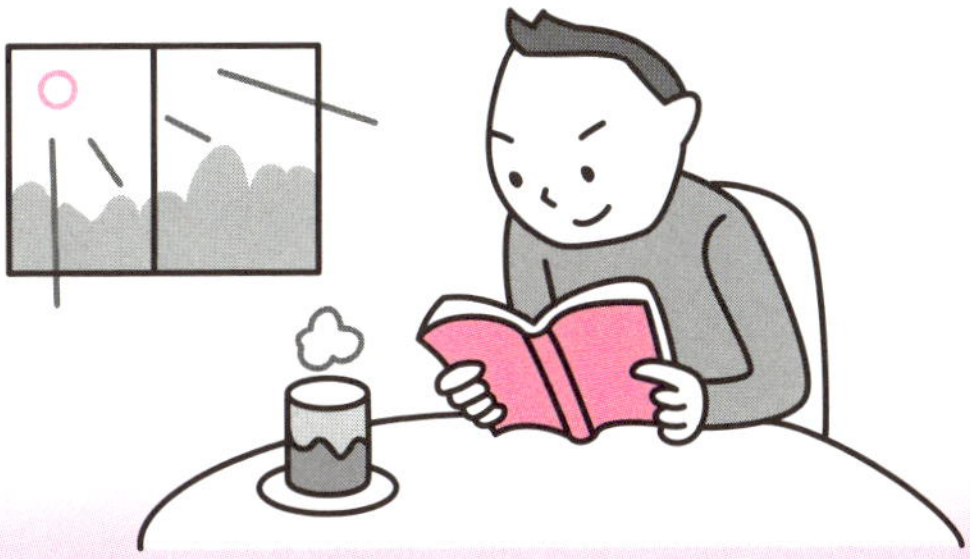

● 体を起こして過ごすことに慣れてきたら、座ったまま軽く
体を動かしてみましょう

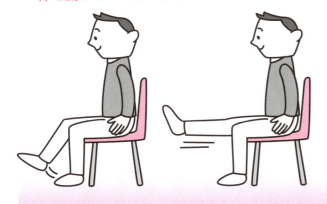

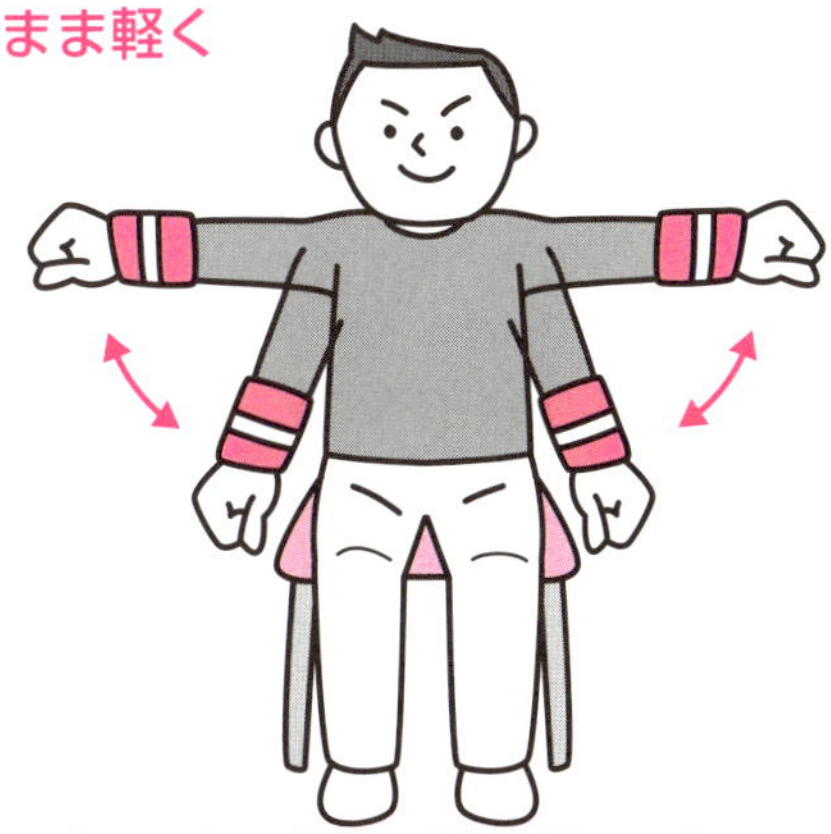

● 体調や天候がよいときに
散歩に出掛けてみましょう

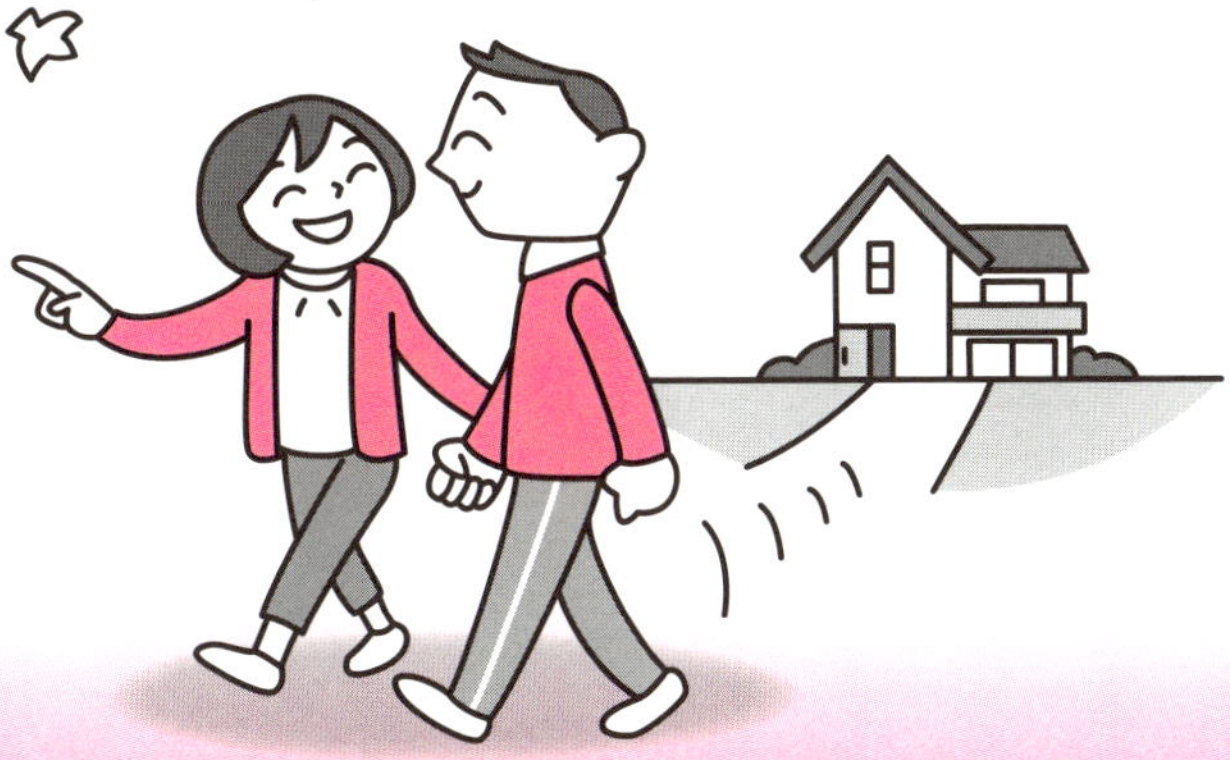

運動療法を始めるタイミングと程度は？

できるだけ早期に運動療法が必要なワケ

運動療法を始めるタイミングは、基本的には早ければ早いほどよいといえます。なぜなら、人の体は動かさないでいると、どんどん衰えてしまうからです。

例えば、絶対安静の状態で筋収縮が行われないと、１週間で20％、２週間で40％、３週間では60％も、筋力低下が起こるとされています。また、１日の安静で生じた機能低下を回復させるためには１週間かかるとされ、１週間の安静では機能回復に３週間かかるとされています。

慢性腎臓病（ＣＫＤ）の運動療法の大きな目的の１つとして、サルコペニアやフレイル（22頁参照）の予防があります。ＱＯＬと生命予後を維持・改善するためにも、安静にする時期はできるだけ少なくし、できるだけ早期に運動療法を開始することが重要なのです。

安静にすればするほど、人の体は衰える!?

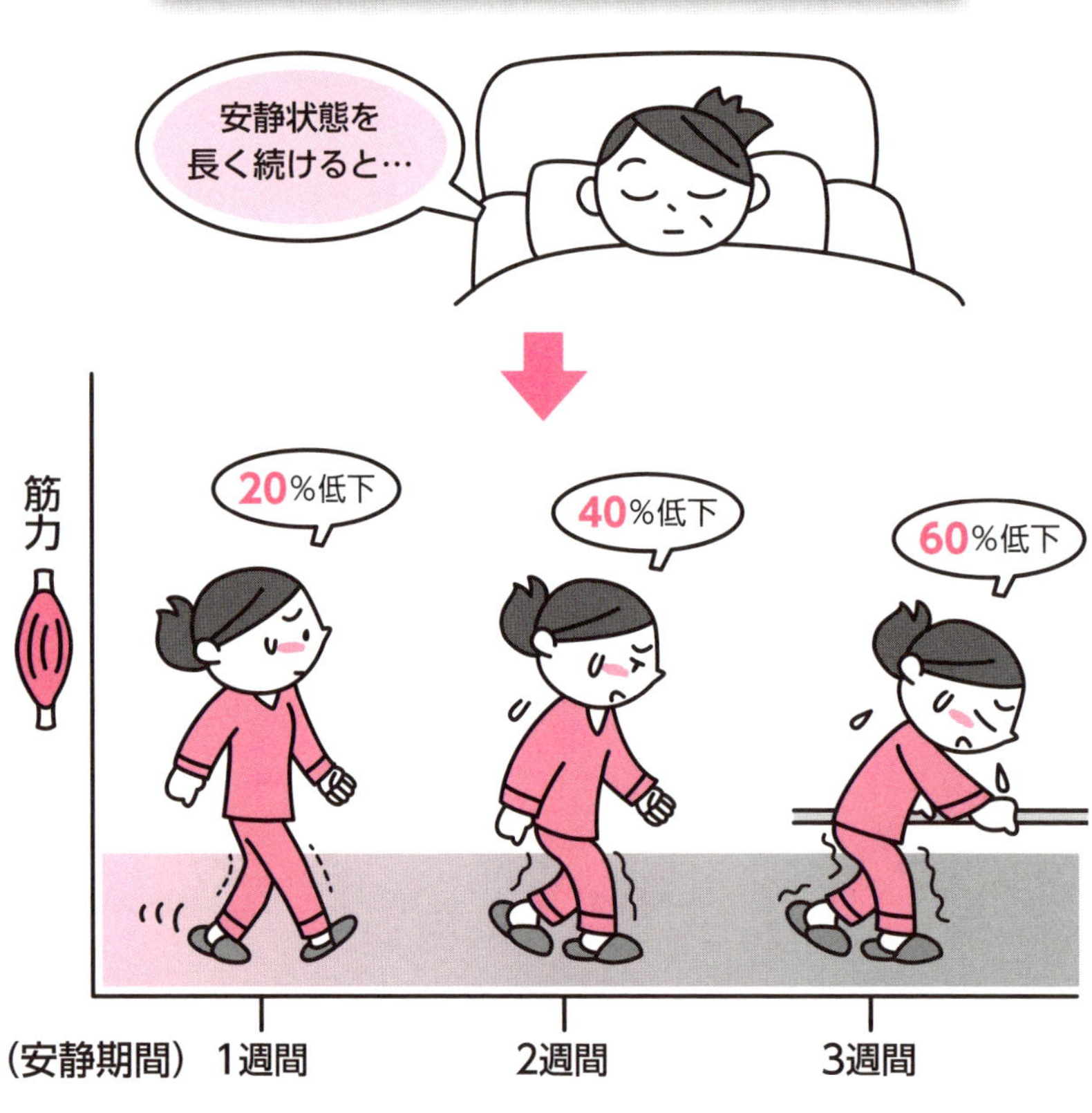

できるだけ早期に運動療法を！

病状や体力に合った「適度な運動」を

運動療法を始めるときに、もう1つ重要なのが運動の程度です。慢性腎臓病（CKD）の患者さんには、病状や体力に応じた「適度な運動」が勧められます。運動療法を始める前に、自分にとっての適度な運動とはどの程度の運動なのか、主治医に相談することが重要です。

なお、「適度な運動」の具体的な指標としては、日本腎臓学会が定めた「腎疾患患者の生活指導・食事療法に関するガイドライン」（上表参照）があります。病状に応じてA～Eの5段階に指導区分を分け、どの程度の活動をしてもよいのかが示されているので、これを参考に医師とよく相談して運動処方を受けるとよいでしょう。

成人の生活指導区分

指導区分	通勤・通学	勤務内容	家事	学生生活	家庭・余暇活動
A：安静（入院・自宅）	不可	勤務不可（要休養）	家事不可	不可	不可
B：高度制限	30分程度（短時間）（できれば車）	軽作業、勤務時間制限、残業、出張、夜勤不可（勤務内容による）	軽い家事、（3時間程度）買い物、（30分程度）	教室の、学習授業のみ、体育は制限、部活動は制限、ごく軽い運動は可	散歩、ラジオ体操程度（3～4メッツ以下）
C：中等度制限	1時間程度	一般事務、一般手作業や機械操作では深夜、時間外勤務、出張は避ける	専業主婦、育児も可	通常の学生生活、軽い体育は可、文化的な部活動は可	早足散歩、自転車（4～5メッツ以下）
D：軽度制限	2時間程度	肉体労働は制限、それ以外は、普通勤務、残業、出張可	通常の家事、軽いパート勤務	普通の学生生活、一般の体育は可、体育系部活は制限	軽いジョギング、卓球、テニス（5～6メッツ以下）
E：普通生活	制限なし	普通勤務、制限なし	通常の家事、パート勤務	通常の学生生活、制限なし	水泳、登山、スキー、エアロビクス

※「CKD患者のための運動サポート」編著・富野康日己（中外医学社）より改変

メッツによる運動強度の目安

メッツ	運動
1メッツ	安静
2メッツ	ぶらぶら歩き、ボウリング、ヨガ、ストレッチなど
3メッツ	普通歩き、ゲートボール、グラウンドゴルフなど
4メッツ	少し速歩き、ラジオ体操、水中ウォーキングなど
5メッツ	速歩き、卓球、ダンス、ゴルフ、スケートなど
6メッツ	ジョギング、水泳、バレーボールなど
7メッツ	階段を連続して上る、登山、サッカー、バスケットボールなど
8メッツ	ランニング（150m/分）、縄跳び、競泳、激しいエアロビクスなど
9メッツ	ランニング（170m/分）、サイクリング（20km/時間）、階段を駆け足で上るなど
10メッツ	ランニング（200m/分）、マラソン、ボクシング、柔道など

※厚生労働省「健康づくりのための身体活動基準2013」参照

体力・筋力を測定する

今の自分の体力を正しく把握する

運動療法を始めるときは、今の自分の体力や筋力を正しく把握することが重要です。

慢性腎臓病（ＣＫＤ）の患者さんは、「病気を抱えているから…」という意識もあり、体力に対する自己評価が実際よりも低い場合が少なくありません。一方で、自身の体力を過信している患者さんもおられます。

安全に、かつもっている能力を最大限に生かすためには、客観的な評価が必要です。運動を始める前はもちろん、運動を始めた後も定期的に体力や筋力を測定・管理していきましょう。

体力測定の項目（例）

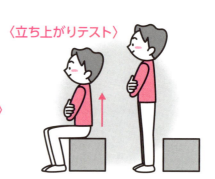

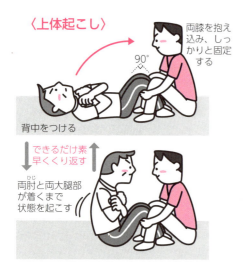

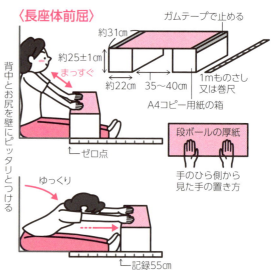

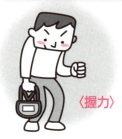

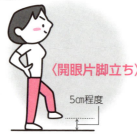

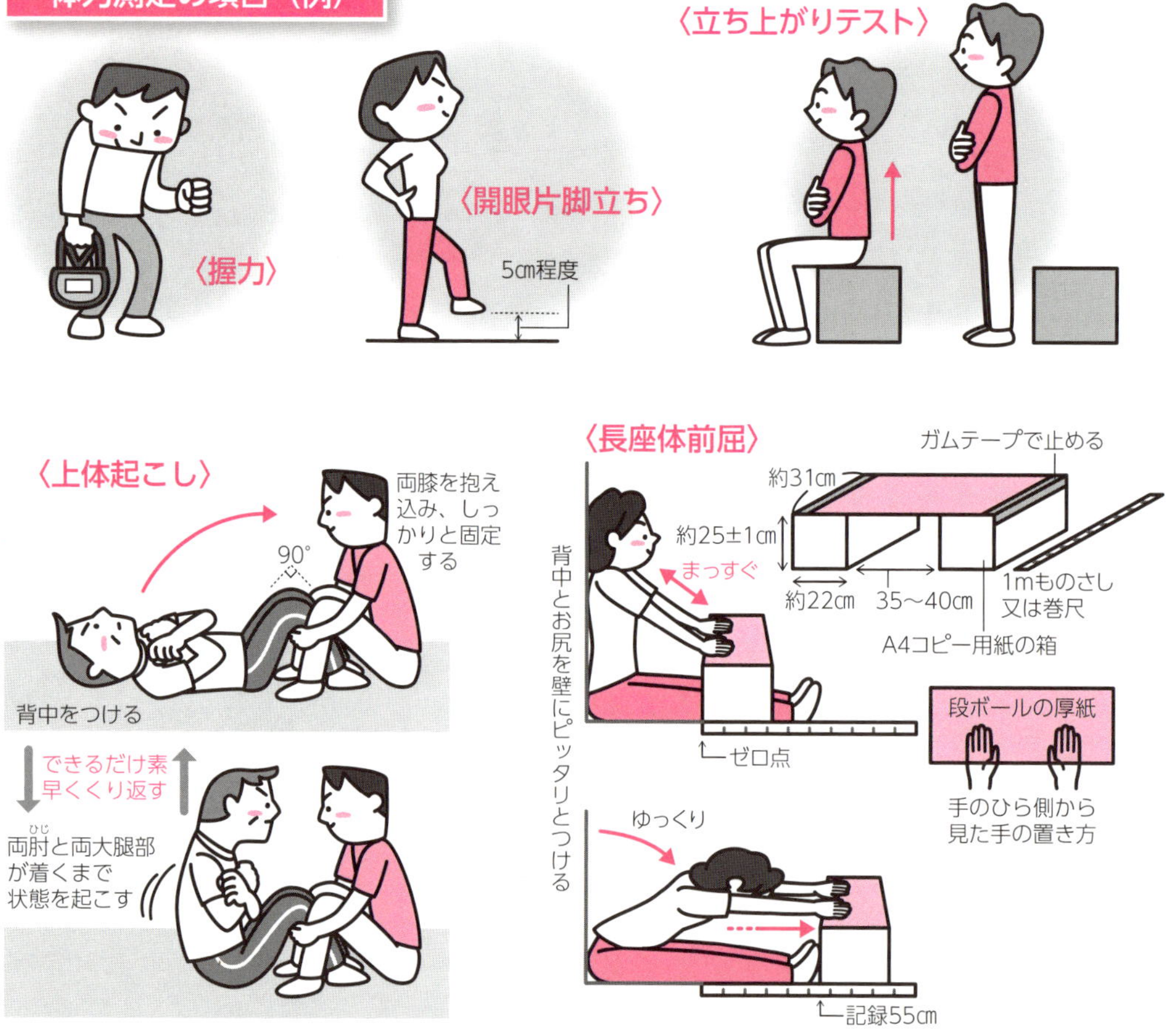

〈Timed Up&go テスト〉

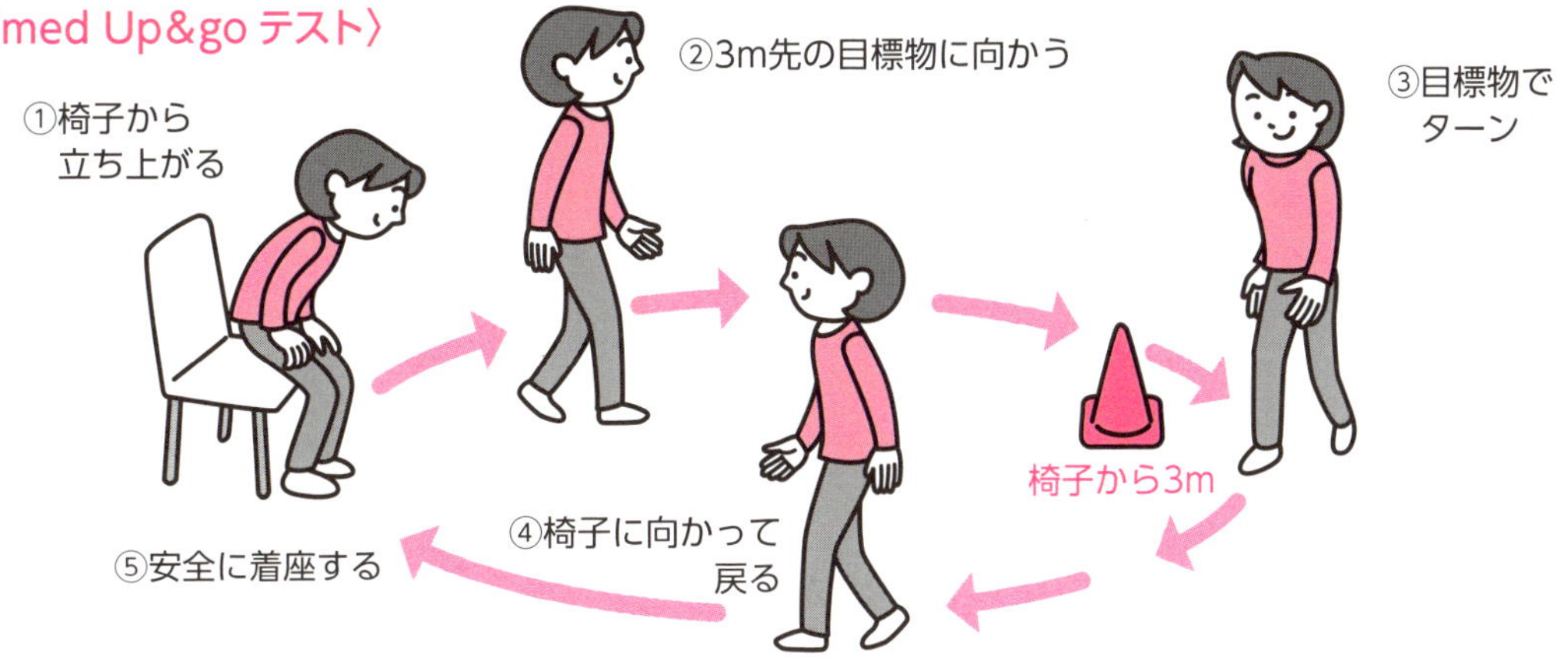
①椅子から
立ち上がる
②3m先の目標物に向かう
③目標物で
ターン
椅子から3m
④椅子に向かって
戻る
⑤安全に着座する

サルコペニア、フレイルをチェックする

今の自分の筋力や身体機能を客観的に評価する方法としては、サルコペニアやフレイルの診断基準があります。

サルコペニアやフレイル、あるいはプレ・フレイル（フレイルの前段階）が疑われる場合は、積極的に運動療法に取り組みましょう（22頁参照）。

〈5m歩行〉

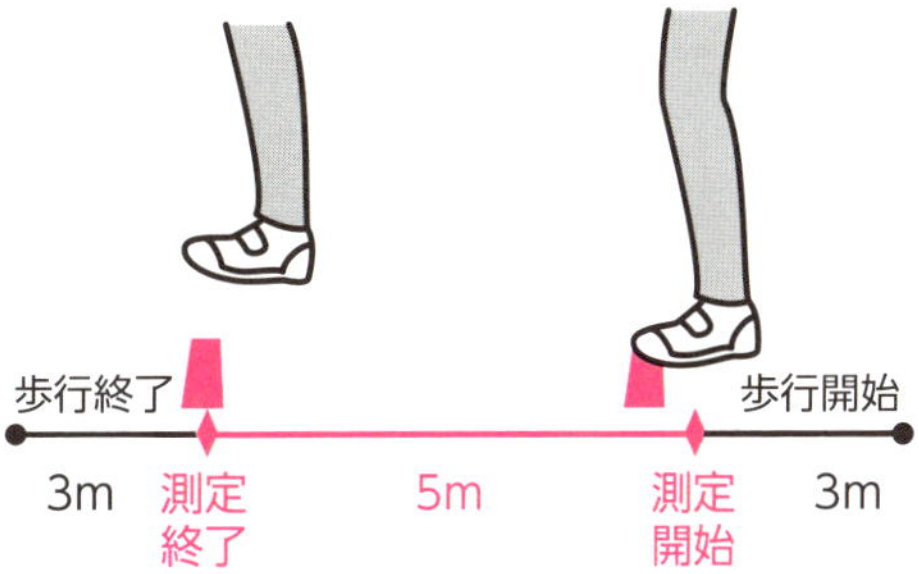
歩行終了
歩行開始
3m
測定
終了
5m
測定
開始
3m

フレイルの診断基準（J-CHS基準）

項目	評価基準
体重	6ヵ月で2～3kgの体重減少
筋力	握力　男性：26kg未満、女性：18kg未満
疲労感	（ここ2週間）わけもなく疲れたような感じがする
歩行速度	1.0m/秒未満
身体活動	①軽い運動・体操をしていますか? ②定期的な運動・スポーツをしていますか? 上記の2つの質問にいずれも「していない」と回答

日本人のサルコペニアの簡易基準案

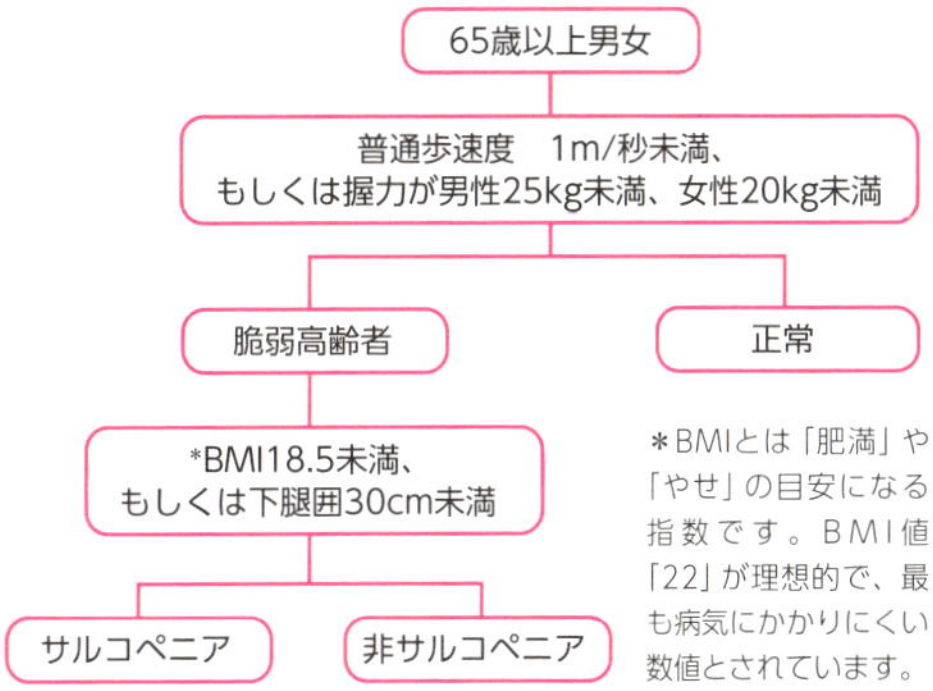
65歳以上男女
普通歩速度　1m/秒未満、
もしくは握力が男性25kg未満、女性20kg未満
脆弱高齢者
正常
*BMI18.5未満、
もしくは下腿囲30cm未満
サルコペニア
非サルコペニア

＊BMIとは「肥満」や「やせ」の目安になる指数です。BMI値「22」が理想的で、最も病気にかかりにくい数値とされています。

※第53 回日本老年医学会学術集会記録（若手企画シンポジウム2：サルコペニア―研究の現状と未来への展望―）日常生活機能と骨格筋量，筋力との関連　下方浩史 安藤富士子　日本老年医学会雑誌2012；49：195-198より

運動療法を始める前に行う検査

運動耐容能を調べる心肺運動負荷試験（CPX）

運動療法を始めるときは、運動を安全に行うためのメディカルチェックも重要です。

慢性腎臓病（CKD）の患者さんは、心血管疾患（CVD）を合併していることが多いものです。そのため、運動療法の開始前に「心肺運動負荷試験（CPX）」を行うことが勧められます。

心肺運動負荷試験とは、患者さんの運動耐容能、つまりどのくらいの運動が可能なのか、その能力を調べる検査です。医師は患者さんの運動耐容能の現状を把握し、耐容能を高めるための運動処方を作成します。

心肺運動負荷試験（CPX）でわかること

心肺運動負荷試験（CPX）では、呼気ガス分析用のマスクを装着し、エルゴメーターまたはトレッドミルを使って運動をします。

運動中は、運動負荷心電図や血圧、最高酸素摂取量、有酸素運動を安全に行うための指標となるAT（嫌気性代謝閾値《いきち》）などの情報を得ます。これらの情報から、心疾患や不整脈の有無、心不全の程度、肺の機能などを評価し、心臓、肺、筋肉を含めた予備能力を測定することで、心臓に負担をかけず、安全に運動を楽しめる運動強度がわかります。

AT（嫌気性代謝閾値）とは？

AT（Anaerobic Threshold）とは、軽い負荷から重い負荷へと運動強度を徐々に上げていった場合に、筋肉への酸素の供給が十分に足りている状態（有酸素運動）から、酸素不足の状態（無酸素運動）へと切り替わる転換点となる運動強度のことをいいます。つまり、ATは有酸素運動の上限の運動強度と考えられ、全身持久力体力指標として用いられます。

心肺運動負荷試験（CPX）の受け方

1. まず安静時の心電図や酸素摂取量などを測定する
2. 運動を開始し、だんだん運動強度を増していく
3. 心電図や血圧に異常がなければ、できるところまで運動を続ける
4. 足が疲れる、息切れが強くなるなどの症状が現れたら、運動を止める
5. 運動後は６分間安静にし、心臓と肺の回復状況を調べる

（所要時間：40～50分程度）

エルゴメーター法

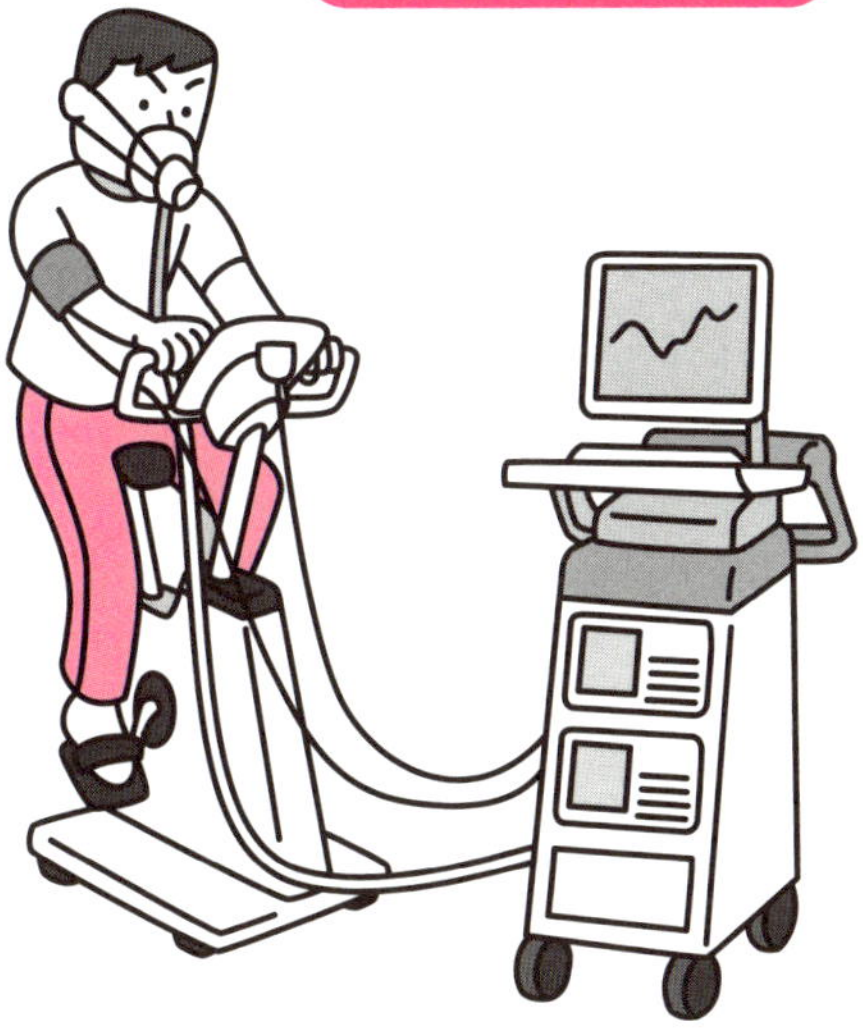

トレッドミル法

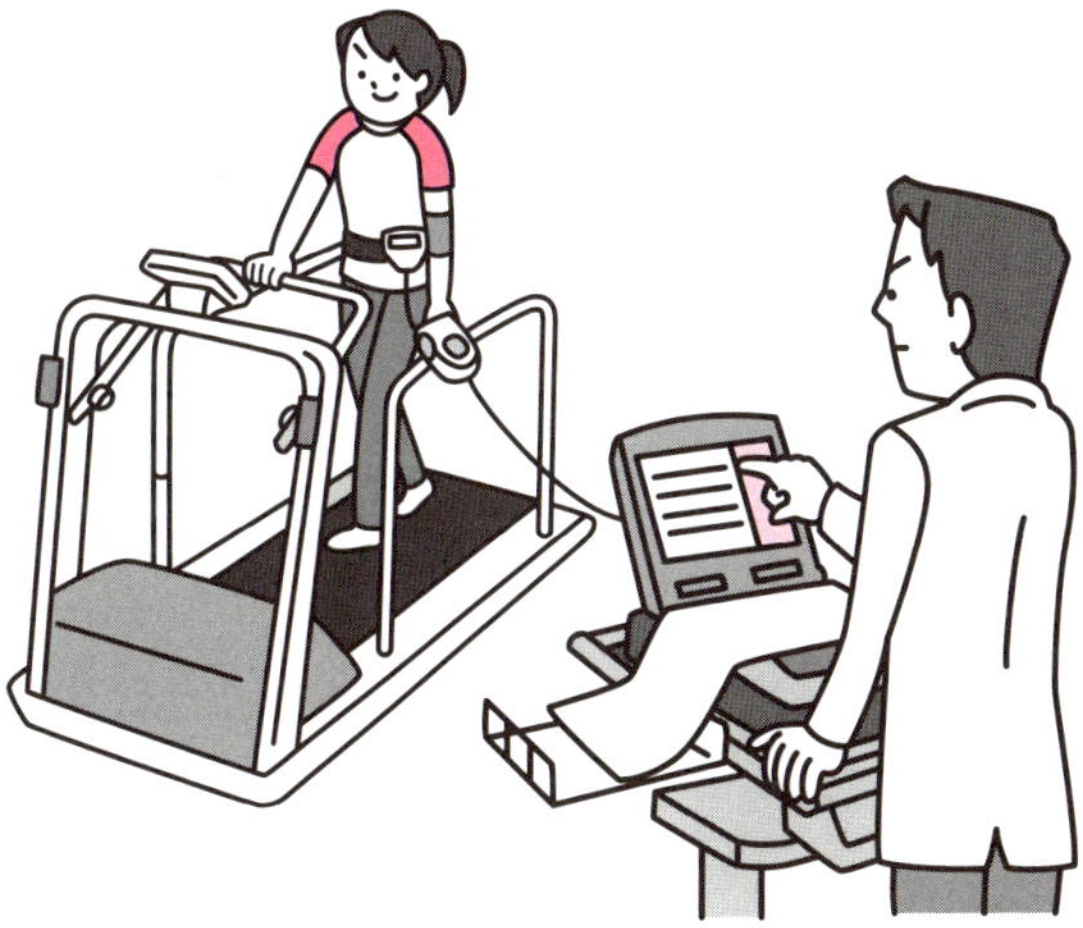

運動負荷心電図

心電図検査は、心臓の状態や不整脈を調べるための検査です。一般的な心電図検査は「12誘導心電図」といい、安静にした状態で検査します。しかし、安静時心電図では、心臓に負荷がかかったときの状態を知ることはできません。

そこで、運動時の心電図を調べる検査が「運動負荷心電図」です。運動負荷心電図では、少しハードな運動をして心臓に負荷をかけ、心臓の状態や不整脈の有無などを調べます。心肺運動負荷試験（ＣＰＸ）には、この運動負荷心電図が組み込まれています。

日常生活で運動量を増やす工夫

日常生活のなかで「歩く」ことが運動になる

「適度な運動を習慣に！」といわれても、まとまった時間をつくって運動を行うのは、なかなか難しい場合もあるでしょう。そんなときは、日常生活のなかに運動を取り入れる工夫をしてみましょう。

例えば「1日30分のウォーキング」というと難しく感じられるかもしれませんが、通勤や買い物などで歩く時間も含めて、トータルで1日30分歩くと考えれば達成しやすいものです。通勤や買い物の必要がない人でも、家の近所の散歩を毎朝の日課にするなどして、歩く機会を増やすことを心掛けましょう。

日常生活で歩く機会を増やそう！

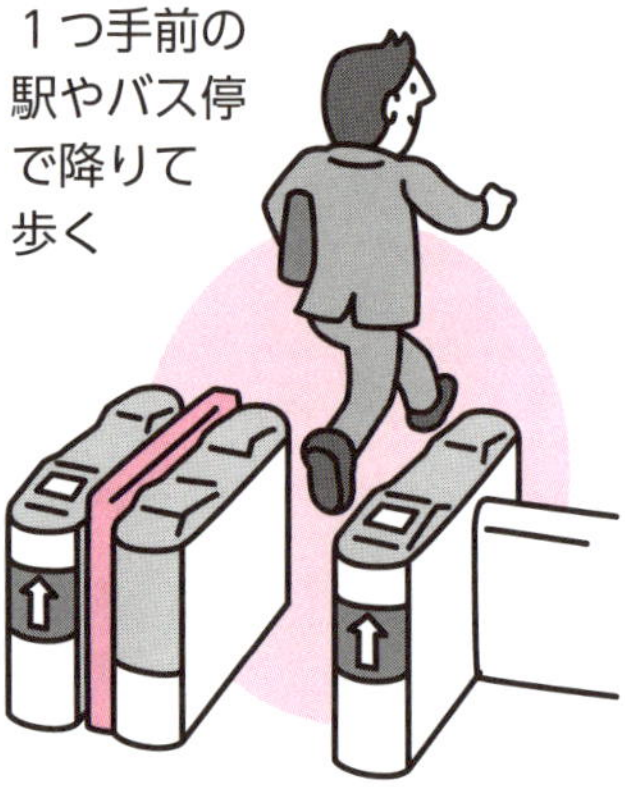

1つ手前の駅やバス停で降りて歩く

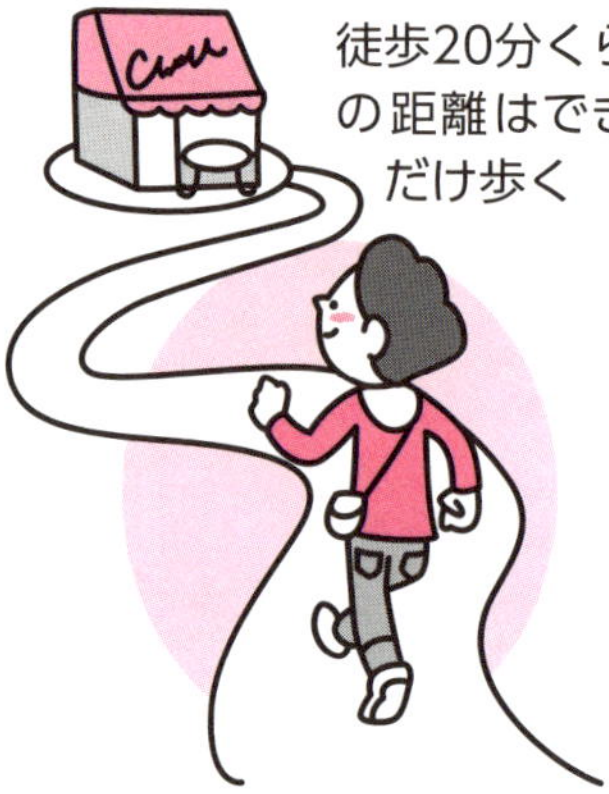

徒歩20分くらいの距離はできるだけ歩く

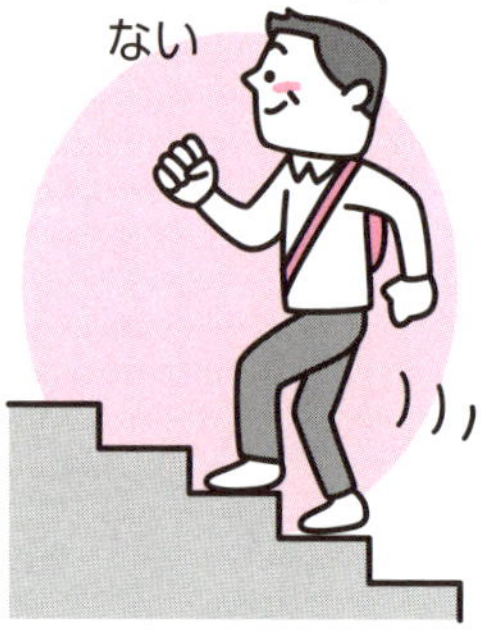

エスカレーターやエレベーターはなるべく使わない

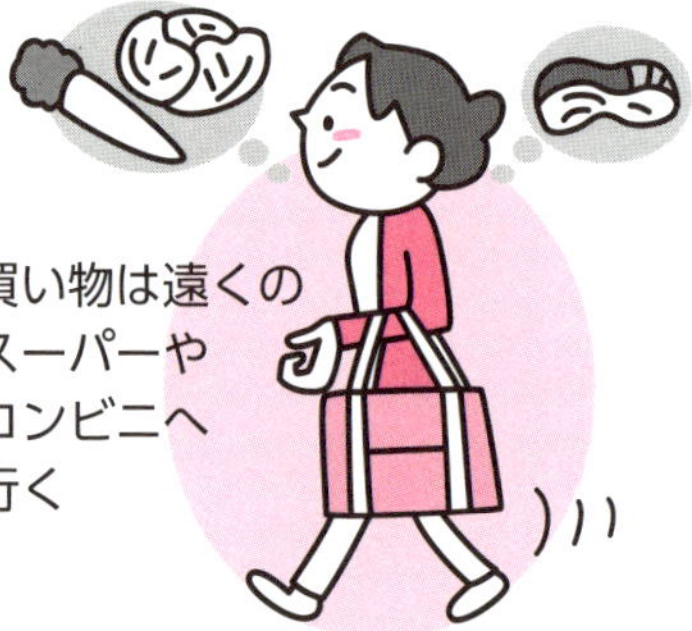

買い物は遠くのスーパーやコンビニへ行く

その他

買いだめはせずに毎日買い物に行く

休日は、買い物ついでにウィンドウショッピングをする

そして、外出時にもバスや電車、タクシーなどの交通手段に頼りすぎず、まずは自分の足で「歩く」を念頭に日常生活を過ごすようにしましょう。

日常生活には運動の要素をもつ活動がいっぱい

毎日の通勤などがないと、「なかなか体を動かす機会がないから…」などと思っていませんか？

日常生活のなかには、運動に替えることのできる活動がたくさんあります。実は、家事には運動強度が高いものが多いのです。

さらに、洗い物をしながらお腹にきゅっと力を入れたり、拭き掃除をするときに意識して動作を大きくしたりすることで、同じ家事でも運動効果を高めることができます。

家事を運動に変えよう！

〈家事の運動強度〉

洗濯	2メッツ
調理	2メッツ
掃除	3メッツ
子どもの世話	3メッツ
軽い荷物運び	3メッツ
庭の草むしり	4メッツ
子どもと遊ぶ	4メッツ

（メッツ：103頁参照）

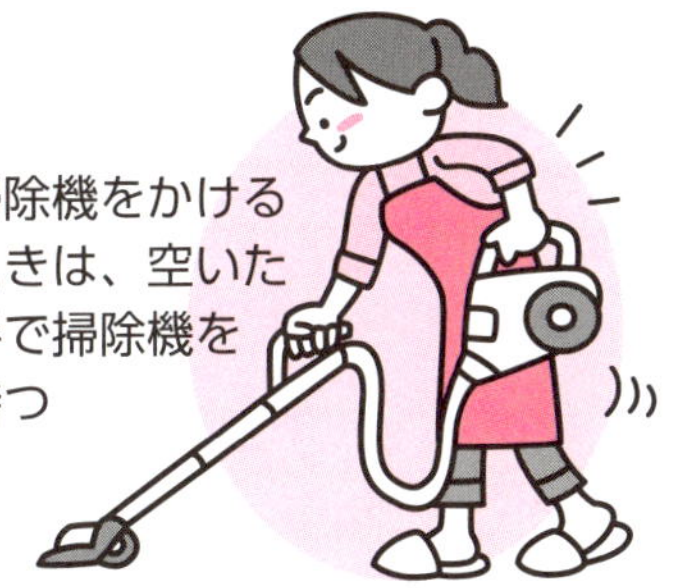

掃除機をかけるときは、空いた手で掃除機を持つ

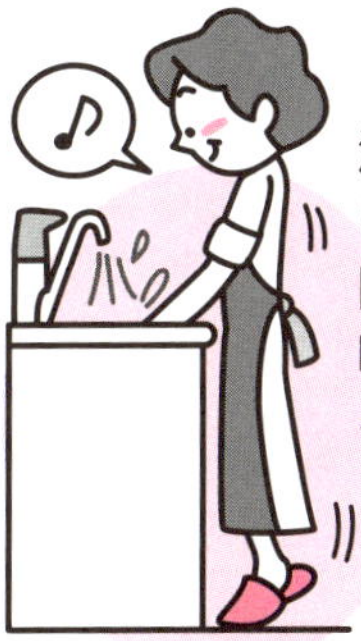
♪
パ

洗い物などをしている間は腹式呼吸を意識する

キッチンでかかとの上げ下げ運動をする

冷蔵庫の下段のものを出すときは、一度しゃがんでから立ち上がる

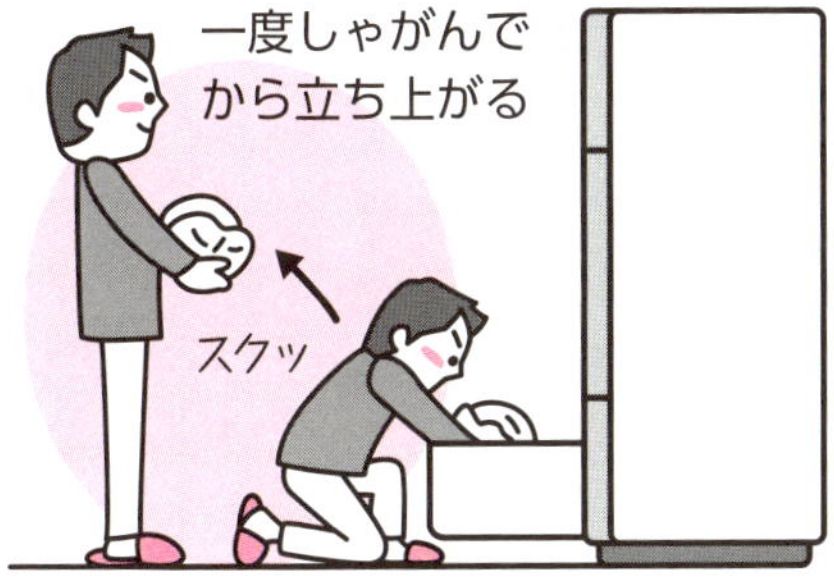
スクッ

利き手でない方の手で窓を拭く

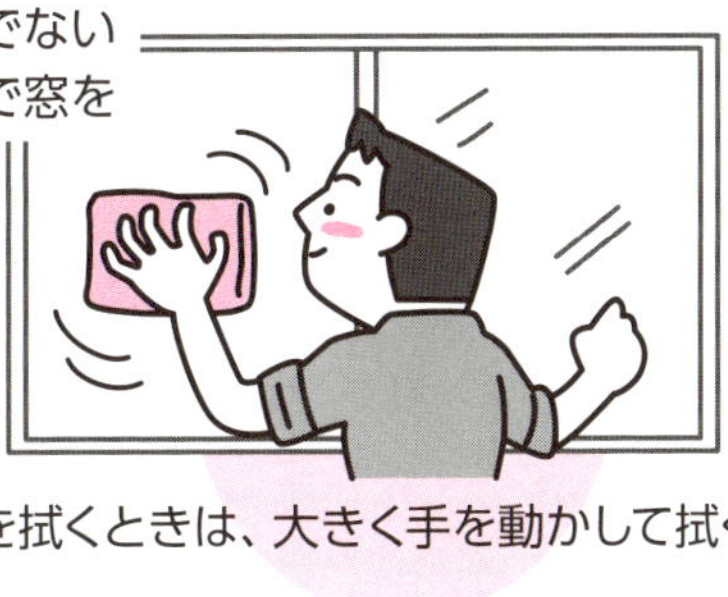

窓や床を拭くときは、大きく手を動かして拭く

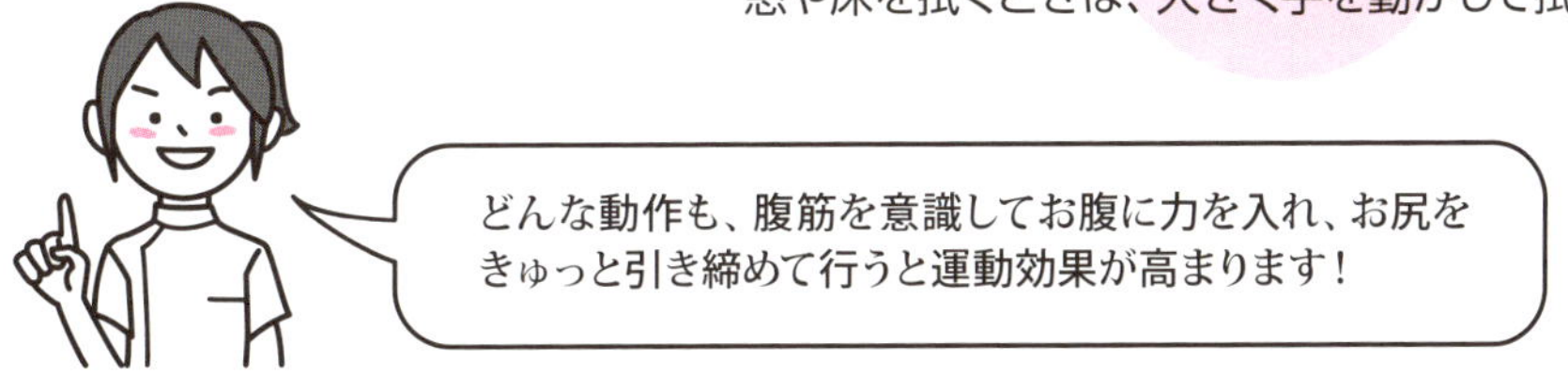
どんな動作も、腹筋を意識してお腹に力を入れ、お尻をきゅっと引き締めて行うと運動効果が高まります！

水分補給の重要性

運動療法を行うときは適宜水分補給を

運動時にかく汗の量は、個人差はありますが、多いときは1時間に2ℓにも及ぶことがあります。そして、体重の3％の水分が失われると、運動能力や体温調節能力が低下し、運動中のケガや事故、熱中症を引き起こすリスクが高くなるとされています。

運動療法の実施前・実施中・実施後には、体の水分バランスを保つために、適宜水分補給するよう心がけてください。

水分補給の目安は、運動による体重減少（汗の量）が2％を超えないようにすることです。汗の量は、運動前後に体重を量ることで知ることができます。

水分補給のポイント　※水分制限がない場合

運動中、のどの渇きを感じたときは、すでに水分不足に陥っている。のどが渇いていなくても、こまめに水分を補給する

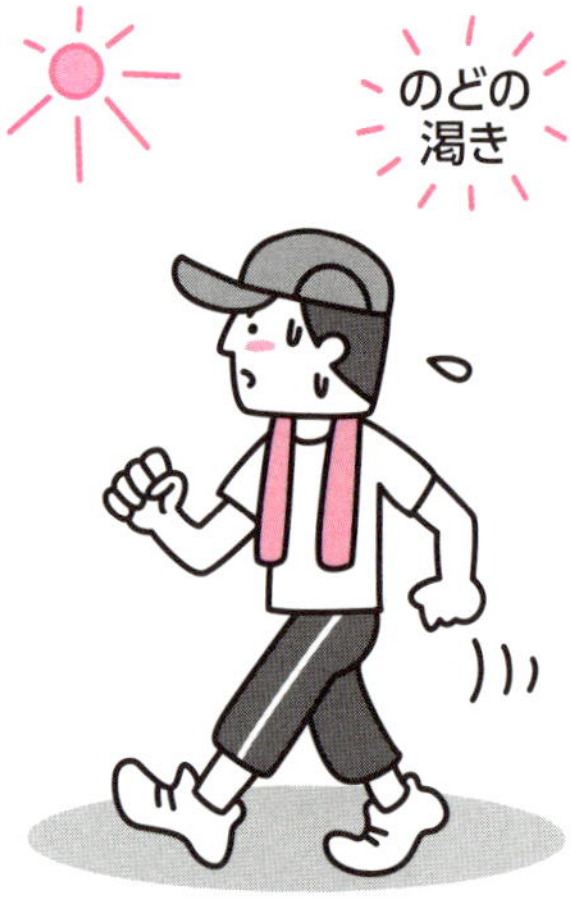

水分補給

高齢者の場合、のどの渇きを感じにくくなっている場合があるので、水分補給の時間をあらかじめ決めておき、効率よく水分補給できるよう計画する

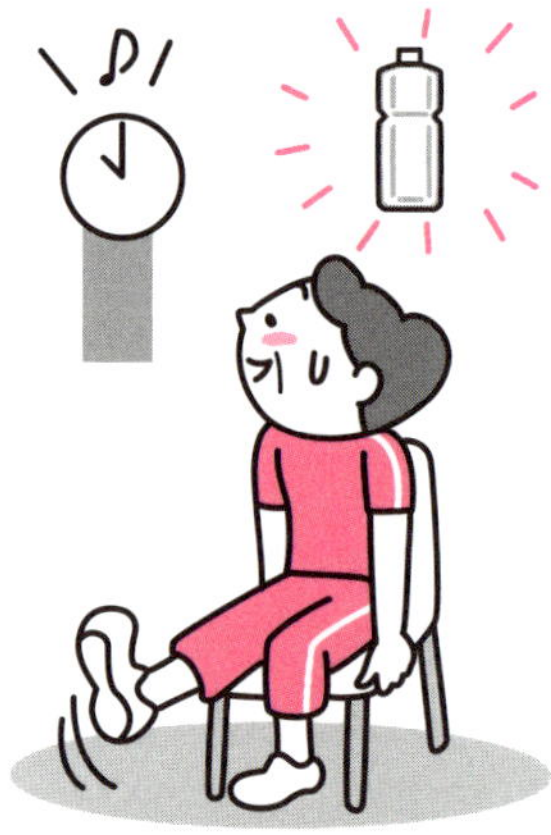

水分補給

運動前や運動中に、一度にたくさんの水分を飲んでしまうと、胃に水分がたまって腹痛の原因になることも。また、激しい運動のときは、摂取した水分の胃からの排泄が遅れるので注意する

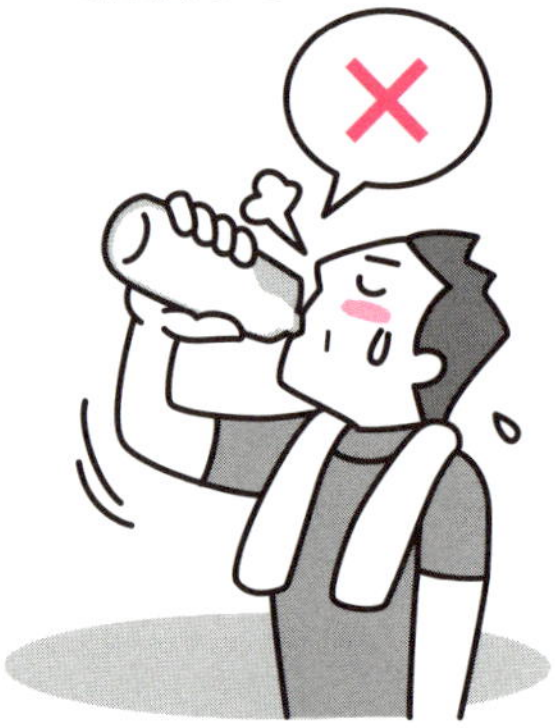

こまめな補給を

運動前

運動を行う30分位前までに250〜500ml、夏季や高温環境では運動前日から十分に水分を摂取する

30分前
250〜500ml

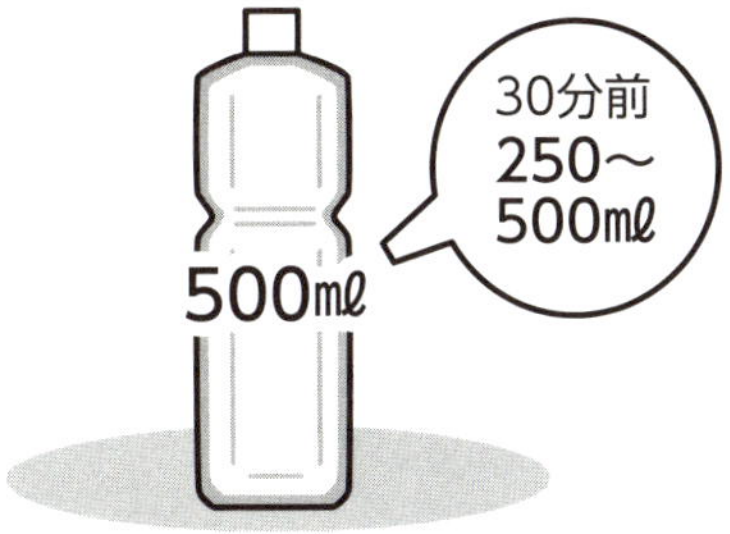

運動中

運動中に失う汗の量の50〜80%を補う。目安としては、1時間に500mlを2〜4回に分けて（15分に1回〜30分に1回）摂取。夏季や高温環境では、15分に1回水分補給し、水分量も多めにする

1時間に2〜4回に分けて

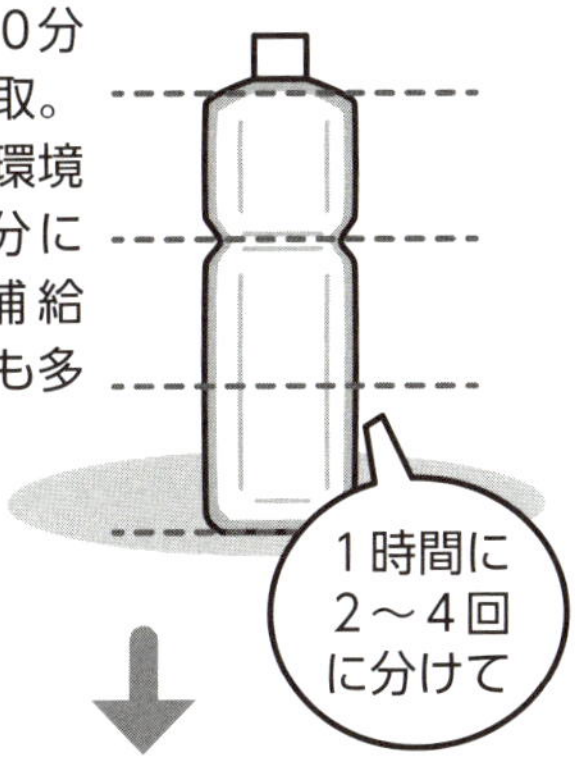

運動後

運動前後の体重差分を補正する

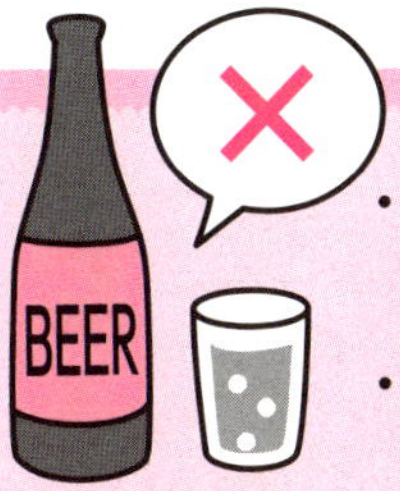

飲み物の種類は？

- 汗をあまりかかない軽い運動では、水やお茶を
- たくさん汗をかいているときは、塩分0.1〜0.2%、糖分3〜6%を含むスポーツドリンクを
- 飲み物の温度は5〜15℃程度に
- アルコールは水分補給にならない。アルコールの飲みすぎは、利尿作用による脱水を引き起こす危険があるので、運動前夜のアルコールは控えるようにする

水分制限や塩分制限がある場合は？

水分制限のある患者さんは、必ず運動前後の体重を量り、水分の過剰摂取や水分不足にならないよう注意してください。また、毎朝起床時に体重を量る習慣をつけ、体重管理に役立てるとよいでしょう。

厳しい塩分制限のある患者さんでは、汗によって失われたミネラル分を補う必要はありますが、スポーツドリンクや塩分を含む食品の過剰摂取には注意しなければなりません。汗をたくさんかくようなときは、市販のスポーツドリンクを水で半分に薄めたものを摂取し、脱水や浮腫の状態を確認します。

運動を長続きさせるコツ

水分制限や塩分制限がある場合は？

運動療法は、継続して長期的に取り組むことが大切です。しかし、運動をあまりにも「つらい」と感じてしまうと、長続きしません。最初から「1日30分歩かなければいけない」などとプレッシャーをかけるのではなく、まずは「今までよりも1日10分多く歩く」など、少しずつ生活に運動を取り入れていくようにするとよいでしょう。

また、音楽に合わせて体を動かしたり、お気に入りの散歩コースを見つけるなどして、楽しみながら運動するコツを身につけましょう。

運動を楽しくするコツ

- 無理をしない
- 「10分しか運動できなかった」という考えをやめて、「10分、運動することができた」と考える
- 一緒に運動する仲間をつくる
- 音楽に合わせて歩く、体を動かす
- 景色のいい散歩コースや、お気に入りの散歩コースを見つける

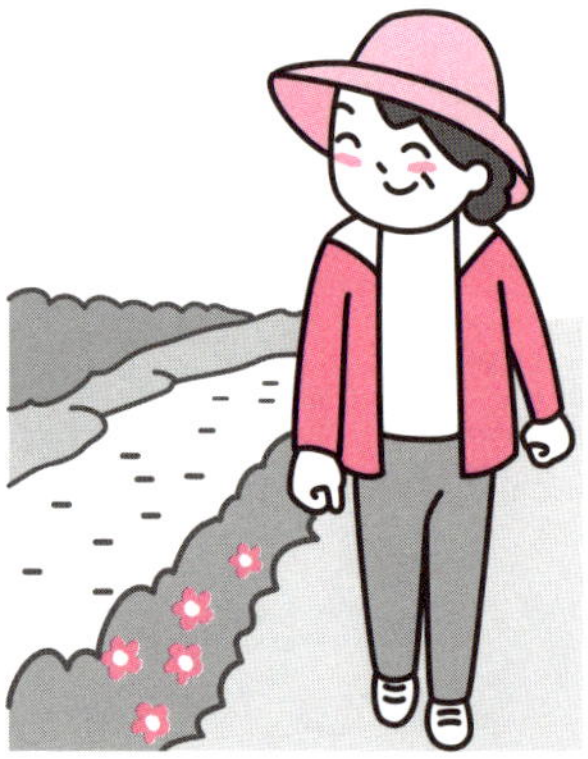

定期的な身体チェックで効果を実感する

運動療法を続けるからには、やはり効果を実感したいもの。そこで、「身体チェックシート」をつくり、心身の変化を記入してみましょう。

体重や身体の感覚の変化、どんなことができるようになったのかなどを確認することで、運動の効果をより実感することができます。効果を実感できるようになると、さらに「こうなりたい！」という思いが湧いてきて、運動療法を続ける励みにもなるでしょう。

〈身体チェックシート〉

運動開始時に記入

● 今の自分の身体の悩みは？

____

● 自分の身体がどうなると良いですか？

____

運動開始時に記入

○月○日○曜日〜○月○日○曜日までの○日間での身体の成長

● 自分で感じた変化は？

____

● 身体チェック

	○月○日○曜日 ➡	○月○日○曜日
朝○時の体温	○℃	○℃
朝○時の血圧	○mmHg／○mmHg	○mmHg／○mmHg
体重	○kg	○kg
つま先	（冷たい ・ 暖かい）	（冷たい ・ 暖かい）
指先	（冷たい ・ 暖かい）	（冷たい ・ 暖かい）
歩く速度（○m）例：近くの公園１周○mなど	○秒	○秒
1分間の足踏み	○回	○回
椅子からの立ち上がり（つかまらずに）	（できる ・ できない）	（できる ・ できない）
片脚立ち	右○秒・左○秒	右○秒 ・ 左○秒
タオルを固く何秒絞れるか？	○秒	○秒
外出の回数	（少ない・多い）	（減った ・ 増えた）

● 運動は楽しく取り組んでいますか？　（Yes・No） ➡ （Yes・No）

● 自分の身体に点数をつけましょう（100点満点）　○点 ➡ ○点

● もう少し、どうなると良いですか？

____

● 主治医・担当者からのコメント

____

※「CKD患者のための運動サポート」編著・富野康日己（中外医学社）より改変

運動を中止する状況と注意点

症状によっては運動をしてはいけないときもある

慢性腎臓病（CKD）の患者さんには、積極的に運動療法に取り組むことが勧められていますが、無理は禁物です。体調がすぐれないときや天候の悪いときに、無理に運動を行うと、ケガや事故を招いたり、かえって病気を悪化させることにつながる場合もあるからです。

運動を開始する前に、体温や体調、症状、天候などを必ずチェックするようにしましょう。

運動開始前のセルフチェック

- □ 足腰の痛みが強い
- □ 熱がある
- □ 体がだるい
- □ 吐き気がある、気分が悪い
- □ 頭痛やめまいがする
- □ 耳鳴りがする
- □ 過労気味で体調が悪い
- □ 睡眠不足で体調が悪い
- □ 食欲がない
- □ 二日酔いで体調が悪い
- □ 下痢や便秘をして腹痛がある
- □ 少し動いただけで息切れや動悸がする
- □ せきや痰が出て、風邪気味である
- □ 胸が痛い
- □ 熱中症注意報が出ている（夏季）

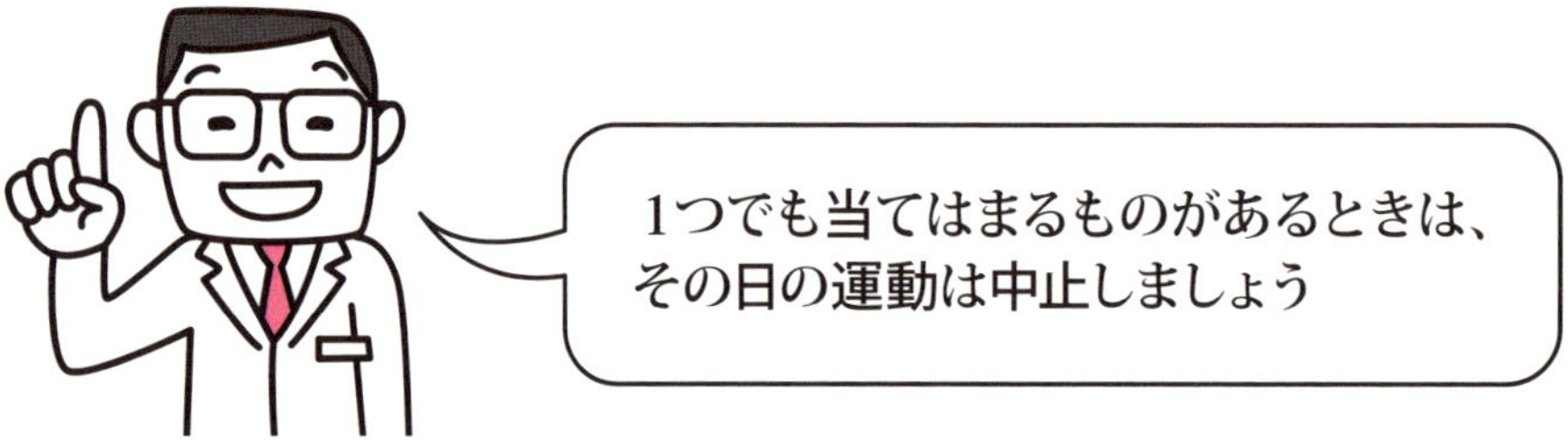
1つでも当てはまるものがあるときは、その日の運動は中止しましょう

運動中に起こる症状にも要注意！

慢性腎臓病（CKD）の患者さんは、心血管疾患（CVD）などを合併していることが多く、運動を始める前は体調に問題がなくても、運動中にいつもは見られない症状が現れることもあります。

動悸や激しい息切れ、めまいや冷や汗などがあった場合は、直ちに運動を中止し、医師の診察を受けるようにしてください。

たとえ症状が一時的なものであっても、体に何らかの変調が起きている場合があるので注意が必要です。

こんなときは直ちに運動を中止して、医師に相談を！

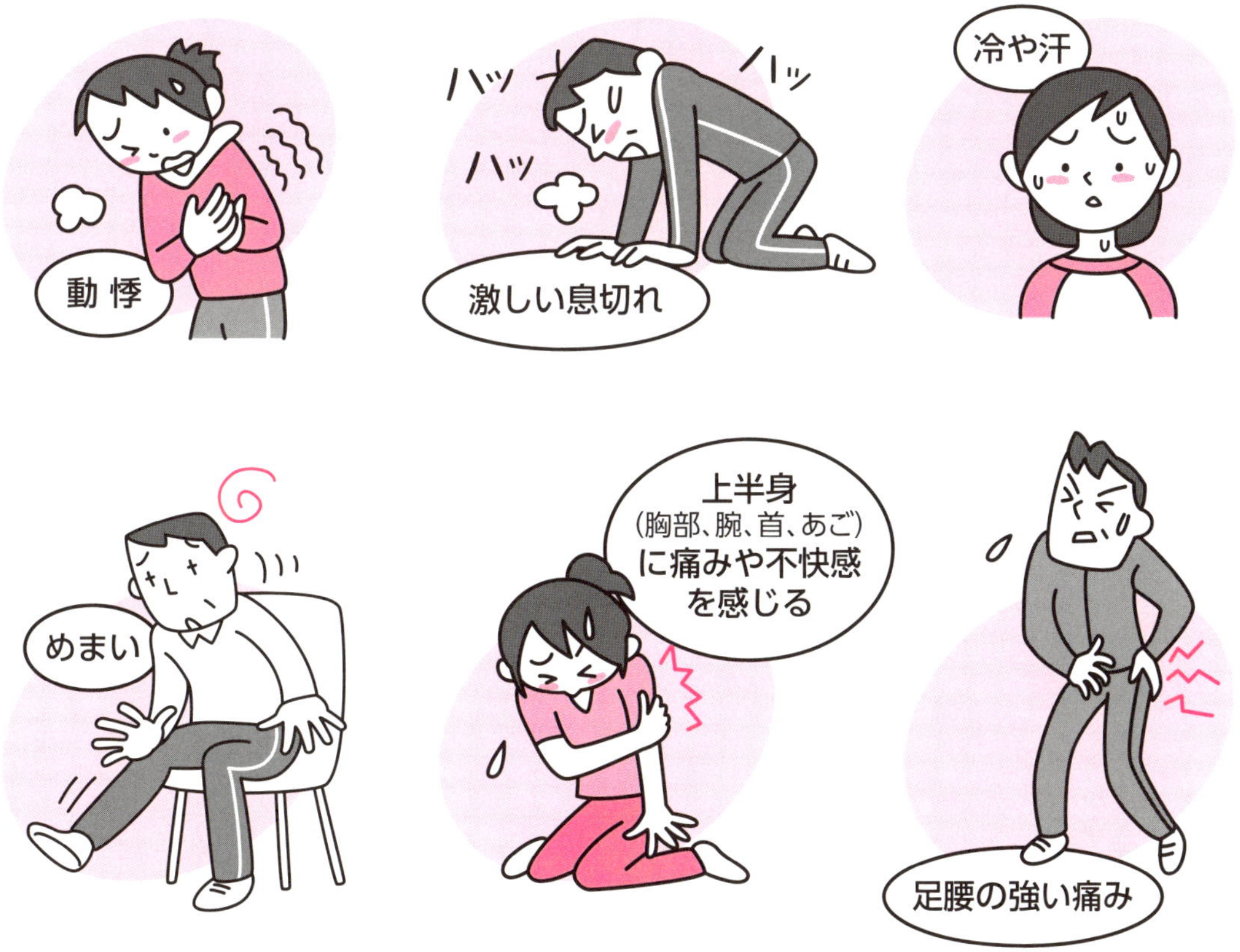
動 悸
ハッ
ハッ
ハッ
激しい息切れ
冷や汗
めまい
上半身
（胸部、腕、首、あご）
に痛みや不快感
を感じる
足腰の強い痛み

■編著者
富野 康日己（とみの・やすひこ）
医療法人社団 松和会理事長。順天堂大学名誉教授。1949年生まれ。1974年、順天堂大学医学部卒業後、市立札幌病院で研修。79年、東海大学医学部内科助手・講師を経て、87年、米国ミネソタ大学に客員講師として招聘される。88年、順天堂大学医学部腎臓内科助教授、94年、同教授に就任。順天堂大学医学部附属順天堂医院副院長、同大学医学部長・研究科長を経て、2015年医療法人社団松和会常務理事、2019年現職。著書・監修書多数。

■運動監修
大山 恵子（おおやま・けいこ）
医療法人社団つばさ つばさクリニック院長。1984年帝京大学医学部卒。帝京大学第二内科、同愛記念病院内科、田島病院を経て両国クリニック勤務。1998年より両国駅前クリニック院長、2001年両国東口クリニック開設、2009年つばさクリニック開設 同院長。 2012年スポーツトレーナーの指導による透析患者の運動療法を開始。2016年、日本医療ホスピタリティ協会主催「医療アワード2016」にて「最優秀賞」受賞。日本腎臓リハビリテーション学会代議員。腎臓リハビリテーション指導士。

装丁：本間公俊
企画編集協力：アーバンサンタクリエイティブ／榎本和子
本文イラスト：コミックスパイラル 井上秀一
本文デザイン・ＤＴＰ：㈱イオック

慢性腎臓病・透析＆糖尿病の運動サポート

令和元年7月25日　第1刷発行

編 著 者　富野康日己
運動監修　大山恵子
発 行 者　東島俊一
発 行 所　株式会社 法 研
　　　　　〒104-8104　東京都中央区銀座1-10-1
　　　　　販売 03(3562)7671 ／編集 03(3562)7674
　　　　　http://www.sociohealth.co.jp
印刷・製本　研友社印刷株式会社

0123

SOCIO HEALTH　小社は㈱法研を核に「SOCIO HEALTH GROUP」を構成し、相互のネットワークにより、〝社会保障及び健康に関する情報の社会的価値創造〟を事業領域としています。その一環としての小社の出版事業にご注目ください。

ⓒYasuhiko Tomino, Keiko Ooyama 2019 printed in Japan
ISBN978-4-86513-621-0 C0077　定価はカバーに表示してあります。
乱丁本・落丁本は小社出版事業課あてにお送りください。送料小社負担にてお取り替えいたします。

JCOPY 〈(社)出版者著作権管理機構 委託出版物〉
本書の無断複製は著作権法上での例外を除き禁じられています。複製される場合は、そのつど事前に、(社)出版者著作権管理機構（電話 03-3513-6969、FAX 03-3513-6979、e-mail: info@jcopy.or.jp）の許諾を得てください。